结直肠炎性疾病中西医治疗

于永铎　满　如
程小真　于智同　主　编

辽宁科学技术出版社
·沈阳·

图书在版编目（CIP）数据

结直肠炎性疾病中西医治疗／于永铎等主编. —沈阳：辽宁科学技术出版社，2022.11
ISBN 978-7-5591-2727-3

Ⅰ.①结… Ⅱ.①于… Ⅲ.①结肠炎—中西医结合疗法 ②直肠炎—中西医结合疗法 Ⅳ.①R259.746

中国版本图书馆CIP数据核字（2022）第151025号

出版发行：辽宁科学技术出版社
（地址：沈阳市和平区十一纬路25号 邮编：110003）
印 刷 者：辽宁鼎籍数码科技有限公司
经 销 者：各地新华书店
幅面尺寸：185 mm × 260 mm
印 张：14.5
字 数：360千字
出版时间：2022年11月第1版
印刷时间：2022年11月第1次印刷
责任编辑：郑 红 邓文军
封面设计：刘 彬
责任校对：王春茹

书 号：ISBN 978-7-5591-2727-3
定 价：80.00元

联系电话：024-23284526
邮购热线：024-23284502
http://www.lnkj.com.cn

编委会

前 言

结直肠炎性疾病是指发生在结肠、直肠的急慢性炎症，包括非特异性及特异性炎症性肠病。随着经济社会的飞速发展，人们的饮食结构和生活习惯发生较大改变，结直肠炎性疾病的发病率呈上升趋势，逐渐受到人们的重视。与此同时，随着医学科学的进步，临床工作者也在结直肠炎性疾病的预防、诊断、治疗、调护等方面不断探索，将中医经典中的特色诊治方法、治疗理念和现代医学相结合，新概念、新技术、新设备层出不穷，应用于临床，取得较好的疗效，中西医结合治疗结直肠炎性疾病愈来愈受推崇。鉴于此，我们特组织编写了此书。

本书从古代中医学对结直肠炎性疾病的认识出发，结合详细的肛管结肠、直肠的解剖和检查，重点介绍了非特异性炎症性肠病：溃疡性结直肠炎、克罗恩病，以及由细菌、真菌、病毒、寄生虫、原虫等生物引起，或由变态反应及理化因素引起的憩室炎、肠结核等多种特异性炎症性肠病。对每种疾病的病因病理、临床表现、诊断和治疗均进行了详细的介绍，同时融合了编者多年专科临床工作的丰富实践经验，并配有清晰、直观的解剖、专科检查及影像学图片。本书收集和整理了大量最新医学资料，将结直肠炎性疾病的中外研究前沿与传统中医学内容相结合，力图突出中西医结合论治结直肠炎性疾病的特色，注重临床的实用性、系统性、科学性，图文并茂，深入浅出，为从事结直肠炎性疾病诊治的临床医师提供较为全面、实用的临床参考。

尽管在本书编撰过程中，编者们做出了巨大的努力，反复对内容进行认真的修改，但由于编写经验不足，加之编写时间有限，书中如有遗漏或谬误之处，恳请广大读者提出宝贵的修改建议，以期再版时修正完善！

主编简介

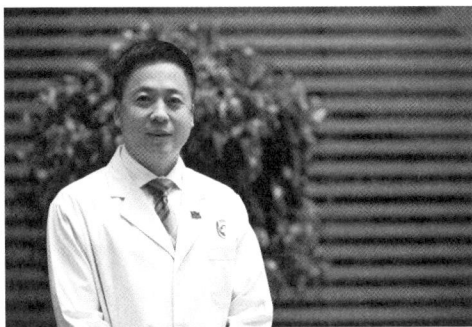

于永铎，主任中医师、医学博士、博士研究生导师。现任辽宁中医药大学附属医院院长、中华中医药学会肛肠分会会长、沈阳市政协委员、国家区域中医（肛肠）诊疗中心主任、国家局级肛肠病重点学科、重点专科带头人、第九届国家卫生健康突出贡献中青年专家、辽宁省名中医，辽宁省"兴辽英才计划"科技创新领军人才，辽宁省便秘病重点实验室主任、第十届辽宁省优秀科技工作者、辽宁省百千万人才工程"百层次人才"、沈阳市政府津贴获得者、首届全国高等中医药院校优秀青年、全国中医肛肠学科名专家、名医工作室、辽宁中医药大学"杏林优秀人才""科技拔尖人才""辽宁省普通高等学校优秀青年骨干教师、第二届全国中医标准化技术委员会委员、中国中医药研究促进会肛肠分会副会长、全国医师定期考核编辑委员会副主委、辽宁省和沈阳市医疗事故鉴定委员会专家组成员、国家医疗保险药品目录专家库成员、国家中医药管理局中医药标准化项目《中医肛肠科诊疗指南》项目组专家、辽宁省医疗保障评审专家、《中华现代内科杂志》常务编委、《中国实用乡村医生杂志》常务编委、《中华转移临床医师杂志》特约编辑。从事肛肠专业近30年，先后发表国家级论文50余篇，主编出版肛肠专科书籍12部，主持省部级以上课题15项，专利5项，获省、市以上科技成果奖25项。毕业以来，一直从事肛肠学科的医疗、教学和科研工作，对肛肠专科疾病的诊断和治疗，形成一整套独特的诊疗方法，特别是对肛肠科的疑难疾病，如各种大肠炎性疾病、便秘以及各种大肠肿瘤的诊治具有独到的见解。他首次在国内发现并提出"隐性直肠前突"的新观点及手术新方法，提出便秘"久病血瘀，瘀毒损络"的新理论，形成"活血化瘀，解毒通络"中药复方，取得很好的临床疗效，填补此领域的空白。多次应邀参加《健康报》、辽宁电视台"健康之路"、辽宁教育电视台、沈阳电视台"北方名医"、辽宁人民广播电台、沈阳交通台等栏目的健康专题讲座。并多次应邀到澳大利亚、泰国、新加坡、马来西亚和台湾等国家和地区讲学，在肛肠专科领域具有一定的影响力。其指导博士研究生、硕士研究生50余人，其学术思想已被载入《中国当代医学思想宝库》，其工作室被评选为中华中医药学会肛肠分会"于永铎名医工作室"。

满如，辽宁中医药大学中医外科学博士，中共党员，现就职于辽宁中医药大学中西医结合流动站博士后，兼任辽宁中医药大学中医护理教研室讲师，曾参与国家自然科学基金项目 1 项，省级科技项目 3 项；多次参与肛肠类书籍编写，其中包含副主编 2 本；发表学术性论文 6 篇，其中中文核心期刊 2 篇，科技核心期刊 1 篇；曾获得"辽宁省优秀毕业生"称号。

程小真，中医师，辽宁中医药大学本硕连读中医学肛肠专业型硕士，辽宁中医药大学中医外科肛肠专业型在读博士。发表国家级核心期刊论文 1 篇，省级论文 1 篇。参与省级在研课题 1 项，从事肛肠专业的临床及科研工作。

于智同，辽宁中医药大学中医学研究生在读，中共党员，曾担任学校中医学院团委学生会主席，并参与一项省级项目以及辽宁省兴辽英才项目的实验研究，同时参与多部肛肠科普专著的编写，曾获"沈阳市优秀共青团员"称号。

目 录

第一章　结直肠炎性疾病总论

第一节　结直肠炎性疾病的中医病名溯源

结直肠炎性疾病是指发生在结、直肠的急慢性炎症，包括非特异性炎症性肠病：溃疡性结直肠炎、克罗恩病，以及由细菌、真菌、病毒、寄生虫、原虫等生物引起，或由变态反应及理化因子引起的憩室炎、肠结核等多种特异性肠炎。其主要临床表现包括腹痛伴有腹泻、黏液脓血便、里急后重或大便秘结、数日内不能通大便等，种类多样，变化多端。因此，古代中医学未将其统一归于一种疾病，亦无"炎性肠病"这一病名，而是根据其临床表现或病变形态，以"腹痛""泄泻""痢疾""肠风"等病名进行论述。结直肠炎性疾病的现代病名与古代病名并无严格的对应关系，故在以古籍为基础探讨结直肠炎性疾病的中医诊治时需首先对各古代病名内涵有所认识。

一、便血

凡血液从肛门排出谓之便血。可发生在便前或便后，或单纯便血或与粪便混杂而下。中医学又称为后血、下血、泻血或出血等。早在两千多年前的《五十二病方》云："牝痔……后而溃出血""牝痔有空（孔）而栾，血出者。"《宋·三因极一病证方论》中对便血作了更加明确的记述："病者大便下血，或清或浊，或鲜或黑，或在便前或在便后，或与泄物并下……故曰便血。"

中医学认为便血的成因不外乎外感、内伤两种。外感主要是风、热、燥、湿之邪伤及肠络；内伤则多为饮食劳倦、郁怒、忧思为患。如《诸病源候论·大便下血候》云："此由五脏损伤所为，脏气即伤，则风邪易入，热气在内，亦大便下鲜血而腹痛。冷气在内，亦大便血下其色如豆汁。"

黏液血便、脓血便常提示大肠有炎症，多见于溃疡性结肠炎、痢疾等，亦可见于结肠癌等。少量便血一般来源于肛门及直肠、乙状结肠疾病，如内痔、肛裂、息肉、癌肿等；大量便血多见于上消化道大出血、急性出血性坏死性结肠炎、大肠血管瘤、结肠血管扩张症以及痔术后继发性大出血等。

内痔、肛裂常在大便后下血；慢性非特异性结肠炎、结肠憩室、阿米巴痢疾、结肠息肉病等常呈反复、间歇性便血；中晚期结、直肠癌可为持续性少量便血。上述病变的便血一般起病较缓慢，持续时间较长。急性细菌性痢疾、出血性坏死性结肠炎、肠套叠等便血起病均较急。痢疾、直肠炎症、直肠癌等便血常伴里急后重；内痔、息肉等便血无肛门疼痛，肛裂则伴有肛门疼痛；出血性坏死性结肠炎便血伴有剧烈的腹痛。

二、腹痛

腹腔和盆腔内器官、组织病变或功能失调引起的疼痛谓之腹痛，中医称"脘腹痛""少腹痛"。腹痛为肛肠病常见症状之一，肛肠病的腹痛多集中于小腹部和少腹部。《素问·举痛论》云："寒气客于肠之间，膜原之下，血不得散，小络急引故痛。"《诸病源候论》云："久腹痛者，脏腑虚而有寒，客于腹内，连带不歇，发作有时。"《景岳全书》云："痛有虚实，凡三焦痛证惟食滞、寒滞、气滞者最多，其有因虫、因火、因痰、因血者，皆能作痛。"

中医认为外感时邪、饮食不节、情志失调、阳气素虚以及虫积强扰、跌扑损伤等气机郁滞，腑气不通，脉络痹阻，经脉失养是腹痛的主要原因；现代医学认为，腹内脏器如结肠的炎症、肿瘤、供血障碍、梗阻、穿孔以及肠功能亢进等，均可引起腹痛。

隐痛、钝痛可发生于肠道易激综合征、溃疡性结肠炎等；阵发性绞痛伴有肠蠕动和肠鸣音亢进，提示肠痉挛如肠梗阻、肠套叠、肠道易激综合征痉挛期等；持续性剧痛多见于肠穿孔、肠破裂、老年性大肠憩室穿孔、溃疡性结肠炎合并中毒性巨结肠穿孔、缺血性坏死性肠炎。

三、肠痈

肠痈，是发生在肠道中的痈肿。《黄帝内经》首提"肠痈"一词，其虽未对肠痈之病症特点做出详细载述，但指出："少阳厥逆，机关不利，机关不利者，腰不可以行，项不可以顾，发肠痈不可治，惊者死"。而后《金匮要略》叙述颇详："肠痈者，少腹肿痞，按之即痛，如淋，小便自调，时时发热，自汗出，复恶寒。"

痈有内外之分，宋代陈无择《三因极一病证方论》云："痈疽初无定处，随其所发即命名，在外则为发背、发脑；在内则为肠痈、内痈等。"外痈发于肉理，内痈生于脏腑，肠痈即痈之发于肠部者，属内痈范畴。

《诸病源候论》曰："大便脓血，似赤白下利而实非者，是肠痈也。"《医部全录》载："肠痈小腹胀痛、脉滑数，或里急后重，或时时下血。"可见肠痈与溃疡性结肠炎的腹痛、腹泻、黏液脓血便、里急后重等临床表现颇为一致。

《诸病源候论·肠痈》论述了肠痈病机为气血壅滞，血败肉腐，曰："使邪气与荣卫相干，在于肠内，遇热加之，血气蕴积，结聚成痈。热积不散，血肉腐坏，化而为脓。"溃疡性结肠炎肠镜下见黏膜充血水肿、多发性糜烂、溃疡等，是湿热瘀毒内蕴肠道，与肠内气血搏结，大肠传导失司，气血凝滞，脂膜血络损伤，血败肉腐，壅滞成脓，内溃而成痈所致，可见两者病机亦不谋而合。

四、肠风、脏毒

肠风一词最早出自《素问·风论篇》："久风入中，则为肠风飧泄"，主要是指风邪下冲大肠形成的以便下鲜血为特点的一类疾病。脏毒始见于《圣济总录》，其包含的意义一是指痢疾，二是指便血病症。高锦庭《疡科心得集·辨肠风脏毒论》指出："夫大肠之下血也，一曰肠风，一曰脏毒。肠风者，邪气外入，随感随见，所以色清而鲜；脏毒者，蕴积毒久而始见，所以色浊而黯。"

肠风脏毒的病因认识，最早可以追溯到《灵枢·百病始生》："卒然多食饮则肠满，起居不节，用力过度，则络脉伤……阴络伤则血内溢，血内溢则后血。"因突然的暴饮暴食，使肠胃过于充满，或因生活起居不能节慎，或因用力过度，均可使络脉损伤。若下部的络脉受到损伤，则血随伤处内溢，而出现便血。

肠风脏毒可以从多个方面进行区分，在病程上有新久之分，肠风者，"邪气外入，随感随见"，病程较短；脏毒者，"蕴积毒久而始见"，病程较久，且多由肠风日久而来。在程度上，"轻曰肠风，甚则脏毒"，脏毒重于肠风。症状上，肠风具有"直射四出"的特点。与大便的先后关系上，"肠风皆由便前而来"，脏毒则"多在粪后"（《医学入门·卷五》）。

西医学所说的肛隐窝炎临床表现包括：排便不尽感，或肛内异物及下坠感，便带黏液及血丝；肛内烧灼样疼痛，排便时疼痛加剧，或伴肛周皮肤湿痒，属脏毒范畴。

放射性肠炎常发生于宫颈癌、直肠癌等盆腹腔肿瘤的放射治疗之后，按照发病部位可分为放射性小肠炎、放射性结肠炎和放射性直肠炎，临床以放射性直肠炎较为多见。放射性直肠炎在中医学中又名"肠澼""泄泻""痢疾"，也归属于"肠风""脏毒""便血""内痈"等范畴。

五、痢疾

凡以腹痛、里急后重、下利赤白脓血为主症的病证皆属于痢疾。宋代陈师文主编的《太平惠民和剂局方》中首次提到了"痢疾"的病名，"皆因饮食失调，动伤脾胃，水谷相拌，运化失宜，留而不利，冷热相搏，遂成痢疾。"严用和在《严氏济生方》指出："今之所谓痢疾者，即古方所谓滞下是也。"自此痢疾病名沿用至今。随后，对本病在证候分类上的认识也逐渐趋于统一。

隋代巢元方在《诸病源候论》将痢疾分为水谷痢、赤白痢、脓血痢、冷痢、热痢、白滞痢等十余种，并首次提到休息痢这一病名："休息痢者，胃脘有停饮……邪气或动或静，故其痢乍发乍止，谓之休息痢也。"《赤水玄珠》记载："休息痢疾者，愈而反复，时作时止……此因始得之时，不曾推下，或用涩药太早，邪不尽去，留连于肠胃之间而作者，或痢后胃肠虚弱，复为饮食所伤。"

溃疡性结肠炎病况多变，与"痢疾"关联密切，总体归纳起来，从病因命名者，有"疫毒痢""热痢""冷痢"等；从泻下物的性质形态而论者，有"水谷痢""赤白痢""脓血痢"等；从发病脏腑命名者，有"大肠泄""小肠泄""大瘕泄"等；又从不同病情分期的临床表现来看，缓解期或初起潜伏期没有脓血便时，与泄泻相近；活动期便脓血与脏毒相似；从临床类型来看，慢性复发型与休息痢、久痢相似。

六、泄泻

泄泻，指以大便次数增多，粪质溏薄或完谷不化，甚至泻出如水样为临床特征的病症。关于泄泻病因病机早在《内经》中就有相关阐述。其所论主要责之于风、寒、湿、热等外邪；或内伤情志、饮食不节等而致脾胃、大小肠、肝肾等功能失调，脾胃升降失司，清浊不分，导致饮食物的消化、吸收、传输等机能障碍，水谷混杂而下而发生泄泻。

泄泻有暴泻和久泻之分。泄泻久延时日而不愈者，名为久泻，相当于西医中的慢性腹泻。如久泻长期不愈，则会导致元气下陷等症状；暴泻是因邪袭肠道、传化失调、水谷清浊不分所致，以发病急骤、突起腹泻、暴迫下注如水、腹痛肠鸣为特征的常见急症。现代医学中的急性肠炎、急性食物中毒，及某些肠道过敏所致的急性腹泻均归属于本病范畴。

假膜性肠炎是金黄色葡萄球菌所致的肠道急性炎性疾病，多见于曾用广谱抗生素治疗的手术后患者，是手术后一种严重的并发症，并具有一定的传染性。根据其临床表现和体征，亦属中医"泄泻"范畴。

七、霍乱

"霍乱"一名最早见于《素问·六元正纪大论》："太阴所至，为中满霍乱吐下。"《证治要诀》曰："霍乱之病，挥霍变乱，起于仓卒，与中恶相似，俗称为触恶。"中医对霍乱概念的认定范围较广，既把发病突然、顷刻间吐泻交作、挥霍缭乱的疾病称为霍乱，同时又包括西医的霍乱、副霍乱、急性胃肠炎及细菌性食物中毒等疾病。霍乱是以骤起吐泻、腹痛、转筋为主要临床表现，其表现亦是医者诊断的主要依据，但有时也会出现不吐不泻、腹痛如绞的干霍乱典型症状。当通过四诊将疾病诊断为霍乱后，医者还需仔细询问患者的病因、吐泻物的清浊、腹痛的轻重、小便的清赤，望舌苔白润与红燥，切脉之紧与数来判断霍乱是属寒还是属热，以便进行准确的治疗。

寒霍乱之主要症状：患者吐泻清澈无臭味，口渴不欲饮，腹痛绵绵不休，四肢厥冷，时时收引，小便清长，舌红苔白润或青，脉沉紧。

热霍乱之主要症状：患者吐泻浑浊臭秽，烦渴引饮，腹痛乍紧乍缓，身有汗且酸臭，肢体伸缩不定，小便短赤，舌红苔黄燥，脉沉数。

八、便秘

早在《内经》就有对便秘的论述，多以症状命名，有"大便难""后不利"之称。汉代张仲景在《伤寒·杂病论》中提出"不更衣""阴结""阳结"的论述，在《金匮要略》中称之为"脾约"。元代朱震亨《丹溪心法》中有"大便燥结"之述。明代万密斋《广嗣纪要》中载有"妊娠便秘"，首次提出了"便秘"的命名。

现代医学认为，便秘是指粪便在肠道内通过困难，运出时间延长，排便次数减少，粪便硬结，排便痛苦的一种症状或疾病。即使患者每天大便一次，但有排便时间延长，有腹胀、腹痛及下腹坠胀感等症状时，也应视为便秘。粪便在肠内淤积，肠内压力增高，可能造成结肠黏膜以及黏膜下层组织通过肌层向结肠外突出形成囊袋状结构，称为憩室。憩室内充满粪便会使憩室扩张，黏膜糜烂或感染，即成为憩室炎。因此，便秘是导致大肠憩室炎的一个重要因素。

九、肠郁

肠郁属于胃肠功能紊乱性疾病，指的是一组包括腹痛、腹胀、排便习惯和大便性状异常、黏液便，持续存在或间歇发作，而又缺乏形态学和生化异常改变可以解释的症候群。相当于西医的肠易激综合征。

中医认为，肝郁脾虚、肠风内作是肠易激综合征疾病发作的基本病机。脾主运化水谷精微和水湿，只有脾气健运，机体的消化功能才能健全，水谷精微才能源源不断地化生。肝主疏泄，肝脏疏泄有度，精微物质才能正常输布全身，残余糟粕才会顺利下传大肠。正如《医碥·五脏生克》篇所说："木能疏土而脾滞以行。"因此，肝的疏泄与脾的运化是相互依存、相互协调的；风与肝相应，风为木气，通于肝。外感风邪可导致腹痛、腹胀、肠鸣、泄泻等。《素问·风论》早有"久风入中，则为肠风飧泄"之记述。肠易激综合征患者多突然发病，发作迅速，出现痉挛性、阵发性的腹痛、腹鸣，痛势急迫，痛则欲便，便后即缓，或如常人，这样的发病过程和特点，与风性善行数变、风胜则动的致病特点有着高度的一致性。而此风非外感之风，实为肠中之风扰动。

十、积聚

积聚之名，首见于《灵枢·五变》："人之善肠中积聚者……皮肤薄而不泽，肉不坚而淖泽。如此，则肠胃恶，恶则邪气留止，积聚乃伤。"《金匮要略》中提出："积者，脏病也，终不移；聚者，腑病也，发作有时。"

积聚是腹内结块，或痛或胀的病证。积属有形，结块固定不移，痛有定处，病在血分，是为脏病；聚属无形，包块聚散无常，痛无定处，病在气分，是为腑病。因积与聚关系密切，故两者往往一并论述。积聚的病位主要在于肝脾。基本病机为气机阻滞，瘀血内结。聚证以气滞为主，积证以血瘀为主。

增生型肠结核是由结核分枝杆菌侵入肠道组织引发的一种慢性特异性感染。患者多为右下腹疼痛，腹部包块，有时可并发肠梗阻。根据其临床表现，属中医"积聚"范畴。

十一、肛瘘

肛瘘是指肛周皮肤和直肠、肛管相连通的一种慢性感染学管道疾病。中医称本病为"悬痈"、"坐马痈"等。

我国是认识"瘘"病最早的国家之一。在成书于战国以前的《山海经》已明确提出了瘘的病名，并记载了治疗瘘疾的方法。《五十二病方》将瘘归入"牡痔"之中，叙述了治疗肛瘘的手术方法。"痔瘘"病名始见于《神农本草经》，如"夫大病之主……痈肿恶疮，痔瘘瘿瘤。"系泛指痔、瘘等肛肠疾病。宋《太平圣惠方》将痔与痔瘘从概念上进行了区分，如"夫痔瘘者，由诸痔毒气，结聚肛边，有疮或作鼠乳，或生结核，穿穴之后，疮口不合，时有脓血，肠头肿痛，经久不瘥，故名痔瘘也。"所言痔瘘，则为肛瘘。

克罗恩病是一种非特异性肉芽肿性肠炎，可以累及从口腔到肛门之间的任何部位，常伴有肛周瘘管形成，故克罗恩病的中医病名中也包含肛瘘。

十二、珊瑚痔、息肉痔

珊瑚痔出自《疮疡经验全书》，证见肛门有小肉突出，形如珊瑚状，质柔软，或仅见皮赘样肉物。息肉痔是指直肠内的赘生物，是一种常见的良性肿瘤。临床表现是肿物蒂小质嫩，其色鲜红，便后出血。临床可分为单发和多发两种，前者多见于儿童，后者多见于青壮年。

结直肠息肉是指高于周围结肠黏膜，并突向肠腔的隆起性病变，息肉仅体现其形态外观，不表明其病理性质。息肉的大小不等，从数毫米至 2cm 甚至更大。根据其质地与形态，故归属于珊瑚痔、息肉痔范畴。

十三、狐惑病

狐惑病首载于《金匮要略·百合病狐惑阴阳毒篇》："狐惑之为病，状如伤寒，默默欲眠，目不得闭，卧起不安，蚀于喉为惑，蚀于阴为狐，不欲饮食，恶闻食臭，其面目乍赤、乍黑、乍白、蚀于上部则声嗄，甘草泻心汤主之。"又谓："病者脉数，无热。微烦，默默但欲卧。汗出，初得之三四日，目赤如鸠眼；七八日，目四眦黑。若能食者，脓已成也，赤小豆当归散主之。"

狐惑病是一种与肝脾肾湿热内蕴有关的口、眼、肛（或外阴）溃烂，并有神志反应的综合征，与现代医学中的白塞氏综合征表现一致。

第二节　结直肠的解剖结构与生理

一、结直肠的解剖结构

（一）胚胎学

健康人肠道的大部分是由中肠发育而来，各段肠管的形成与中肠的演变、旋转和固定密切相关。肠起初为一条与胚体长轴平行的直管，其背侧通过背系膜连于腹后壁。人胚胎第 5 周后，由于肠管的增长速度远比胚体快，形成向腹部弯曲的"U"形袢，临床称之为中肠袢，其顶端连于卵黄蒂，此相连处将中肠袢分为头支和尾支两部分。尾支近卵黄蒂处有一囊状的小突起，临床称之为盲肠突（Caecal bud），它是小肠与大肠的分界线，也是盲肠和阑尾的原基。人胚胎第 6 周，由于中肠袢生长迅速，以及肝增大和中肾的发育，腹腔容积相对变小，迫使中肠袢突入脐带内的胚外体腔，即脐腔，形成胚胎时期的生理性脐疝。

人胚胎发育的第 6~8 周，中肠袢在脐腔中生长的同时，以肠系膜上动脉为轴逆时针 90° 旋转，即头支由位于上方转为位于胚胎右侧；尾支由位于下方转为位于胚胎的左侧。胚胎的第 10~12 周，由于中肾萎缩，肝生长缓慢，腹腔容积增大，中肠袢从脐腔返回腹腔，同时以肠系膜上动脉为轴逆时针旋转 180°，使头支转向左侧，随时间发育为十二指肠远侧部、空肠及大部分回肠，位居腹腔的中部；尾支转向右侧，分化成升结肠、横结肠、乙状结肠，位居腹腔的周边。盲肠突位于右上腹部，肝右叶的下方，随时间下降到右髂窝，升结肠随之形成。盲肠突远端狭窄部分形成阑尾。

后肠末端的膨大部分为泄殖腔（Cloaca），其尾端因为泄殖腔膜封闭与外界隔开，腹侧与尿囊相通。胚胎第 6~7 周时，尿囊起始部与后肠之间的间充质增生，形成一镰状隔膜突入泄殖腔内，称尿直肠隔（Urorectal septum）。此隔继续向尾端生长，最后与泄殖腔膜愈合，将泄殖腔分隔为背腹两份，背侧份称原始直肠，腹侧份称尿生殖窦。泄殖腔膜也被分为相对应的肛膜以及尿生殖膜。原始直肠发育为直肠和肛管上段，而尿生殖窦发育为膀胱和尿道。肛管下段由外胚层向内凹陷形成的肛凹（Anal pit）演变形成。

（二）局部解剖学

结肠（Colon）为盲肠与直肠之间的肠段，并呈现为"M"形围绕在空肠和回肠周围，分为升结肠、横结肠、降结肠和乙状结肠四部分（图 1-1）。

1. 升结肠（Ascending colon）

（1）正常人的升结肠长约 15cm，起始于盲肠，沿腹腔右侧上行，至肝右叶下方（结肠右曲）后移行为横结肠。升结肠为腹膜间位器官，转折处的弯曲称为结肠右曲。升结肠借助疏松结缔组织与腹膜后壁相连，其三面被腹膜覆盖，因此位置比较固定，活动性甚小。

（2）在结肠肝曲内侧稍上方有十二指肠降部，在行右半结肠切除术时，特别是肠壁出现粘连的情况下，切勿损伤十二指肠。

2. 横结肠（Transverse colon）

（1）正常人横结肠长约 50cm，起自结肠右曲，呈弧状弯曲向下并向左行，在左季肋区结肠左区（结肠脾曲）处下行为降结肠。横结肠通过结肠系膜连接于腹后壁，因此活动度较大，并形成下垂的弯曲。

（2）结肠脾曲位置较高，所以在结肠切除时必须注意对脾和胰部的保护，同时在脾破裂大出血以及脾的切除术中应随时防范结肠脾曲的损伤。做胃肠吻合术时，应于中结肠动脉左侧切开横结肠系膜，以免损伤动脉。

3. 降结肠（Descending colon）

（1）降结肠长 25~30cm，起自结肠左曲，为腹膜间位器官，行至左髂嵴处移行于乙状结肠。降结肠后端借助疏松结缔组织与腹后壁相互连接，因此无系膜相连，活动性很小，相对于升结肠在人体更深的一侧。

（2）升结肠、降结肠均由腹膜固定在腹后壁上，当在进行后腹膜和肾前筋膜之间向结肠内侧钝形剥离时，应注意走行在结肠内侧的精索内的动静脉、卵巢动静脉以及左右输尿管，防止损伤。在腹膜后有血肿存在时，则必须游离结肠，并探查其腹膜外部分，以免出现遗漏。

4. 乙状结肠（Sigmoid colon）

乙状结肠长约 40cm，平左髂嵴处起自降结肠，呈乙字形弯曲，向下进入盆腔，至第三骶椎体平面与直肠相接，同时由乙状结肠系膜连于腹部以及盆腔左后壁，因此活动度较大，所以也偶尔因系膜过长导致肠扭转。

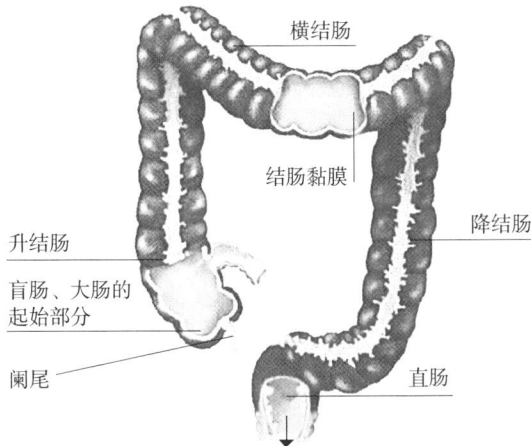

图 1-1 全结肠图

5. 直肠（Rectum）

（1）直肠全长 10～14cm，其位置为上端平第三骶椎体处接乙状结肠，下端至盆膈处连接肛管，其后方为体表标志物骶骨和尾骨，前方为：男性的膀胱、前列腺、精囊；女性的子宫、阴道，临床可触及前列腺或者子宫和阴道。

（2）直肠并不竖直，其在正中矢状面上有两个弯曲，直肠上端与骶骨前面的曲度一致，形成向后的弯曲称为骶曲；下端绕过尾骨尖端向后下方形成弯曲，称为会阴曲；直肠下端的肠腔膨大，称为直肠壶腹；在直肠内面，有由环形肌和黏膜排列形成的皱襞称为直肠皱襞，可以携带粪便。值得注意的是，其中的一个皱襞在壶腹上部，距肛门约为 7cm。因此做直肠镜或乙状结肠镜检查时，应注意直肠的弯曲度和皱襞，以免损伤肠壁。

6. 肛管

肛管是消化道的末端，一般指齿状线至肛缘的部分，起自齿线，下至肛缘，长 3～4cm。外科学肛管指肛缘到肛管直肠环平面的部分，成人平均长约 4cm。在肛管上段的表层为柱状上皮以及移行上皮，下段为移行上皮及鳞状上皮。男性的肛管前面与尿道及前列腺相毗邻，女性的则与子宫及阴道相毗邻；后为尾骨，周围有内、外括约肌围绕，外科学上肛管有四个界限：

（1）肛门缘，也可以称作肛门口，是消化道最低的界限；

（2）括约肌间沟，即白线，在肛门缘与齿线之间，距肛缘约 1cm。其正对内、外括约肌连接处。临床上一般医生将食指伸入肛管，摸到肛门内括约肌和肛门外括约肌皮下部之间有一个凹陷的沟，即称作括约肌间沟；

（3）齿线，齿线为直肠与肛管的交界线，由肛瓣以及肛柱下端组成，在白线上方皮肤黏膜交界处，距肛缘约 2.5cm，该线呈锯齿状，故称齿线，是临床上重要的解剖标志。胚胎时期的齿线是在内、外胚层的交界处生长，故齿线上、下的血管，神经以及淋巴来源都不相同，其表现的症状和体征也有所差异，齿线在临床上有以下几点作用：

1）齿线以上组织主要由直肠上、下动脉供应营养，齿线以下则由肛门动脉供应。齿线以上静脉丛属于痔内静脉丛，并回流至门静脉，若曲张则形成内痔；齿线以下静脉丛属痔外静脉丛，回留至下腔静脉，若曲张则形成外痔。齿线以上感染可经门静脉络而致肝脓肿；齿线以下感染，则由下腔静脉向全身扩散。

2）齿线以上黏膜受自主神经支配，无疼痛感；齿线以下肛管则受脊神经支配，疼痛反应敏锐。故内痔的注射及手术治疗，均需在齿线以上进行，切忌累及齿线以下部位，以防疼痛及水肿反应。

3）齿线以上的淋巴主要回流至腹主动脉周边淋巴结，齿线以下淋巴主要回流至腹股沟淋巴结。

齿线以上的黏膜，由于括约肌收缩，导致出现了 6～10 个纵行条状皱襞，长 1～2cm，临床上称为直肠柱（肛柱），此柱在直肠扩张时可以消失。直肠柱内有直肠上动脉终末支以及由直肠上静脉丛形成的同名静脉，内痔即由此静脉丛曲张、扩大而成。

（4）肛门梳，齿线和白线之间表面光滑，光泽发亮的地方临床上称为肛门梳。

（三）结直肠的神经支配

大肠由交感和副交感神经系统支配，其分布沿动脉走行。交感神经抑制大肠的蠕动，副交感神经刺激大肠的蠕动，同时自主神经系统的第三个组成部分是独立的肠道神经系统。

1. 结肠

（1）交感神经支配

交感神经纤维来源于脊髓的下胸段和上腰段，它们通过相应的白交通分支到达交感神经链。胸段神经纤维通过内脏小神经进入腹腔神经丛，继续走行至肠系膜上神经丛。肠系膜上神经节发出的神经纤维支配右半结肠和阑尾。交感神经链发出腰交感神经纤维，通过腰部内脏神经进入肠系膜下神经丛。肠系膜下神经节发出的神经纤维支配降结肠，乙状结肠和直肠上段。所以，腰或骶交感神经节切除术后，结肠的收缩和肠鸣音随之增加。

（2）副交感神经支配

结肠的副交感神经支配主要来自中枢神经系统：迷走神经和骶传出神经。迷走神经下行至主动脉前神经丛，并沿肠系膜上动脉的结肠分支分布，从而支配盲肠、升结肠和大部分的横结肠。神经纤维能够刺激肠道腺体分泌，促进肠道肌层收缩，但却抑制回结肠括约肌收缩。给予副交感神经激动药物，如新斯的明等，常会导致患者剧烈的肠道收缩和腹泻。骶传出神经纤维发自相应的骶神经前根，即勃起神经，并参与腹下神经丛的构成。骶传出神经分支最高点延伸至结肠左曲。节前副交感神经纤维进入结肠，形成突触，并聚集在 Auerbach 和 Meissner 肌间神经丛。邻近的肌间神经节和黏膜下神经节发出的节后纤维具有复杂联系。

2. 直肠

（1）交感神经支配

直肠的交感神经纤维来自 L1～L3 节段，通过交感神经节成为腰交感神经，并参与主动脉前丛的构成。后沿肠系膜下动脉延续为肠系膜神经丛，到达直肠的上段。骶前神经丛和上腹下神经丛起源于主动脉前神经丛和两侧的腰内脏神经。上腹下神经丛分为两侧腹下神经。骶骨岬水平可见腹下神经距离中线约 1cm，并位于两侧输尿管内侧约 2cm。两侧腹下神经与输尿管和髂内动脉伴行，沿盆壁向尾侧和侧方走行，汇入骶副交感神经纤维（或称勃起神经），形成盆神经丛。

（2）副交感神经支配

副交感神经支配来自盆腔内脏神经，起源于两侧骶前孔的 S2～S4 节段神经，其中 S3 神经最为粗大，是主要的支配神经。神经纤维向两侧、前或上方延伸，与交感神经纤维汇合，在盆侧壁形成盆丛。两种神经纤维分布至泌尿生殖器官和直肠。女性则是来自骶前神经丛的交感神经纤维走行至直肠附近的子宫骶骨韧带；男性则是来自骶前神经丛的神经纤维并于腹膜外间隙走行以及邻近的直肠前外侧壁。

盆丛神经主要支配前列腺、精囊、阴茎海绵体、输精管末端、尿道前列腺部和膜部、射精管、尿道球部腺体。盆丛也发出内脏神经从而分支支配膀胱、输尿管、精囊、前列腺、直肠、尿道膜部和阴茎海绵体。另外，包含躯体运动轴突的神经纤维穿过盆丛，支配肛提肌、尾骨肌和尿道横纹肌。两侧盆腔神经丛被包裹在侧韧带的中部，处于肛提肌平面上方。盆丛的分支与供应男性生殖器官的血管（即神经血管束）位于精囊的后外侧。支配前列腺、尿道膜部和阴茎海绵体的神经在前列腺和直肠之间的盆腔侧方筋膜的背外侧走行。盆丛主要分布于精囊的外后方，因此精囊可以作为判断盆丛位置的手术标记。在前列腺的顶端附近，神经沿尿道膜部侧面稍向前走行，穿过泌尿生殖膈，经阴茎背动脉和阴茎背神经后方进入阴茎海绵体。

（四）结直肠血管

1. 结肠血管

右半结肠由肠系上动脉供应，分出回结肠动脉、右结肠动脉和中结肠动脉；左半结肠是由肠系膜下动脉供应，分出左结肠动脉和乙状结肠动脉。

（1）中结肠动脉：在胰腺下缘自肠系膜上动脉分出，在横结肠缘附近分出左右两支，右支在肝曲附近与结肠右动脉的升支吻合，供应横结肠右1/3，左支主要与结肠左动脉的外支吻合，供应左2/3横结肠。

（2）右结肠动脉：起自肠系膜上动脉的中部，沿腹后壁腹膜深面横行向右，至升结肠附近分出升降两支。升支主要与中结肠动脉的右支吻合，降支与回结肠动脉升支吻合，结肠右动脉供给升结肠和肝曲结肠血液。

（3）回结肠动脉：为肠系膜上动脉的终末支，在右结肠动脉稍下方发出，在十二指肠横部下方分成升降两支，升支与结肠右动脉降支吻合。降支到回盲部分成前后两支，与肠系膜上动脉的回肠支吻合，回结肠动脉供给回肠末段、回部和升结肠下段血液。

（4）左结肠动脉：在十二指肠下方由肠系膜下动脉左侧发出，在腹膜后向上向外，横过精索或卵巢血管、左输尿管，走向脾曲，分成升降两支。升支上行横过左肾进入横结肠系膜，与中结肠动脉左支吻合，供应降结肠上段、脾曲、左1/3横结肠；降支下行与乙状结肠动脉吻合，供应降结肠下段血液。

（5）乙状结肠动脉：起自肠系膜下动脉，或与左结肠动脉共同发出。乙状结肠动脉行于乙状结肠系膜内，分为升、降两支。升支与左结肠动脉的降支吻合，降支与直肠上动脉吻合，供应乙状结肠血液。

静脉与动脉相似，分别经肠系膜上静脉和肠系眼下静脉汇入门静脉。

2. 肛门直肠血管

肛门直肠的血管十分丰富，动脉供应主要来自直肠上动脉、直肠下动脉、骶中动脉和肛门动脉，彼此间有吻合。肛门直肠的静脉以齿线为界分为两个静脉丛：痔内静脉丛和痔外静脉丛。静脉血经肠系膜下静脉汇入门静脉，或经髂内静脉回流。

（1）直肠上动脉：上起自乙状结肠动脉下支，水平方向上横过左髂骨总动脉，分左右两分支，直肠、肛门两侧，达到直肠壶腹部位再次分成数个分支，在直肠黏膜下层分散形成毛细血管，是直肠供血动脉中最为主要的一支。主要供应齿状线以上部分的肠壁血液，并有许多分支与直肠下动脉及肛门动脉相连。

（2）直肠下动脉：多起自髂内动脉前干或阴部内动脉，在会阴部的两侧通过闭孔内肌上方的膜鞘，出鞘后经坐骨肛管间隙至肛提肌、外括约肌、内括约肌各肌层间隙，为肛门括约肌和肛管下部供血。

（3）骶正中动脉：由腹主动脉下端分叉稍高处的背侧分出，分支分布于直肠下段后壁。

（4）肛门动脉：肛门动脉由两侧阴部内动脉分出，通过坐骨直肠间隙，供应肛管和括约肌，并与直肠上、下动脉相吻合。

（五）结直肠淋巴结

结直肠的淋巴引流始于肠壁黏膜固有层深面的淋巴管和淋巴滤泡网络，穿过黏膜肌层，然后广泛分布于黏膜下层和肌层。肠壁内淋巴管网相互连接并汇入壁外淋巴管。

结肠壁外淋巴管和淋巴结沿大肠动脉分布。淋巴管内半月形瓣膜可以防止淋巴液反流。临床一般将结肠淋巴结分为4组，即结肠上淋巴结、结肠旁淋巴结、中间淋巴结和中央淋巴结。

1. 结肠上淋巴结

结肠上淋巴结位于脏腹膜下方和肠脂垂中。在直肠中，肠上淋巴结位于邻近纵行肌的结缔组织中，称为"Gerota 淋巴结"。结肠上淋巴结数量在年轻人肠壁分布较多，在老年人肠壁分布较少。其分布于全结肠，但在乙状结肠分布最为广泛。

2. 结肠旁淋巴结

结肠旁淋巴结分布于大肠壁内边缘，主要位于大肠壁内缘和边缘动脉弓之间，以及边缘动脉弓周围。结肠旁淋巴结因其过滤量最大也被认为是最重要的结肠淋巴结。

3. 中间淋巴结

中间淋巴结沿相对应结肠的主要供血血管的主干分布。

4. 中央淋巴结

中央淋巴结沿肠系膜上、下血管及结肠主要供血血管根部分布。中央淋巴结接受结肠旁和中间淋巴结的引流，亦可能直接接受肠壁淋巴管的引流。

直肠中上段的淋巴引流沿直肠上动脉分布，并最终汇入肠系膜下淋巴结。直肠下段的淋巴引流沿直肠上淋巴管向头侧引流，汇入肠系膜下淋巴结；亦向侧方经直肠中淋巴管汇入髂内淋巴结。

齿状线上方肛管的淋巴回流流经直肠上淋巴管流入肠系膜下淋巴结，侧方淋巴回流沿直肠中淋巴管，或者沿直肠下淋巴管经坐骨肛管窝，汇入髂内淋巴结。齿状线以下肛管淋巴回流通常汇入腹股沟淋巴结，但如果发生引流淋巴管梗阻，也可以回流至直肠上淋巴结，或者沿直肠下淋巴管穿过坐骨肛管窝。

二、结直肠生理学概要

（一）生理结构

1. 结肠和直肠的组织结构具备消化管的 4 层结构 （图 1-2）

（1）黏膜：黏膜表面光滑，无绒毛结构，同时有环形的皱襞。其最上层为单层柱状上皮，主要由吸收细胞和杯状细胞组成。大量的杯状细胞通过分泌黏液来起到润滑的作用。第二层为固有层，其中含有较多的大肠腺，大肠腺中除了吸收细胞和大量杯状细胞以外，还有少量的未分化的细胞和内分泌细胞。

（2）黏膜下层：黏膜下层为疏松结缔组织，内部有大量的脂肪细胞以起到缓冲蠕动的作用，同时还有小动脉、小静脉和淋巴管来发挥营养的运输与支持作用。

（3）肌层：肌层的环形肌呈节段性增厚形成结肠袋，纵向肌也呈局部增厚从而形成 3 条纵向的肠带，环形肌与纵向肌互相交错，构成肌层。

（4）外膜：除了升结肠的外膜与降结肠的后壁外膜以及小部分直肠的外膜为纤维膜，其余的外膜均为浆膜。此外，外膜的结缔组织中常常有脂肪细胞聚集形成的肠脂垂。

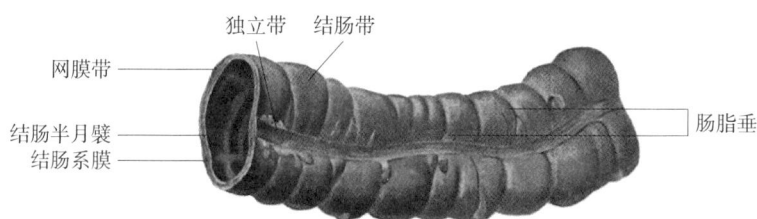

图 1-2　结肠外面观

2. 齿状线以上的直肠黏膜结构与结肠相似

在齿状线处，单层柱状上皮骤变为未角化的复层扁平上皮，大肠腺与黏膜肌消失。痔环以下为角化的复层扁平上皮，近肛门处有环肛腺（顶泌汗腺）。黏膜下层的结缔组织中有丰富的静脉丛，如静脉瘀血扩张则形成痔。肌层为内环行、外纵行两层平滑肌，内环行肌在直肠下段的肛管处增厚形成肛门括约肌。近肛门处，外纵行肌周围有骨骼肌形成的肛门外括约肌。外膜于直肠上 1/3 段的大部、中 1/3 段的前壁为浆膜，其余部分为纤维组织。

3. 大肠有多种运动形式

大肠的主要功能是吸收食糜中的水和电解质，分泌碱性黏液，并形成和储存粪便。正常时大肠的运动很微弱，其运动形式主要有混合运动、多袋推进运动和蠕动 3 种。

（1）混合运动—袋状往返运动。类似小肠的分节运动，但在同一时间内参与收缩的结肠较长，收缩的环形肌较宽和有力，有时甚至使肠腔闭塞，同时纵行肌（结肠带）亦收缩，结果使临近未收缩的结肠段形成许多呈袋状的节段，因此这种收缩称为袋状收缩。一段结肠发生袋状收缩，持续一段时间后消失，临近部位的结肠段又发生袋状收缩，如此反复进行，形成袋状往返运动，其主要作用是将大肠内容物不断地混合，因此又称混合运动。这种形式的运动多见于近端结肠，可使肠黏膜与肠内容物充分接触，有利于大肠对水和无机盐的吸收。

（2）分节或多袋推进运动。为一个结肠袋或一段结肠收缩，肠内容物被推移到下一段的运动。进食后或结肠受到拟副交感药物刺激时，此种运动增强。

（3）蠕动大肠的蠕动是由一些稳定向前的收缩波所组成。收缩波前方的肌肉舒张，往往充有气体；收缩波的后面则保持在收缩状态，使这段肠管闭合并排空。短距离的蠕动常见于远端结肠，其传播速度很慢（约5cm/h）。大肠还有一种行进很快、向前推进距离很长的强烈蠕动，称为集团运动，它可将肠内容物从横结肠推至乙状结肠或直肠。集团运动每天发生1~3次，常在进餐后发生，多见于早餐后60分钟，可能是由于食物充张胃或十二指肠，引起胃—结肠反射或十二指肠—结肠反射所致。

4. 排便反射

食物残渣在大肠内停留时间可达10小时以上，在这一过程中，食物残渣中大部分水分被大肠黏膜吸收，同时经过大肠内细菌的发酵与腐败作用形成粪便。粪便除食物残渣外，还包括脱落的肠上皮、粪胆色素、大量的细菌以及由肠壁排出的某些重金属，如钙、汞、镁等。正常人直肠内通常没有粪便。当肠的蠕动将粪便推入直肠时，刺激直肠壁内机械感受器，冲动经盆神经和腹下神经传至脊髓腰骶段初级排便中枢，同时上传到大脑皮质，引起便意和排便反射。传出冲动经盆神经使降结肠、乙状结肠和直肠收缩，肛门内括约肌舒张；与此同时，阴部神经冲动减少，肛门外括约肌舒张，使粪便排出体外。此外，排便时腹肌和膈肌收缩使腹内压增加，促进大便排除。

5. 大肠具有吸收功能

每天有1000~1500mL小肠内容物进入大肠，其中的水和电解质大部分被吸收，只有100mL左右的液体和15mmol的Na^+与Cl^-随粪便排出。如果粪便在大肠内停留的时间延长，则几乎所有的水都可被吸收。

（1）钠的吸收

大肠黏膜具有高度主动吸收Na^+的能力，肠上皮细胞的底侧膜上的钠泵将细胞质内的Na^+主动转运入血，造成胞内Na^+浓度降低，肠腔内Na^+借助于刷状缘上的载体，以易化扩散形式进入细胞内。由于这类载体往往是和单糖或氨基酸共用载体，所以Na^+的主动吸收为单糖和氨基酸的吸收提供动力。反之，单糖和氨基酸的存在也促进Cl^-的吸收。Na^+

的主动吸收导致 Cl^- 的被动同向转运。大肠吸收 Cl^- 时，通过 Cl^-、HCO_3^- 逆向转运，伴有 HCO_3^- 的分泌，HCO_3^- 可中和结肠内细菌产生的酸性产物。严重腹泻的患者，由于 HCO_3^- 的丢失，可导致血浆酸度增加。

（2）水的吸收

大肠每天可吸收 5~8L 水和含电解质的溶液。当从回肠进入大肠的液体和大肠分泌的液体超过此数量时，超出部分从粪便中排出，造成腹泻。大肠也吸收大肠内细菌合成的某些产物，如维生素。此外，大肠也吸收由细菌分解食物残渣产生的短链脂肪酸，如乙酸、丙酸和丁酸。

6. 大肠液的分泌功能

大肠内含有许多大肠腺，其黏膜表面的柱状上皮细胞及杯状细胞可分泌大量的大肠液。大肠液是一种碱性的黏性液体，pH 为 8.3~8.4，大肠上皮细胞还能分泌水、K^+、HCO_3^-。大肠黏液可润滑粪便，减少食物残渣对肠黏膜的摩擦；粘连结肠的内容物，有助于粪便的形成，碱性的大肠液还可中和粪便内细菌活动产生的酸，保护大肠壁不受其侵蚀。当大肠受到严重的细菌感染导致肠炎时，黏膜除正常分泌碱性的黏性溶液外，还分泌大量的水和电解质，其生理意义在于稀释大肠内的刺激因子，促进粪便迅速通过大肠，从而冲刷肠道刺激因素，促进肠炎的好转。

7. 肛肠的神经与激素调节

消化道除口腔、咽、食管上段以及肛门外括约肌外，都受交感神经和副交感神经的双重支配。交感神经和副交感神经与消化道内在的复杂的神经网络肠神经系统一起，共同调节消化道平滑肌的运动、腺体分泌和血管运动。

（1）内在神经

消化道内在神经是指消化管壁的壁内神经丛，包括位于纵行肌与环形肌之间的肌内神经丛和位于环形肌与黏膜层之间的黏膜下神经丛。神经丛含有运动神经元（支配平滑肌）、感觉神经元（感受消化道内机械、化学和温度等刺激）以及中间神经元。每一神经丛内部以及两种神经丛之间相互联系，共同组成一个消化道内在的神经系统，称为肠神经系统。肠神经系统释放的递质和调质种类繁多，包括一氧化氮、乙酰胆碱、5-羟色胺、多巴胺、氨基丁酸以及众多肽类（如脑啡肽、血管活性肠肽、P 物质等）。黏膜下丛主要参与消化腺体和内分泌细胞的分泌，肠内物质的吸收以及局部血流的控制；肌间神经丛主要参与对消化道运动的控制。虽然肠神经系统能独立行使其功能，但外来神经（交感神经和副交感神经）的活动可以进一步地加强或减弱其活动。

（2）外来神经

肠道的外来神经包括交感神经和副交感神经。交感神经发自脊髓胸 5 至腰 2 段的侧角，节前纤维在腹腔神经节和肠系膜神经节更换神经元后，发出的节后肾上腺素能纤维

（其末梢释放的递质是去甲肾上腺素）主要作用为终止与肠神经系统壁内神经丛中的胆碱能神经元，抑制其释放乙酰胆碱。支配消化道的副交感神经纤维，除了支配口腔以及咽部的少量纤维外，主要行走于迷走神经和盆神经中，分布至横结肠及其以下的消化道，盆神经纤维分布至降结肠及其以下的消化道。副交感神经的节前纤维进入消化道壁后，主要与肌间神经丛和黏膜下神经丛的神经元形成突触，发出节后纤维支配胃肠平滑肌，血管平滑肌及分泌细胞。副交感节后纤维主要是胆碱能纤维，部分为非胆碱能，非肾上腺素能纤维。交感神经与副交感神经都是混合神经，即含有传出纤维和传入纤维。胃肠交感神经中传入纤维占50%，迷走神经有80%的纤维是传入纤维，胃肠感受器的传入纤维可以将冲动传导到壁内神经丛，并引起肠壁的局部反射，还可通过椎前、椎旁神经节、脊（颅）神经节、脊髓及脑干中继的其他反射，调节肠胃活动。一般情况下，副交感神经兴奋可使消化液分泌增加，交感神经的作用则相反，可引起消化道括约肌收缩。

8. 结直肠肛门的激素调控

消化器官的功能除了受神经调节外，还受激素调节。这些激素是由存在于胃肠黏膜层及胰腺内的内分泌细胞和旁分泌细胞分泌，由胃肠壁的神经末梢释放，统称为胃肠激素。由于这些激素几乎都是肽类，故又称为胃肠肽。胃肠激素可以通过血液循环或局部组织液扩散（旁分泌），作用于靶细胞—消化道、胰及肝的分泌细胞、消化道的平滑肌细胞以及黏膜的上皮细胞，或经神经末梢释放到其邻近的靶细胞（神经分泌），影响消化液的分泌，平滑肌的运动、上皮生长。有的还作用于内分泌细胞或旁分泌细胞，影响其他其激素的释放。迄今被认为是起生理性调节和循环激素作用的激素有5种，分别是促胃液素、缩囊素、促胰液素、抑胃肽及促胃动素。还有一些尚不能肯定是真正的激素，称为候补激素。

严格地说，胃肠激素应指胃肠内分泌细胞的循环激素，所有的胃肠激素都是肽类，但存在于消化道黏膜的所有肽类并不都是胃肠激素。胃肠内分泌细胞来源于胚胎外胚层的神经内分泌程序细胞。多数胃肠肽亦存在于中枢神经系统中，例如促胃液素、缩胆囊素、促胃动素、生长抑素、血管活性肠肽、脑啡肽和P物质等，这种双重分布的肽统称为脑肠肽。

三、结直肠在中医学中的职能

中国传统医学将结肠和大肠等众多部分统称为大肠，是对食物残渣中的水液进行吸收，而食物残渣自身形成粪便并有序排出的器官。大肠与肺有手阳明大肠经和手太阴肺经的相互属络而构成表里关系，中医上的主要生理功能为传盛糟粕，化生津液。

1. 大肠主传化糟粕

大肠接受小肠下传的食物残渣，吸收其中多余的水液，形成粪便。大肠之气运动，将粪便推送至大肠末端，并经过肛门有节制地排出粪便，故大肠又有"传道之官"之称。因为大肠的职能如此，所以大肠易感湿邪。如果湿热蕴结大肠，大肠传导功能失常，则会出现腹痛、里急后重、下痢脓血和便之不爽的情况。如果大肠传导职能失常，就会出现排便异常，大便秘结在内。

大肠传导糟粕也是对小肠泌别清浊的承接，同时大肠也是非常重要的多功能脏器，对肺气的宣发肃降、脾气的运化、肾气的推动和固摄、胃气的通降均起到至关重要的作用。肺与大肠相表里，肺的宣发肃降更是有助于大肠糟粕的排泄，一些便秘的患者可以通过小柴胡汤的加减来起到治肺通便的作用。脾升清降浊，有助于大肠糟粕的向下运行，方便排出。肾对气有推动和固摄的作用，主司二便的排泄。胃气主降，也助大肠中的食物残渣排泄。

2. 大肠主津

大肠接受小肠下传的含有大量水液的食物残渣，并将其中的水液吸收，从而形成粪便，这就是津液代谢的作用。大肠吸收水液，参与体内的水液代谢，所以说"大肠主津"。如果大肠主津功能失常，津液不能够很好地吸收，就会与糟粕俱下，出现泄泻的情况。如果大肠中有实热伤及津液，则可见眼睛干涩、口唇干燥、大便秘结不通等症状。《医贯·噎膈论》里更是有"大肠主津，小肠主液，大肠热结则津涸，小肠热结则液燥"的说法。

第三节　结直肠炎性疾病相关发病机制

结直肠炎性疾病是人们日常生活中常见的一类肠道疾病，其临床表现多见腹痛、腹泻、肠内出血或伴黏液等，按照发病的病因以及肠道症状表现可分为特异性以及非特异性的肠道炎性病变。特异性的结直肠炎性疾病病因相对明确，主要包括细菌性肠炎、病毒性肠炎、真菌性肠炎、放射性肠炎、缺血性肠炎等；而非特异性结直肠炎性疾病发病原因复杂，至今仍未有定论，主要包括遗传、精神神经改变、免疫功能失调等。下文通过对影响肠道的常见因素进行分析，进而阐述结直肠炎性疾病的可能发病机制。

一、结直肠炎性疾病与肠道黏膜屏障功能

（一）肠道屏障简介

胃肠道是人体极为重要的消化器官，其除了能消化吸收摄入的营养物质外，还发挥着

调节免疫，抗炎抗感染，调节机体内分泌状态等功能，进而维持人体稳态。人体肠道内分布着大约10万亿个共生细菌，此外还有各种真菌，病毒等可致病性物质定植，那么为什么人体能保持健康状态呢，这就与肠道黏膜的屏障功能密不可分。肠道黏膜作为体内最大的黏膜面，正常生理情况下，可防止致病性微生物及其产生的毒素向肠黏膜外扩散，且能通过多种保护途径对外来的致病菌起到隔离、杀灭、清除作用，以保证人体不受侵害，其功能的正常发挥决定了肠道内环境稳态的保持以及整个人体的健康状况。研究表明，肠道的黏膜屏障包括化学屏障、机械屏障、生物屏障（详见微生物章节）、免疫屏障（详见免疫章节），它们相辅相成，共同维持着肠道功能正常发挥以及内环境的稳定。患有结直肠炎性疾病（如克罗恩病、溃疡性结肠炎等）的患者常伴随着肠道黏膜通透性改变，随后各种致病性毒素以及机体分泌的炎性物质持续地对受损部位进行侵蚀，最终使疾病愈发加重，这都与肠黏膜屏障被损坏有一定程度的关系（图1-3）。

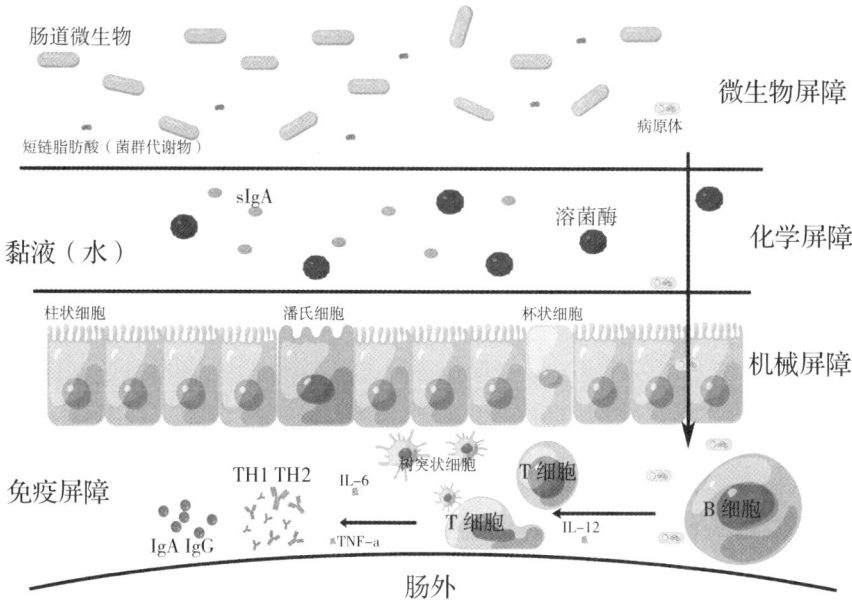

图1-3 肠道屏障（来源 Figdraw ID号 RSRAUbbb0a）

（二）肠道黏膜屏障的影响因素

众所周知，肠道黏膜屏障的保护作用在维持肠内环境平衡甚至人体的健康状态上均发挥至关重要的作用，然而当人体出现异常状态包括外伤、营养不良、严重感染、菌群失调等情况时，肠黏膜屏障的结构将发生一系列生理或病理变化，导致肠道黏膜缺血缺氧，最终肠道萎缩损伤、通透性增加、参与营养物质吸收以及免疫的能力下降而导致各种疾病发生。

1. 饥饿和营养不良

肠道是人体内重要的消化器官，能汲取营养以供给全身以维持正常的生理功能。若长时间未能摄入足够食物，肠黏膜上皮细胞的增殖能力、自我修复以及分泌功能会由于没有足够的能量供给而下降，同时有学者认为其紧密连接也会受到影响，最终造成肠道生态平衡失调，屏障功能下降，淋巴细胞发育障碍，并可能影响肠道免疫过程。其原因可能是营养不良影响了肠上皮细胞 DNA 以及蛋白质的正常合成过程。

2. 菌群失调

肠道菌群作为构建肠道环境的重要因素，直接影响着肠黏膜屏障的正常功能。当发生严重感染或大量滥用抗生素过程时，肠道菌群的异常似乎不可避免，致病性细菌开始占据优势地位并不断繁殖，最终定植于肠道。其革兰氏阴性杆菌可产生内毒素等激活补体及各种细胞因子，破坏上皮细胞蛋白质合成，使肠黏膜屏障功能受到影响，通透性增高，还可能发生菌群易位。此外，肠腔内大量内毒素还可发生内毒素易位。大量侵入肠道以外的组织，如肠系膜淋巴结，肝脏甚至神经系统，严重者可诱发全身炎症以及多器官衰竭，从而进一步破坏肠黏膜屏障功能。

3. 应激创伤

在冻伤、烧伤、手术、辐射、重症疾病等应激状态下，人体本能的会通过免疫、内分泌等各种机制进行自我调节以应对各类的应激状态。此时，机体可能会分泌大量炎性物质，其作用于肠上皮时，可能导致肠系膜低血流灌注，肠黏膜缺血、缺氧，通透性增加，最终肠上皮凋亡，黏膜屏障功能受损。有学者认为严重创伤时，肥大细胞能释放多种炎症递质和细胞因子，包括 TNF-α、INF-γ、白介素等炎性分子，直接引起组织水肿和破坏，还能影响肠上皮间紧密连的正常形态。

（三）机械屏障

机械屏障是指彼此紧密连接的肠黏膜上皮，其结构基础为完整的肠黏膜上皮细胞（IECs）以及上皮细胞间的紧密连接。其功能的正常发挥主要依靠肠黏膜上皮细胞功能结构完整、细胞间紧密连接正常、黏液层分泌等，肠道机械屏障能在保证人体吸收所需营养物质的同时有效阻止细菌及内毒素等有害物质透过肠黏膜进入体循环中。作为肠道屏障保护的排头兵，是胃肠道抵抗致病菌侵入的第一防线，也是组织免疫反应过度激活的排头兵，其结构功能的损坏是结直肠炎性疾病的发生发展的"重要"因素之一。

1. 肠上皮细胞

肠上皮黏膜构成的屏障是肠黏膜屏障中最重要的部分。研究表明，肠道上皮细胞均是从肠道内胚层干细胞发育而来，主要包括：吸收细胞、潘氏细胞、杯状细胞和神经内分泌细胞，其共同构成精细而致密的肠上皮结构。吸收细胞：又名柱状细胞，数量较多，其镜下细胞全部呈柱状，胞质内高尔基体，内质网，线粒体等结构丰富，细胞游离面分布众多排列密集呈刷状缘的微绒毛结构，因此极大地增加了肠道黏膜的接触面积，且表面有一层厚度为 $0.1 \sim 0.5 \mu m$ 的细胞衣，由柱状细胞的糖蛋白构成，胞衣内含有能消化糖类及蛋白质的消化酶，在促进肠内营养物质更好吸收的同时可在一定程度上保证肠道黏膜免于病原微生物的侵袭；杯状细胞散在分布于吸收细胞间，胞体膨大，形如杯状，自十二指肠到回肠细胞数量逐渐增多，胞内含有较多粗面内质网及高尔基体，且细胞顶端富含黏蛋白颗粒，其能结合大量的水形成肠黏液，肠黏液紧密覆盖于肠黏膜上形成黏液层，对肠道起到保护与润滑作用；潘氏细胞是小肠腺特征性细胞，常分布于腺底部肠道隐窝内，细胞数量少，呈锥形，胞质顶端布有粗大嗜酸性分泌颗粒，能分泌溶霉菌、抗菌肽等抗菌分子于肠腔内进而杀灭肠内病原微生物来为人体提供防御力，其功能类似免疫细胞；神经内分泌细胞大多单独散在分布于这些上皮细胞间，其与体内其他部位的内分泌细胞一样内含颗粒细胞，故又被称为基底颗粒细胞，胞内同样含有内质网，高尔基体等结构。在内分泌细胞中表面有突起露出肠腔的称为开放型内分泌细胞，没有则称为闭锁型内分泌细胞。开放型内分泌细胞表面的微绒毛对肠腔内的变化反应敏感，而闭锁型内分泌细胞被认为不具备接受肠内化学变化的能力，但能接收血管内激素变化以及胃肠机械性刺激所产生的变化。这些细胞共同作用，使肠黏膜上覆盖着一层具有黏性的多糖—蛋白质复合物，可在保持肠道正常吸收功能的情况下，保护上皮细胞免于各种生理病理因素的侵袭，维持肠上皮通透性及肠道内稳态。

除肠上皮细胞的屏障功能外，其还可通过分泌各种免疫介质以及呈递细菌抗原的方式维持肠道微生物群与宿主之间的共生关系，进而避免对肠道微生物产生异常免疫反应，从而保持肠道稳态。反之，受到异常刺激的肠上皮细胞会分泌各种免疫介质，包括细胞因子和趋化因子来调节宿主免疫反应，如 T 细胞免疫反应或激活淋巴组织中的抗原呈递细胞（APC），从而诱发抗原特异性 IgA 反应和对食物抗原的口服耐受性。由 Th17 细胞或Ⅲ型先天淋巴细胞（ILC3）产生的 IL-17 和 IL-22 上调肠上皮细胞对 AMP 和 Reg3 家族蛋白（肠上皮隔离肠道细菌的重要蛋白）的分泌，以维持肠道微生物与宿主免疫系统之间的平衡。此外，来自上皮内淋巴细胞的 IL-6 能诱导肠上皮细胞增殖以修复受损肠黏膜。相反，其他促炎细胞因子，如肿瘤坏死因子（TNF）$-\alpha$ 和干扰素（IFN）$-\gamma$，通过抑制 $\beta-$ 连环蛋白 /T 细胞因子（TCF）信号传导来抑制肠上皮细胞增殖。在溃疡性结肠炎（Ulcerative colitis，UC）患者的结肠中发现 IL-13 上调，已被证明可以促进肠上皮细胞的凋亡，导致肠黏膜屏障紊乱，进而影响肠道内环境。

2. 细胞间的紧密连接

肠上皮细胞间的连接复合体被证实在维护肠道黏膜结构与功能完整方面起到重要作用，上皮细胞间的连接从顶端到基膜以此为：紧密连接、黏附连接、桥粒连接和缝隙连接，它们共同加强细胞间连接关系，维持肠道黏膜通透性正常，其中紧密连接（Tight junction，TJ）可起到维持肠道屏障稳定的关键性作用。

TJ 又称闭锁小带，是位于肠道上皮细胞侧膜顶端的多种蛋白复合物。TJ 蛋白能通过限制肠上皮细胞间顶侧与基侧胞膜上的脂质流动以维持细胞极性、调节细胞增殖、分化和迁移，它还可调节离子和水的胞外通道，以及管腔和基底外侧空间之间溶质的细胞旁转运。因其良好的物理屏障特性被认为是通过阻止细胞的自由扩散来维持细胞极性的一种屏障。其分为跨膜蛋白以及胞质蛋白，目前研究较多的跨膜蛋白为闭合蛋白（Occludin）、封闭蛋白（Claudian）、连接黏附分子（JAM）和三细胞紧密连接蛋白（Tricellulin）；而胞质蛋白主要研究带状闭合蛋白（ZOs）。因其作为肠道黏膜外层的重要保护屏障，其被迫不断受到促炎介质、致病性微生物的威胁。一旦肠道上皮细胞 TJs 出现异常，肠道内致病性病原微生物及各种毒素便可轻松渗透入固有层从而引起黏膜免疫系统的紊乱和炎症。目前大多数研究均表明，炎症性肠病（Inflammatory bowel disease，IBD）患者会出现明显的 TJ 功能减退甚至消失，伴随着免疫失调导致促炎细胞因子水平升高。研究表明克罗恩病（Crohn's，CD）患者炎症区域肠段中的上皮细胞紧密连接链减少并发生链断裂，同时干扰素 $-\gamma$ 与 TNF-α 结合而诱导激活的 Th1 细胞对 CD 的上皮损伤有较为明显的影响。

（1）闭合蛋白（Occludin）

Occludin 是一种具有两个亚型的完整膜 TJ 蛋白，由 4 个跨膜结构域组成，能够转移到各种细胞旁位置，分为两个细胞外环和两个细胞内环，氨基截短的 Occludin 还能与 ZO-1 相结合。Occludin 的功能尚未完全了解，但大量动物和细胞实验表明，它在维持肠上皮细胞的 TJ 结构和通透性中起着至关重要的作用。

在蛋白激酶 C（PKC）和酪蛋白激酶（CK）等酶的激活下，Occludin 可在丝氨酸和苏氨酸的残基上高度磷酸化，其在 Occludin 功能的发挥及 TJ 结构的维持上意义重大；细胞外 Ca$^+$ 浓度对 Occludin 有重要影响，Ca$^+$ 过多可导致研究表示低钙状态培养的犬肾上皮连续细胞系（MDCK 细胞）的 TJ 结构有明显破坏但 PKC 可逆转其趋势。此外 RhoGTP 酶途径也可调节 Occludin 蛋白，其途径的激活可促使 Occludin 以及 ZO-1 更好地进行表达。

此外，Occludin 从紧密连接进入细胞质囊泡的运动在屏障功能丧失期间经常发生，并且已被证明是由多种刺激触发的，例如氧化应激和炎症。研究证明，TNF-a、干扰素及 IL-1 等炎症因子可通过多种途径参与 Occludin 的调节，从而改变肠道黏膜通透性，加剧肠道的免疫炎症反应。

（2）封闭蛋白（Claudin）

Claudin 是一类参与肠上皮细胞紧密连接的整合跨膜蛋白，共有 24 个蛋白族成员，于 1922 年被首次发现。其具有同样具有 4 个跨膜结构域，虽然与 Occludin 近似但无任何序列相似性，Claudian 蛋白可形成线状原纤维。一些 Claudin 亚型在细胞中被磷酸化，并与细胞旁通透性有关。

大量研究表明，密蛋白是 TJ 的关键成分和骨架，起到了重要的调节作用。当 Claudin 在成纤维细胞中表达时，它们会并入 TJ 链并在细胞间接触处形成成对的链。研究表明，Claudin-1、Claudin-3、Claudin-4、Claudin-5、Claudin-7 等封孔性 Claudin 蛋白表达增加会产生更加紧密的肠上皮细胞结构，导致跨上皮电阻（TER）增加和溶质通透性（主要是钠离子）降低一致。而 Claudin-2 和 Claudin-15 等成孔 Claudin 能够形成细胞旁离子孔以及水分子通道，降低上皮紧密度并通过允许通过钠离子。

有学者进行人体实验后注意到，通过对 IBD 供体的组织活检发现，在异位三级淋巴组织中，Claudin-2 通过淋巴细胞亚群表达，并且在生发中心发现了 Claudin-3 和 Claudin-4 细胞。在 CD 中，Claudin-2 在肉芽肿内的上皮样巨噬细胞和多核巨细胞中表达表达，Claudin-1 和 Claudin-3 表达阴性，这可能是 IBD 发生腹泻症状的原因之一，为进一步深入研究其他相关结直肠炎性疾病表现打下了坚实的理论基础。

（3）连接附着分子（JAM）

JAM 家族属于 Ig 超家族，其具有 2 个细胞外 Ig 结构域、1 个跨膜结构域和 1 个细胞内 C 末端结构域，能够在各种细胞类型中表达，包括上皮细胞、内皮细胞和免疫细胞。JAM 具有 4 个异构体，其中 JAM-1 和 JAM-4 在肠上皮细胞中表达。体外和体内研究表明，JAM-1 参与 TJ 屏障的调节和维持。研究表明，与野生型小鼠相比，JAM-1 基因敲除小鼠在结肠中对葡聚糖和髓过氧化物酶活性的渗透性更高，所激活的炎症反应也更加严重。通过 IBD 患者肠组织中 JAM-1 及 STAT3、pSTAT3 的测量显示，IBD 患者的 JAM-1 表达降低，且与 pSTATs 呈反比，这说明了 JAM 对于肠道炎症具有一定程度的调节作用。

（4）带状闭合蛋白（ZOs）

ZO 蛋白属于膜相关膜相关鸟氨酸激酶蛋白家族成员，迄今为止已鉴定出 3 种异构体，包括 ZO-1、ZO-2 和 ZO-3。研究表明，它们是位于胞质内膜面的多域蛋白，许多 TJ 蛋白与 ZO 蛋白的 N 端半区结合，例如 ZO-1、ZO-3 其 N 端能连接跨膜蛋白 Occludin；而 C 端区可与肠上皮细胞骨架激动蛋白结合，这种结构能为 TJ 提供了细胞内支架，对于调节和维持 TJ 的正常结构及其功能的发挥起到重要作用。目前在 ZO 蛋白中，关于 ZO-1 的生化功能和性质已经进行了一定程度的研究。在细胞培养和动物模型中的新生细胞—细胞间接触处可发现 ZO-1 蛋白的表达。因此，有人提出 ZO 蛋白可能介导 TJ 蛋白早期细胞—细胞间连接。但有些实验则表明 ZO-1 缺陷的细胞仍然能够形成具有正常功能及通透性的 TJ 结构，其具体的机制与作用仍有待进一步研究证明。

（5）紧密连接蛋白的相关调节

紧密连接蛋白作为维持肠道黏膜稳态的重要结构，其受很多因素调节，包括肌球蛋白轻链激酶（MLCK）、丝裂原活化蛋白激酶（MAPK）、蛋白激酶 C（PKC）和 GTP 酶的 Rho 家族、转录活化因子 3（STAT3）、磷酸化与去磷酸化调节、微生物调节及摄入食物或药物调节等。其中 MLCK 通路是肠道中最丰富的通路之一，可通过炎症因子及病原体的刺激来激活 NF-KB 是肌球蛋白轻链（MLC）磷酸化，进而调节紧密连接通透性，抑制 MLCK 可防止屏障功能恶化。要了解紧密连接蛋白在屏障功能障碍过程中如何变化，分析相关蛋白质以了解它们的相互作用并确定调节途径的激活状态是重要的研究方向之一，对于肠道炎性疾病的诊治意义重大。

3. 黏液层

（1）黏膜层介绍

黏液层作为覆盖在肠道黏膜最表面的膜性结构，被认为参与了肠道机械屏障的保护作用。在正常生理情况下，肠道黏液层主要由肠隐窝多能干细胞分化的杯状细胞所分泌的黏蛋白（主要可分为跨膜点蛋白以及凝胶粘蛋白）、黏膜局部浆细胞产生的分泌性抗体 IgA（sIgA）、水、电解质、部分肠道菌群等共同构成。其表面为疏水层及不移动水层的双层结构，疏水层是附于肠道表面的活性磷脂层，顾名思义其发挥着疏水的作用，可防止亲水性分子对肠道的过分侵袭；不移动水层厚度 100～800mm，可协助人体更好地吸收营养物质及药物的有效成分。生理状态下的黏液层被不断消耗和补充，且能限制细菌与肠上皮接触，因其含有特殊的碳氢结构能为菌群提供营养和黏附位点。起初人们只是单纯地认为其主要发挥润滑肠道的作用，但随着研究的不断深入，发现黏液层与免疫及肠道微生物屏障功能均有一定程度的联系。

研究表明不同肠道位置的黏液层存在着差异，越深入肠道，黏液层结构越稳定，小肠中的黏液更易于提取，附着性低于结肠，形成不连续的黏液层，这可能是因为随着肠道的深入，杯状细胞的比例随着肠道内的菌群数量增加而增加。但在部分动物实验中，却得出了相反的实验结果，考虑到此类实验在人类身上进行的难度较大，所以准确的结论还需要进行更多的实验来证明。

（2）黏液层作用

肠道黏液层作为肠道机械屏障的重要部分，在保护肠道免受机械、化学侵害方面具有较大作用。其可使肠道免受外部和有毒物质、消化酶和其他病原体的接触，依靠粘蛋白多糖的亲水特性促进肠道内的碎屑及病原微生物随着肠道蠕动排出体外，同时还能使肠道不受肠道蠕动或外界因素所导致的机械力影响。它的重要保护功能突出表现在每天可持续分泌到胃肠道中约 10L 黏液，以维持肠道内环境的稳态。

此外，黏液层可与免疫系统协作参与免疫调节过程。事实上，黏液是先天黏膜肠屏障的一部分，通过参与减少抗原暴露和细菌对肠上皮细胞下的免疫系统的暴露，从而充当抵抗可能有害化合物的第一道免疫防御线。潘氏细胞及部分肠上皮细胞能分泌大量的抗菌肽，如溶菌酶、防御素、REG3γ 蛋白、DMBT1 蛋白和磷脂酶 A2-ⅡA 等，这可防止有害物质激活免疫系统而诱发炎症反应。几项研究表明，黏液层还具有直接的免疫效应，其可通过凝集素样蛋白直接与免疫细胞结合。此外，MUC2 黏蛋白增强肠道稳态和口服耐受性，影响树突状细胞和肠上皮细胞，MUC2 受体复合物抑制树突状细胞的炎症反应。

研究表明肠道黏膜层与肠道菌群之间存在着双向调节的作用，以此达到肠道微生物系统的平衡状态。一些细菌如产芽孢菌属、异杆菌属等具有更好地诱导不可穿透性内部黏液层产生的能力，而其他门类如变形菌门则具有相反的作用。现普遍认为，在黏液层中厚壁菌门的丰度高于拟杆菌门。特别是在人类中肠道黏膜层中观察到毛螺菌科、肠杆菌科、拟杆菌属、直肠真杆菌、普拉氏粪杆菌、柱状真杆菌、溶组织梭菌等存在，而在小鼠中观察到肠道分节丝状菌、乳酸杆菌和嗜黏液杆菌的存在。某些有益菌可以通过增加黏液的产生并占据黏蛋白上可用的结合位点来防止病原体入侵，同时由于黏液及鞭毛蛋白的免疫原性，可在一定程度上限制微生物在肠道中的运动，从而阻止病原体的黏附。还有学者提出幽门螺杆菌会增加 pH，降低黏液的黏性并增加其运动性。一些病原菌也能够利用共生菌降解粘蛋白释放的产物，如游离岩藻糖和唾液酸，来支持它们在黏液中的增殖，通过影响黏蛋白的表达、合成和分泌，改变黏液保护屏障功能。

（四）化学屏障

化学屏障是由消化道分泌的消化液、黏液糖蛋白（MUC）、溶菌酶以及肝脏分泌的胆汁等共同组成的肠道黏膜屏障，作为人体的重要非免疫性屏障，具有润滑肠道、隔菌、隔离有毒物质、抑制微生物入侵等作用，进而维护肠道功能的正常发挥。

溶菌酶又名黏肽 N- 乙酰基胞壁酰水解酶，其能破坏细胞壁中的 N- 乙酰胞壁酸和 N- 乙酰氨基葡糖之间的 $\beta-1,4$ 糖苷键，通过水解细胞壁的肽聚糖使细菌溶解。其还可与带负电荷的病毒蛋白直接结合，并与 DNA、RNA、脱辅基蛋白形成复盐，使病毒失活。其广泛分布于机体的各种组织内，且结构稳定，具有抗菌、抗病毒，抗炎止痛等作用；黏蛋白是一类主要由黏多糖组成的糖蛋白，是人体内大多数凝胶状分泌物的关键组成部分，其特殊碳氢结构可竞争性抑制致病菌的肠内定植，促进有害微生物排出体外。在肠道的内通常为粘蛋白 MUC2，可润滑肠道，保护肠道黏膜，其形成的黏液是肠道的第一道防线，在胃肠道的不同部分具有不同的同种型。CD 患者回肠中 MUC1 和 MUC4 水平降低，而病灶中检测不到 MUC2、MUC5AC、MUC5B、MUC6 和 MUC7。UC 患者则表现出 MUC2 表达降低。目前研究表明，黏蛋白变化还可能与肿瘤的发生发展具有一定联系；胃酸能消灭胃肠道内的致病性微生物，还可促进胰液、胆汁及肠液的分泌以及肠道对铁、钙等物质的吸收；肠道内的胆汁酸盐可与肠内毒素结合，将其分解为无活性的亚单位或微复合物以排出体外。此外，其还可与肠道菌群联系以调节肠道内的炎症免疫反应，进而对肠道黏膜进行保护。

二、结直肠炎性疾病与肠道免疫功能

人们都知道，肠道是人体重要的消化器官，对于食物的消化及营养物质的吸收有着重要作用。但因肠道可直接接触外来的食物及各种病原微生物，所以肠道还肩负着一项重要任务——参与免疫调节，这是保持肠道稳态及人体健康的关键一环。免疫屏障由肠黏膜淋巴组织和肠道内浆细胞分泌型抗体（sIgA）构成，其可识别不同种类的抗原，阻碍细菌与上皮细胞受体相结合，同时刺激肠道黏液分泌并加速黏液层的流动，可有效地阻止细菌对肠黏膜的黏附，达到对细菌、病毒等异常抗原进行清除的作用，从而有效避免病原微生物入血，其分为肠道固有免疫系统和肠道适应性免疫系统，肠道的生物屏障、机械屏障等其他屏障保护也可参与对肠道免疫的调节，此外，肠道还具有一种局部高度分化的特殊免疫系统，称为黏膜免疫系统。这些免疫过程共同维持着人体的健康。

（一）肠道固有免疫

1. 固有免疫

固有免疫又名先天免疫、非特异性免疫，是机体长期进化形成的自身抵抗病原微生物入侵和清除异常抗原的独特能力，是人体天生的免疫防御系统，特点是无法对抗原进行特异性识别。其发挥功能的同时也可为适应性免疫的启动提供预备基础，能调节适应性免疫强度，与适应性免疫共同保障肠道免疫系统的动态平衡，其由肠道上皮屏障、免疫细胞和免疫分子组成。其中参与固有免疫过程的肠道固有免疫细胞有很多，主要包括肠道上皮细胞、树突状细胞、巨噬细胞、中性粒细胞、肥大细胞、嗜酸性细胞、M 细胞、NK 细胞、NKT 细胞、$\gamma\delta$ T 细胞等，它们相互协助，各司其职。如果说肠道黏膜的物理屏障是第一道防线，那么肠黏膜固有免疫系统无疑是人体的第二道防线。在对于黏膜免疫的相关研究中，往往更多地集中在适应性免疫上，而近期研究表明，肠道固有免疫同样有着重要的作用。很多结直肠炎性疾病都伴随着免疫功能的异常激活，部分患者肠道黏膜通透性明显降低，这就导致更多的病原微生物能穿过黏膜保护屏障，刺激使得肠道固有免疫细胞及部分的非免疫细胞分泌免疫分子对患处进行调节，发挥清除异常抗原的作用，但持续过多的刺激会使得肠道的免疫系统出现问题，过多的炎症性因子被分泌至患处，使得肠道的炎症表现持续不减，在炎症条件下，大量活化的免疫细胞浸润到肠黏膜中。这些免疫细胞和基质细胞使炎症介质、趋化因子 CCL2、CCL3、CCL5 等分泌增多，促进局部炎症反应。因此肠道固有免疫异常及先天性免疫缺陷在一些结直肠炎性疾病的发生发展过程中不可忽视。

肠道内病原体对肠黏膜内的抗原特异性激活是免疫过程中的一个重要特征。研究证明，当外来的致病性病原微生物进入肠道内后，肠上皮分泌细胞不能成功解决所有入侵的病原微生物，因此，被激活的固有免疫还能通过相应的识别受体（PRRs）—病原相关分子模式（PAMPs）来识别并结合病原微生物，以迅速启动有效的低程度免疫炎症性反应来对抗微生物的入侵，例如，通过该模式的激活，肠道上皮细胞可分泌包括 IL-1B、IL-6、TNF-α 等免疫因子抗菌，局部炎症反应形成；并同时诱导吞噬细胞进行吞噬，后将抗原递呈给固有层 B/T 细胞诱导更加强劲的适应性免疫反应。PRR 是一种主要表达在固有免疫细胞表面及胞内的免疫受体代表蛋白，可识别多种病原体表面的 PAMPs 分子以激活固有免疫反应。主要 PRRs 主要包括 Toll 样受体 TLR、RIG-I 样受体（RLR）和核苷酸寡聚化合结构域 NOD 样受体（NLR）等，其中 TLR 和 NLR 是肠道病原体识别受体中研究最广泛且最重要的。

Toll 样受体是激活肠道固有免疫的重要蛋白，亦是沟通固有免疫与适应性免疫间的重要枢纽。有研究者发现在 IBD 患者表达的 TLR 中，TLR2 与 TLR4 表达显著，而在正常人当中则几乎不表达，进而推测其与 IBD 的发展具有一定关系。此外，与先天性免疫相关的抗菌肽物质防御素 hBD2 在肠道的表达依赖于 TLR2/6 和 TLR4/MD2 信号途径，同时 hBD2 可在一定程度上反向调节 TLRs 的表达，进而调整肠道黏膜的先天性免疫应答；NLR 是另一种 PRR，其与 TLR 所表达的功能具有一定的共性。NOD1 的功能是可作为革兰氏阴性菌的识别受体，参与对多种革兰氏阴性菌导致的黏膜感染所引发的固有免疫防御反应，其通路与 NF-KB 及 MAPK 的激活有关；NOD2 主要分布于肠上皮细胞、巨噬细胞等，其可激活 TNF-α 及 IL-2 等炎性因子的分泌，同时对沙门氏菌有一定抑制作用，此外 NOD2 被认为是 TLR2 介导的 IL-12 分泌的负调节剂，在 CD 患者中发现了一些 NOD2 突变，这些突变与回肠黏膜潘氏细胞的防御素分泌减少有关，CD 患者中的 HBD2、HBD3、HBD4 均有一定程度的下降。

2. 固有免疫过程

肠道免疫系统涉及三道防线：分别为黏液层、肠道上皮和固有层，而肠道黏膜固有层含有较为丰富的先天性免疫细胞。因此先天性免疫作为重要防护途径，可防止病原体进入循环内并传播，当病原体突破了黏膜上皮而进一步进入肠道组织时，在固有免疫中，树突状细胞和巨噬细胞经过抗原抗体识别后开始激活固有免疫应答。树突状细胞激活后可通过抗原递呈激活 T 细胞分化，并促进 B 细胞分泌免疫球蛋白，促进肠道局部炎症的发生。被激活的巨噬细胞可表达的 Toll 样受体、LPS 受体等识别侵入的病原体进行吞噬，且在吞噬运输的同时，可分泌 IL-1、IL-6、IL-12、TNF-α 等细胞炎性因子，并激活适应性免疫，同时迅速召集血液里的中性粒细胞穿过肠上皮赶到局部炎症的部位进行"清除工作"。中性粒细胞可分泌各种抗菌肽、溶菌酶、蛋白酶等杀灭入侵物质；自然杀伤细胞（NK 细胞）是另一种发挥重要作用的细胞，细菌中的脂多糖（LPS）会与其表面 LPS 受体结合而激活 NK 细胞分泌穿孔素、NK 细胞毒因子等物质对病原细胞进行杀伤，此外其还可因具有 IL-2 亲和受体且能够表达 IFN-γ 而被认为与 T 细胞的发育有关。

在 IBD 患者中，DC 细胞可呈递特异性抗原至肠系膜淋巴结，作用于 T 细胞及 B 细胞，并促进 IgA 的分泌。DC 促进对可能引起对共生细菌的免疫反应的细菌产物的强烈识别，从而导致肠道耐受性丧失。IBD 患者的肠道巨噬细胞失去了维持耐受的能力，主要是通过增加表面 CD14 含量和 NF-κB 转录途径活性，这可能导致外周巨噬细胞募集增加。在 IBD 患者中也发现细胞毒活性增加和 NK 细胞计数增加。NK 细胞中的关键分子，如 IL-15、IL-21 和 IL-23 及其同源受体，在 UC 患者的肠黏膜中升高。此外，IBD 患者 IEL 激活增加，导致 IFN-γ、TNF 和 IL-2 的产生增加，在生理条件下，大量的先天免疫细胞位于肠道固有层，如 T 细胞、B 细胞、自然杀伤（NK）、NKT 细胞、巨噬细胞（MF）、树突状细胞（DC）、肥大细胞、中性粒细胞、嗜酸性粒细胞以及基质细胞（如成纤维细胞）。

（二）肠道适应性免疫

1. 肠道适应性免疫

肠道适应性免疫又称获得性免疫，肠道的适应性免疫系统是在固有免疫激活的基础上而产生的特异性免疫系统，但后天免疫系统是具有高度特异性的，且适应性更强，伴随着更加长期持久的免疫力。肠道适应性免疫主要由肠道的相关淋巴组织（GALT）、细胞因子、免疫分子组成。其中肠道相关淋巴组织分为聚集淋巴结组织和弥散淋巴结组织两类。聚集淋巴结组织包括 Peyar 结、肠系膜淋巴结和孤立淋巴滤泡；弥散淋巴组织主要包括肠上皮内淋巴结，黏膜固有层淋巴细胞。研究表明，适应性免疫对与结直肠炎性疾病的发生发展过程密不可分。

适应性免疫反应的主要参与者是 T 细胞。正常情况下，后天免疫系统的各个组成部分相互协作，并与先天免疫系统的分子和细胞相互配合，产生有效的免疫应答。当外来的抗原通过肠道进入人体后，大多数抗原会激活 PP 结（Peyer's patch）上皮下圆顶端的 M 细胞，其以囊泡的形式将摄取的抗原呈递给固有层内的抗原递呈细胞（APC）进行抗原加工，并激活固有层内肠道淋巴细胞或集合淋巴结的发生中心，并诱导 B 淋巴细胞内大量的增殖母细胞发生 IgA、IgG、IgE 类转化，形成能特异性分泌的浆细胞，以分泌 IgA 等免疫因子以保护肠道黏膜。幼稚 T 细胞与呈递来的抗原反应后进入循环并重新归巢与固有层，而从幼稚细胞到辅助 T 细胞类型的分化取决于细胞因子环境和单个转录因子的激活，且肠组织内的炎症与 T 细胞的活化和成熟增强有关，这就是肠道炎性改变的重要因素之一。有研究显示，在 UC 患者的外周血中分离出的淋巴细胞中检测到活化标志物 HLA-DR、β1-整合素的表达，而 CD62L 的表达降低。

2. T 细胞

T 细胞为参与适应性免疫的关键细胞，可分化为 CD_4^+ T、CD_8^+ T 细胞，初始 CD_4^+ T 细胞可分为辅助性 T 细胞（Th1，Th2，Th17）和调节性 T 细胞（Treg 细胞），T 细胞的发育与调节对于肠道免疫炎症过程具有诱导调节作用。IL-6 等炎症因子可激活 Th1 细胞分泌

TNF、IFN-γ，并诱导巨噬细胞等参与免疫反应，进一步促进炎症的发生；Th2 为 T 细胞中主要的 T 细胞因子，Th2 可经抗原刺激后分泌 IL-4、IL-5、IL-10、IL-13 等参与免疫炎症反应；Th17 可分泌 IL-17A、IL-17F、IL-21、IL-22 等细胞因子，其中 TH-17A 可发挥清除病原体感染的作用。而 IL-17F 被证明可促进 TNF、IL-1、IL-6 等因子的分泌而加剧肠道炎症过程。调节性 T 细胞 Treg 细胞是免疫抑制细胞，其分为天然性 T 细胞（nTreg）和适应性 Treg（iTreg），其可通过分泌 IL-10、TGF-β 等抑制性因子进行免疫抑制，此外研究表明其还可通过竞争性抑制 APC 功能来达到下调免疫功能，进行抑制炎症过程，对于结直肠炎性疾病起到缓解炎症表现的作用。

CD_8^+T 又名细胞毒性 T 细胞（CTL），其可与抗原反应后分化，分泌细胞毒介质杀伤靶细胞，包括穿孔素、干扰素和肿瘤坏死因子，使病原细胞发生裂解和凋亡而死亡，达到消灭靶细胞的目的。在其主要反应结束时，活化的 CD_8^+ T 细胞通常会因凋亡而死亡。分化为效应细胞或记忆细胞类型的幼稚 CD_8^+ T 细胞发挥特定作用，介导适应性免疫反应，诱导成为效应细胞的 T 细胞分化为 Tc1 或 Tc2 细胞。Tc1 细胞一旦受到细胞因子（例如 IL-2 和 IL-12）的刺激，便具有直接或间接杀死目标细胞的能力。另外，具有细胞毒性的 Tc1 细胞可以释放 IFN-γ，这是一种能够抑制病毒复制并增强特定抗原呈递的细胞因子，以此来进一步调节宿主的免疫反应，进而对炎症过程进行干预。Tc2 细胞通过分泌细胞因子 IL-4、IL-5、IL-10 和 IL-13 来调节效应免疫和辅助免疫反应。尽管 Tc2 细胞具备执行细胞毒性功能的能力，但在感染过程中，这种 T 细胞亚群通常不如其 Tc1 对应物有效。

T 细胞分化可在肠道炎症性反应的过程中发挥一定的调节作用，有证据表明，从 CD 患者的发炎黏膜中分离的 CD_4^+ T 细胞在体外刺激时能够产生大量 Th1/Th17 相关的促炎细胞因子 IFN-γ、TNF、IL-21 和 IL-23，且某些抑制性细胞因子 TGF-β、IL-10、IL-25、IL-33 则显著降低。而在 UC 炎症组织中，CD_4^+ T 细胞和 NKT 细胞分泌高水平的 Th2 相关细胞因子，例如 IL-4 和 IL-17A。促或抗炎细胞因子的不平衡无疑会导致肠黏膜炎症的加剧。此外，在 IBD 患者发炎的黏膜中也发现了叉头蛋白（Foxp）$_3^+$ 调节性 T 细胞（Treg）的缺失情况，这些实验均证明 T 细胞免疫平衡的破坏，将导致肠黏膜免疫异常，这无疑会在一定程度上加重结直肠炎性疾病的发生与发展。

3. 免疫分子 IgA 与肠道免疫

肠道是人体重要的免疫器官，对于维持宿主身体状况的健康至关重要。在肠道免疫系统中 IgA 是非常重要的免疫分子，其能保护肠道内环境平衡，调节免疫系统，并使人体抵抗致病性物质。人体中 IgA 分为血清型 IgA 和分泌型 IgA 两种，血清型 IgA 主要分布于血清中，占血清免疫球蛋白的 10%~20%，因其多为单体结构，故免疫功能较差；分泌型 IgA（sIgA）是机体内分泌量最多的免疫球蛋白，主要是以二聚体的形式存在于肠黏膜中，其作为肠道免疫的首要保护屏障，能在肠道内发挥重要的免疫调节作用，其合成过程主要依靠被激活的 T 细胞分泌 IL-4、IL-5 等炎症因子，随后刺激 B 细胞分化的 IgA 浆细胞产生多聚体免疫球蛋白 A（Polymeric immunoglobulin，pIgA），并与黏膜上皮细胞的基底外侧面的多聚 Ig 受体（pIgR）结合实现跨膜转运最终形成 sIgA，sIgA，与免疫、肠道菌群、神经内分泌系统均有一定的联系。

sIgA 可参与肠道机械屏障的构建，与肠道上皮的黏液及各种物质形成黏液膜，共同维护肠道不受病菌侵犯，此外 sIgA 还广泛参与到黏膜免疫当中，并可在菌群的调节上起到一定程度的作用。研究表明，在 IBD 患者肠道中，肠道菌群对 IgA 介导的免疫过程反应强烈，抗原抗体结合率也有一定程度的提高，而动物实验也有类似的相关报道，其明确性有待于进一步的研究，现对其功能进行简单介绍。

（1）sIgA 与肠道黏液结合可在隔离外界病原微生物的基础上，中和肠内各种有毒物质。

（2）可特异性与病原体结合而使其无法附着于肠上皮，减少肠道与病原体的接触机会。

（3）其形成的病原复合物能刺激杯状细胞分泌黏液，促进复合物排出体外。

（4）可促进某些益生菌及条件致病菌（如双歧杆菌、脆弱拟杆菌等）在肠上皮的吸附能力，以保持肠道微生物生态平衡。

（5）可激活补体 C3 旁路途径，发挥溶解部分细菌的作用。

4. 自噬

自噬是一种几乎存在于所有细胞中的分解代谢过程，在压力条件下，其依靠溶酶体降解和回收衰老的细胞、错误折叠的蛋白质以及受损的细胞器等维持正常细胞的稳态和活力。自噬主要分为 3 种经典形式，包括巨自噬，微自噬和伴侣介导的自噬。巨自噬是最常见的自噬过程，它是一种以将降解物质包裹形成双膜自噬体，随后与溶酶体融合以进行降解为特点的自噬过程；微自噬是一种非选择性的自噬形式，细胞质降解材料通过溶酶体 / 真空膜的阴道内陷被吞没；而伴侣介导的自噬是一种选择性自噬形式，依赖于通过底物蛋白和溶酶体伴侣中的某些靶标来进行自噬过程。自噬已被证明参与各种疾病的发病机制和进展，这包括某些代谢性疾病以及炎症免疫相关疾病。某些非特异性的结直肠炎性疾病与自噬见有密切联系，自噬的炎症和免疫抑制作用已经初步显露，目前已被发现可以通过免疫和炎症调节来调节如 IBD 的发作和发展过程。

研究表明，自噬相关分子 ATF4、VDR、NRBF2、Metrnl 以及肠道微生物群等能够诱导肠道自噬并参与 UC 的免疫炎症过程。例如已经有动物实验证明维生素 D 受体（VDR）的缺乏可使小鼠的结肠上皮广泛溃疡，愈合受阻，并出现腹泻及肠道内出血等类似症状。而 1，25- 二羟基维生素 D3 能够通过增加肠道连接蛋白表达而增强 Caco-2 单层中细胞的紧密连接来保护其肠道屏障功能。而在 CD 中，一些与自噬相关基因的突变或删除，如

NOD2、ATG4、ATG16L1、IRGM、ULK-1、XBP-1、TCF4 和 LRRK2，也已被证明与 CD 的发病和发展有一定的联系。Rioux 等表示在 CD 患者中，具有 CD 相关多态性 XBP-1 和 ULK-1 基因的患者存活率较未检测出的患者有所降低，且 CD 相关多态性基因 IRGM 的表达与肠道中侵袭性大肠杆菌的存活率呈正比。这些数据表明自噬对肠道的屏障功能、肠道的炎症性表现具有一定的影响，随着今后研究的发展，其对于肠道病理表现的相关潜力将进一步显现。

5. 炎症小体

炎症小体是固有免疫系统中的一种重要多蛋白低聚物，主要存在于上皮细胞和大多数炎症和免疫细胞中，如巨噬细胞，NK 细胞和淋巴细胞。其被认为是炎症反应诱发的重要因素，可调控炎症及免疫过程，其与结直肠炎性疾病已经发现的炎症小体主要包括 NLRP1、NLRP2、NLRP3、NLRC4 以及 AIM2。而 NLRP3 炎症小体是目前研究最多的炎症小体，介导先天免疫和特殊形式的炎症反应。在识别某些病原体相关分子模式（PAMPs）和危险相关分子模式（DAMPs）时，NLRP3 炎症小体复合物逐渐形成并诱导 Procaspase-1 转化为 Caspase-1 活性酶形式并形成成熟的 IL-1β 和 IL-18，随后这些炎性相关因子分泌至细胞外以形成局部刺激性炎症。这种机制可能是 IBD 发生的重要机制之一。Huber 等在一项肠道研究中得出结论，在结肠中 NLRP3 和 NLRP6 炎症小体激活介导产生的 IL-18 能使 IL-22BP（IL-22 结合蛋白）的表达减少。肠道中 IL-22 可通过增加黏液层分泌抗菌肽、增加肠上皮细胞的增殖分化等方式促进肠道黏膜功能的恢复，保持肠道内环境稳态。而 IL-22BP 能结合 IL-22 并阻断 IL-22 在调节结肠上皮细胞修复中的作用。Yun 等提出，通过泛素介导降解被清除 NLRP3 炎症体，可抑制下游促炎症细胞因子 IL-1 和 IL-17E/25 的释放以加强肠道屏障功能。这间接说明了炎症小体对于肠道保护作用的重要性。

三、结直肠炎性疾病与细胞因子

结直肠炎症性疾病在日常生活中的发病率越来越高，其临床表现多见腹泻、腹痛、便血、镜下肠道炎症性改变等。目前的研究显示，该类疾病的炎症表现在很大程度上与肠道宿主本身异常的免疫反应过程有关，IEC 细胞以及 Th 细胞可在结直肠炎性疾病的炎症过程中发挥巨大作用。肠道内环境的改变与异常微生物入侵、自身菌群失调等方面相关，因其过度激活了宿主免疫过程导致巨噬细胞、NKT 细胞、Th1、Th2 等免疫细胞经刺激分泌出大量的 IL-1、IL-2、IL-6、IL-10、IL-17、TNF-α 炎症因子，从而使 FoxP3+Treg 细胞表达相对减少。由于各种促炎性因子分泌过多，抗炎因子分泌异常，最终形成了肠道炎症反应，同时也破坏了 IEC 细胞完整性，影响了肠道的屏障功能，进而诱导更多的免疫细胞参与其中，Th1 与 Th2 细胞失衡，最终形成恶性循环，加重肠道炎症表现。肠道炎症的诱发过程是多种多样的，多种机制相互影响可导致炎症的发生，如 NF-κB 途径、TGF-β/Smad 途径、TL1A/DR3 途径、AP-1 途径，更多具体过程仍在进一步研究当中。

（一）常见炎症反应途径

1. NF-κB 信号通路

NF-κB 已经被证实与人体的免疫炎症、应激反应过程、细胞增殖凋亡过程等均有密切联系，其通过与其他 DNA 结合发挥作用，在结直肠炎性疾病的调控过程中非常关键。其 5 个亚基 p50、p65（RelA）、p52、cRel 和 RelB 通过形成二聚体的形式生成活性 NF-KB 存留在细胞质中。其可通过细胞因子受体配体、PRR、ROS、脂多糖、肿瘤坏死因子等因子的反应激活 IκB 激酶，随后 IκB 激酶的活化使 NF-κB 蛋白从胞质中分离，并参与 IL-1β、IL-6、TNF-α、IL-12、IL-23 以及与 T 细胞活化相关的基因的表达。异常的 NF-κB 信号传导可致慢性炎症加重并造成局部组织损伤。然而有研究显示 NF-κB 亦可发挥抗炎作用，在 IEC 当中 NF-κB 信号通路是上皮完整性所必需的，但在肠髓细胞中却属于炎症反应。

2. TGF-β/Smad 信号通路

转化生长因子 β（Transforming growth factor β，TGF-β）是一种与炎症免疫、细胞组织修复有关的生长因子，分为 TGF-β1、TGF-β2、TGF-β3 三类。Smad 蛋白作为 TGF-β 的好帮手共分为 8 种，根据其功能可分为：受体调控 Smad（R-Smad）、介质共用 Smad（Co-Smad）以及抑制性 Smad（I-Smad）三类。TGF-β 主要通过与转录因子 Smad 结合的方式发挥作用，从而抑制 T、B 细胞增殖、抑制淋巴细胞分化、下调局部炎症反应、维持肠内微环境稳态。在 TGF-β 中，TGF-β1 的作用尤为关键，它可以通过活化配体依赖的跨膜丝氨酸苏氨酸激酶异二聚体复合物（TβRI 和 TβRII）发挥作用。TGF-β1/Smad 信号通路能够通过抑制肠道巨噬细胞来抑制促炎症细胞因子 TNF-α、IL-1β 以及 iNOS 等炎性物质的分泌，所以下调炎症反应对于结直肠炎性疾病的防治具有重要意义。部分 CD 患者 Smad3 表达水平下降，而动物实验中同样证明 Smad3 缺陷的小鼠免疫功能出现异常，导致大量炎性因子异常分泌。

3. TL1A/DR3 信号通路

TNF 样配体 1A（TL1A）和死亡受体 3（DR3）是一对配体—受体，其 TL1A/DR3 信号传导通路在促免疫、炎症反应过程中有巨大作用。当外来抗原入侵到体内，Toll 样受体（TLR）被激活而使 TL1A 表达，随后各种免疫细胞被激活，DR3 开始由先天性淋巴细胞（ILC）、T 细胞等免疫细胞进行表达，当 TL1A 与 DR3 结合，各种炎症性过程开始发生。在结直肠的炎性改变过程中，DR3 信号可通过 p38-MAPK 途径使粒细胞单核细胞集落刺激因子（GM-CSF）增加，同时 ILC3s 减少，加剧结肠炎的发生。此外，其结合还能激发 NF-κB 信号通路使细胞凋亡。在动物实验中证明，用可溶性 DR3 消耗 TL1A 可以改善 DSS 和抗 CD40 抗体引发的结肠炎。

（二）常见炎症细胞因子

1. TNF-α

TNF-α 是一种主要由巨噬细胞、树突状细胞、效应 T 细胞产生的炎症因子，能参与细胞增殖凋亡以及炎症反应的发生过程，与肠道内炎症反应发生有关。在炎症性肠病（IBD）中，可检测到肠道中 TNF-α 的表达明显升高，与 IBD 的病情呈现正比关系，可作为判断 IBD 病情严重程度的指标之一，在 IBD 的肠道黏膜中发挥各种促炎功能。TNF-α 可引起肠上皮细胞和潘氏细胞细胞功能改变，促进细胞凋亡。有研究显示，TNF-α 可使 Caco-2 细胞中跨上皮电阻值（TER）表达下降，并激活肌球蛋白轻链激酶 MLCK，从而收缩肌动蛋白—肌球蛋白环。因该环连接于细胞膜上，可使得肠道上皮细胞紧密连接结构变得疏松。此外，TNF-α 还能刺激核因子 -κB（NF-κB）表达并通过 CARD 结构诱导细胞凋亡，激活转录激活因子 3（STAT-3）途径，诱导肠上皮细胞间黏附分子（ICAM-1）的极化表达，使得中性粒细胞能更好地与反应区上皮细胞黏附，同时促进炎症因子 IL-1、IL-6 的分泌。目前已研制由 TNF 特异性抗体组成的药物对免疫性疾病进行治疗，如英夫利西单抗以及阿达木单抗等，效果较好，但成本较高。

2. IL-1β

IL-1β 是归属于 IL-1 家族的一种促炎细胞因子，主要由巨噬细胞分泌，可与肿瘤坏死因子 -α（TNF-α）、IL-6 共同诱导免疫炎症反应。在免疫过程中 IL-1β 可募集中性粒细胞、淋巴细胞等免疫细胞趋向病变反应部位，同时还能诱导 TH1 细胞产生大量 IL-6、IL-8、TNF-α 等炎性因子，影响细胞的凋亡和分化，最终导致广泛的炎性改变。大量的人体及动物实验研究均表明，CD 患者中白细胞介素 IL-1β 在肠黏膜中显著升高，而 Caspase-1 作为其生成过程中重要的蛋白水解酶，其缺失会抑制 IL-1β 的过度分泌。此外，IL-1β 会导致肠 Caco-2 细胞中 Occludin 的表达的减少并增加 MLCK 和 MLC 磷酸化，进而使肠道 TJ 通透性增加，影响肠道黏膜屏障保护功能。除了 IBD 外，其还与风湿性关节炎、痛风、阿尔兹海默病等免疫性疾病相关。

3. IL-18

IL-18 是另一种 IL-1 家族成员的促炎细胞因子，主要由巨噬细胞产生，又称为 INF-γ 诱导因子。并可与 IL-12 联合诱导 CD_4^+ 细胞、CD_8^+ 细胞、NK 细胞分化并产生 INF-γ 介导杀伤细胞，介导炎症反应。其还可与 IL-2 共同诱导产生 IL-4、IL-13、IFN-γ 以及 Fasl 来发挥其介导多部位炎症性反应的作用。在 CD 患者中的肠道黏膜中，IL-18mRNA 的表达明显升高，活动期 CDIL-18 的表达高于缓解期 CD。但有研究表明，IL-18 对可作用于 B 细胞介导 IGE 的类转化，这使得 IL-18 具有双向调节作用，其与银屑病、阿尔兹海默病、桥本甲状腺等疾病相关。

4. IL-22

IL-22 是 IL-10 同源性细胞因子，与 IL-10 有 22% 的氨基酸同源，绝大多数均由 T 细胞分泌，在 IL-12、IL-6 等炎性因子的刺激下，Th1、Th2、Th17、Th22 均可分泌 IL-22 以起到保护作用，而其他免疫细胞基本不分泌 IL-22。IL-22 作用十分广泛，可通过分泌抗菌肽、趋化因子、黏蛋白等方式，参与免疫炎症过程，抑制病原微生物对靶细胞的损伤，促进组织恢复。研究发现其受体 IL-22R 在结肠和小肠中表达十分明显，这为其能影响肠道疾病打下了基础。IL-22 可通过 IL-22-JAK-STAT3 途径激活产生 $\beta-$ 防御素来对上皮细胞进行保护。Andoh 等对 IBD 患者中的 IL-22 情况进行了研究，结果发现 IBD 患者中炎症聚集的黏膜处 IL-22 的表达增高，另外 IL-22 通过激活转录核因子（NF-κB）和 MAP 激酶来刺激 IL-6、IL-8、IL-11 的分泌。而从 cDNA 微阵列分析显示 IL-22 增加了炎症介质 IL-6、IL-8、IL-11 以及趋化因子 CCL7、CXCL1、CXCL2、CXCL3 和 CXCL6 的 mRNA 表达，说明了其在 IBD 的病理生理学中发挥作用的可能性。

5. IL-6

IL-6 主要由肠上皮细胞以及固有层巨噬细胞、树突状细胞产生，能够增强 B 细胞以及 NK 细胞分化，其与急慢性炎症反应息息相关，受 TNF、INF、IL-1 等炎性分子影响。IBD 患者的血清和肠道内 IL-6 水平普遍升高，且与肠道炎症严重程度、疾病是否在活动期、复发率均有一定联系。在 IL-6 信号通路中，IL-6 主要通过与其受体 sIL-6R 结合、激活体内 gp130（+）细胞，以发挥作用。因此，针对 IBD 的人源化抗 IL-6R 单克隆抗体托珠单抗（Tocilizumab）已经出现。研究表明，IL-6 能抑制 Th1 细胞激活，增加 IFN、IL-4 的分泌，还可直接通过 IL-6 抗原抗体结合激活 STAT3 诱导 Bcl-2、Bcl-xL 抗凋亡细胞表达。另外，最近的研究表明，IL-6 能通过有丝分裂原活化蛋白激酶（MEK）、细胞外信号调节激酶（ERK）以及 PI3K/Akt 信号激活，使肠上皮细胞中的成孔 Claudin-2 增加进而调节肠上皮紧密连接。相信随着进一步的研究，会有更多其相关应用服务于临床。

6. IL-10

IL-10 是一种能抑制免疫、抗炎的多源性的细胞因子，可由 Th2 细胞、Treg 细胞、巨噬细胞等分泌，IL-10 信号通过其 IL-10R1、IL-10R2 受体发挥其调节免疫细胞、抑制炎症免疫的功能。IBD 患者早期出现的肠道炎症免疫反应被认为与 IL-10R 亚基基因突变有直接关系。研究发现，IL-10 可直接抑制 Th1 细胞产生干扰素 -γ 来减轻肠内炎症，抑制 Th2 表达 IL-4 并可使 Treg 细胞抑制 Th17 细胞的表达。此外 IL-10 还能通过活化巨噬细胞活性，降低 TNF-α、IL-1β、IL-6、IL-8 等炎症因子的表达，改善 IBD 的肠内炎症表现，恢复肠道正常通透性。另有学者发现，IL-10 缺乏患者体内的巨噬细胞中受损线粒体增多，这可能是导致 IL-1β 和 NLRP3 增多的原因，而 IL-10 可促进线粒体自噬（Mitophagy）来减轻线粒体过多沉积造成的炎症表现，这也可能是 IL-10 抗炎的一个重要途径。目前尚未有关于 IL-10 相关的药物具有良好疗效的证明，但鉴于其巨大的研究潜力，其仍有待于进一步开发。

7. IL-12

IL-12 是一种由 p40 和 p35 亚基组成的异源二聚体，主要由巨噬细胞及树突状细胞分泌，可通过上调 TBX21 来介导辅助性 T 细胞、NK 细胞产生 INF-γ 进而促进幼稚 CD$_4^+$ T 的分化，因此其在免疫炎症性疾病的发生发展过程中起着重要作用。在 IBD 患者中肠黏膜 IL-12mRNA 明显增高，另一项研究发现，IL-12 可诱导 IBD 患者体内 IL-2、TNF-α、INF-γ 等炎症因子的表达。且研究发现，在几种结肠炎模型中，致病 T 细胞反应均是由 IL-12 和 IL-23 驱动的。目前已经有许多实验证明，IL-12/IL/23 阻断剂对 IBD 患者的临床疗效及预后表现具有积极意义。Moschen 等认为 IL-12/IL-23 阻断剂可通过阻断 P40 亚基或 P19 亚基以减少炎症因子的分泌，进而控制肠道炎症反应。其免疫原性低，安全性高，能够进一步考虑作为临床常用的治疗方案。

8. IL-13

IL-13 是一种由 Th2 介导的炎性因子，其作用存在争议，目前还未有明确结论。有学者认为其能通过结合巨噬细胞、B 细胞的调节而分泌免疫球蛋白进行免疫炎症调节，可对免疫炎症过程的抑制与调控起到一定作用。但 Schulzke 研究显示，IL-13 是 UC 发病过程中导致肠道屏障破坏的关键性效应因子，可促进肠细胞凋亡，上调 TJ 蛋白 Claudin-2 表达，甚至能影响正常肠道菌群的正常定植，增加患者发生肠漏的风险。其结果与起初的研究结论相反。因此该因子的具体作用仍有待进一步研究。

四、结直肠炎性疾病与肠道微生物

我们都知道肠道功能的正常取决于多种因素，肠道黏膜屏障功能除了之前介绍的三种屏障功能外还有一种十分重要的保护机制—微生物屏障保护，其可与其他各种保护机制相互影响，共同作用于肠道黏膜保护过程。

（一）肠道菌群

生物屏障是肠道黏膜表面覆盖的优势菌群所形成的一道屏障，具有抵御致病性微生物过度增殖并防止感染以及维持肠道内微环境稳定的作用，是一个对抗外源性病原体的重要保护屏障。一旦微生态菌群遭到破坏，如饮食结构改变、环境改变、摄入药物等，肠道中这些常驻优势菌群的抵抗力就会降低，这时肠道中的潜在性病原体（包括条件致病菌）以及外源性物质就可能乘虚而入，对肠道黏膜的保护功能产生不利的影响。

人体肠道内环境中含有大量的微生物群，其中绝大多数为肠道细菌群，有大约 1000 种细菌，数量超过 10 万亿。极少部分为真菌。生理情况下，胃及十二指肠部分主要为革兰阳性需氧菌，例如乳酸杆菌、链球菌、葡球菌；回肠及结肠内肠道蠕动较为缓慢，厌氧菌的数量渐渐多于需氧菌，菌群主要包含双歧杆菌、拟杆菌、梭菌属、肠杆菌等。在健康人类粪便中存在4个门（拟杆菌门、厚壁菌门、放线菌门和变形菌门）和3个组（球状梭菌组、细长梭菌亚组和拟杆菌—普雷沃菌组）。与粪便中高度多样性的菌群不同，在IBD患者中只发现了其中的4种：脆弱细菌（Bacteroides fragilis）、变形细菌（Bacteroides distasonis）、直肠杆菌（Eubacterium rectale）和大肠埃希菌（Fusobacterium prausnitzii）。因肠道可直接沟通外界环境，所以能够感染肠道的细菌和病毒等病原微生物能够通过不同的途径进入宿主，附着在肠道上皮屏障上，当菌群的正常分布比例出现异常，如双歧杆菌、乳酸杆菌等肠道内有益菌呈明显下降趋势，肠杆菌、小梭菌、肠球菌等致病性细菌明显增多时，可在一定程度上促进人体免疫系统异常激活，并分泌内毒素破坏连接紧密的肠上皮细胞，损伤肠道黏膜屏障，促进肠道局部的炎症性反应发生。而这种异常的免疫炎症反应会进一步加重肠道内定植菌群的分布以及丰富度的异常状态，形成恶性循环，最终导致某些结直肠炎性疾病、结直肠癌等肠道免疫炎症性疾病的发生发展。

关于非特异性肠道炎性疾病（如IBD）的大量实验研究均表明，患者肠内具有抗炎能力的细菌减少，致病性细菌增加，且肠道微生物群多样性的减少。厚壁菌门的丰度降低，变形杆菌（Proteobacteria）和拟杆菌（Bacteroidetes）的丰度增加，但也有减少的报道。其中普氏稀粪杆菌（F.prausnitzii）作用较为突出，普氏稀粪杆菌簇IV通过产生丁酸盐而发挥抗炎作用，其原理可能是其刺激了IL-12和IFN-γ的产生，而它们可促进外周血单核细胞诱导IL-10的产生并抑制炎性细胞因子表达。CD患者的布劳特菌（Blautia faecis）、罗斯氏菌（Roseburia inulinivorans）、扭链瘤胃球菌（Ruminococcus torques）降低。另外，在UC和CD患者中均明显观察到变形杆菌（主要是大肠埃希菌）的相对增加，特别是在与粪便样本相比的黏膜相关微生物群中。据报道，活动性CD患者中，约有38%的患者大肠杆菌（AIEC）数量增加，而健康受试者为6%。此外，肠道菌群除了能引起典型肠道炎症性表现外，其还可影响精神心理状态，可影响如阿尔兹海默症、帕金森病、肠易激综合征等所能出现焦虑抑郁症状的疾病。UC患者中合并抑郁/焦虑患者的粪便微生物群落丰富度和多样性较低，乳酸杆菌、蝶形单胞菌、链球菌和肠球菌较多，普雷沃氏菌属和毛螺菌属较少。（详见肠脑轴章节）

（二）影响肠道菌群的因素

正常的肠道菌群在上消化道分布较少，下消化道分布较多，因为胃酸，胆汁以及胰腺分泌物等构成的环境并不适合菌群的定植，所以一直到小肠近端的菌群分布浓度和类别都相对较低，而小肠远端及结肠的菌群分布就明显增多。未出生时，胎儿的肠道内是无菌的，自胎儿出生后，肠道微生物群开始慢慢成熟，细菌定植是通过儿童与其周围环境之间的多方位接触决定的，如分娩方式、周围卫生水平、服用的药物以及胎儿的喂养方式，直到宿主的菌群达到动态的平衡状态,以确保人体健康。因此,肠道菌群的稳定取决于宿主的年龄、性别、饮食结构、周围环境、心理因素等多种因素。

1. **年龄与性别**

人体肠道内的菌群受多方面因素控制,菌群的发育与定植开始于出生后,但肠道菌群的数量及分布状况并不是一成不变的,随着人体的衰老,菌群也会随之发生改变。有益菌如双歧杆菌数量逐渐减少,分布范围逐渐下降;拟杆菌、肠杆菌等逐渐变为优势菌群并定植。研究表明,在出生半年后,乳酸杆菌属达到顶峰,其中常见的是鼠李糖乳杆菌和加氏乳杆菌,而肠球菌和大肠杆菌下降,双歧杆菌保持稳定,一年后的肠道菌群接近成年人水平。成年人肠道菌群内具有更多的梭状芽孢杆菌,各类菌群稳定存在以维持肠道健康。老年人的各项身体机能均呈下降趋势,肠蠕动变慢,肠道吸收功能下降,肠道菌群也发生很大的变化,有益菌的数量及多样性都呈下降趋势,其中乳杆菌、双歧杆菌数量及分布均明显下降,拟杆菌属上升。此外,研究表明肠道菌群的分布状态与性激素有关,女性肠道菌群多样性较男性有所增高,而男性肠道内的普雷沃特菌数量一般多于女性。

2. **饮食**

肠道每天都在与从体外摄入的各种物质打交道,因此毫无疑问,饮食是影响肠道菌群的关键,包括饮食的量、质量、结构以及习惯等均可对肠道菌群产生影响。从婴儿开始,是否母乳喂养以及奶粉的成分就已经开始影响肠道菌群了。母乳喂养的婴儿肠道中双歧杆菌和乳酸杆菌更多,而奶粉喂养的婴儿肠道内则不具有此特点。研究发现高糖、高脂、低动物蛋白的饮食可使肠道中拟杆菌门的细菌数量迅速下降,而低糖、低脂、高动物蛋白则可逆转这种趋势。Kirra 等观察到在非洲裔美国人和拉丁裔人等蔬菜摄入量低的群体,与报告最高蔬菜摄入量的夏威夷原住民相比,毛螺菌属(Lachnospira)的丰度较低,瘤胃球菌属(Ruminococcus)的丰度较高;这些差异中有 35%~43% 是由蔬菜摄入量差异介导的。白人和日裔美国人之间双歧杆菌的差异是由他们的乳制品和酒精摄入量介导的。白人报告的平均乳制品摄入量最高,但双歧杆菌的丰度最低,其可能是由于白人的高饮酒量所导致的,这表明酒精对该属有抑制作用。与之相对比的,如果日裔美国人增加发酵乳制品的低摄入量降低 20%,那么双歧杆菌的含量可能会比白人更丰富。

3. **药物**

抗生素是日常应用相当广泛的药物之一,具有杀菌抗感染等作用,但也使得其对肠道菌群的影响十分严重,尤其是那些不能被胃肠道吸收的抗生素。抗生素可破坏人体的正常菌群结构,增加患病风险,久而久之还会出现具有抗药性的菌群,而这些抗药性菌群会导致肠道微环境稳态的破坏。人和动物的研究显示即使使用一次抗菌药物,就会减少双歧杆菌和乳酸杆菌之类的有益菌,并增加潜在的致病菌,如艰难梭菌和白色念珠菌。O'Sullivan 等研究表明,抗菌药物治疗之后粪便菌群有 9 个菌属细菌数量下降,尤其是双歧杆菌数量明显下降。Jernberg 等报道，使用克林霉素治疗拟杆菌感染后的 2 年，几种肠道细菌仍然没有恢复。Vijay-Kumar 等在试验中，对断奶小鼠连续使用 12 周的广谱抗生素，结果显示，肠道微生物总量下降了 90%。另外还有众多实验均证明正常的肠道菌群可被抗生素严重干扰而导致患其他疾病的风险上升。

4. 心理压力和应激对肠道菌群的影响

众多周知，心理精神改变会引起胃肠道发生应激性反应，如胃肠道活动的改变、内分泌改变及黏膜免疫功能的降低，其可能导致粪便中乳酸杆菌属细菌等有益菌减少而拟杆菌属细菌的增加。IBD 患者往往出现精神抑郁、萎靡或急躁易怒等情志变化，而这种变化又可反向影响 IBD 的肠内症状，这离不开肠道菌群在其中的作用，微生物肠脑轴可以解释其原理。此外研究显示，抑郁症患者中的红斑狼疮菌和无菌梭状芽孢杆菌种类有明显升高趋势。而对照组中普氏栖粪杆菌（Faecalibacterium prausnitzii）和罗氏菌属（Roseburia）较抑郁患者更多。

（三）肠道菌群对于肠道黏膜屏障的保护

众所周知，肠道菌群可通过多种途径对肠黏膜起到保护作用，而肠道菌群具有一种特性，它容易在其所附着的表面形成膜，而在肠道黏液层中覆盖的细菌生物膜在结直肠炎性病变的发病机制中很可能起重要作用。肠道生物膜由表面常驻细菌与胞外多糖、蛋白质等结合，构成多层次的稳定结构。当细菌附着在表面并形成细菌的小聚集体时，生物膜初步形成。当这些微集落将自己嵌入复杂的自产生的分泌多糖基质中时，形成成熟的生物膜。在某些阶段，细菌细胞可以从这种成熟的生物膜中分散开来定殖新的生态位。这种生物膜能够有效地阻止外来微生物及条件致病菌与肠道黏膜接触，防止局部黏膜感染而诱发免疫炎症反应发生，并促进致病性微生物随着肠蠕动排出体外；另外当抗生素等药物摄入时，肠道生物膜能在一定程度上抵御过度摄入的抗生素等对肠道黏膜正常菌群所产生的影响，维持肠道稳态。但同时生物膜可能导致宿主本身肠道内的微生物过度繁殖，且可能存在反复发作的情况发生，因此保持生物膜的健康对于预防多种慢性疾病的发生具有一定的前瞻性作用。

（四）肠道菌群对机械屏障影响

肠道机械屏障作为人体第一道防线，其与覆盖在肠道黏膜表面的菌群具有紧密联系。外来的病原微生物及肠道内异常增殖的肠道菌群可与肠道上皮细胞（IECs）直接接触，从而分泌内毒素等有毒物质对 IECs 的结构及细胞增殖进行干预影响，从而影响其分泌溶霉菌、抗菌肽等肠道保护因子。这对于肠道的保护作用尤为关键，可有效阻止异常免疫炎症反应的发生。

紧密连接作为 IECs 间的重要连接方式，能够有效封闭细胞间隙，使相邻细胞间的质膜紧密结合，有效防止外来病原微生物入侵，而肠道菌群与肠黏膜机械屏障中紧密连接蛋白的表达关系密切。其紧密连接结构的破坏是肠道形成"肠漏"现象的重要原因。研究表明，一些肠道病原体可以通过改变由其毒素介导的紧密连接蛋白来诱导肠道上皮细胞的通透性缺陷，此外，许多肠道致病性细菌与紧密连接的破坏有关，包括肠道致病性大肠杆菌、艰难梭菌、产气荚膜梭菌、幽门螺杆菌和沙门氏菌鼠伤寒菌。其中一些细菌通过破坏特定紧密连接蛋白（包括 ZO、Occludin 和 Claudin）来破坏紧密连接。还证明了其中一些，例如致病性大肠杆菌，会导致 ZO-1、Occludin 和 Claudin 从 TJ 中分离，导致屏障功能的受损，加重有毒物质侵袭的可能性。

有证据表明促炎细胞因子，如干扰素 $-\gamma$（IFN-γ）和肿瘤坏死因子 $-\alpha$（TNF-α），通过改变 MLCK 对来自顶端连接复合体（AJC）紧密连接蛋白的内吞功能发挥作用，进而导致紧密连接结构被破坏，细胞旁通透性增加，增加炎症发生的可能，甚至可导致肠内毒血症的发生。此外，有研究比较未处理或用植物乳杆菌 MB452 处理 10 小时的 Caco-2 细胞中的基因表达。19 个紧密连接相关基因随着植物乳杆菌 MB452 的表达水平发生了改变，包括编码 Occludin 及其相关斑块蛋白的基因；植物乳杆菌 MB452 还引起微管蛋白和蛋白酶体基因表达水平的变化，这可能与肠道屏障功能有关。通过与未处理的对照相比，用植物乳杆菌 MB452 处理 Caco-2 细胞的 4 种紧密连接蛋白 Occludin、ZO-1、ZO-2 和扣带蛋白（Cingulin）具有更高的表达强度。这充分证明了肠道菌群与肠道机械屏障保护间的密切联系。

（五）肠道菌群与免疫反应

肠道微生物群在宿主免疫系统的发育中发挥着重要作用，部分细菌能导致肠道免疫功能障碍，这被认为是非特异性结直肠炎性疾病发病的重要原因之一。肠道菌群可以诱导肠道上皮细胞的固有免疫过程，也可激活适应性免疫系统，例如以产生 IgA 蛋白以结合肠道内异常抗原等方式进行免疫调节。反过来，宿主免疫系统也影响着肠道微生物群的结构稳定以及功能的正常发挥。实验证明，在培养无菌小鼠（缺乏肠道菌群）的过程中，发现了其免疫发育受损的特征，包括 Peyer's 过小、淋巴组织未能发育成熟、肠道黏膜 T 细胞数量减少、抗菌肽和免疫球蛋白 IgA 水平降低等现象。此外，与常规饲养的动物相比，无菌（GF）动物肠上皮细胞的再生速度较低，并形成了结构改变的微绒毛，这也进一步说明肠道菌群对于免疫系统的多方面作用。某些特定肠道菌群重建则可恢复免疫系统的正常功能，如肠道分段丝状细菌（SFB）。单独 SFB 的定植就能促进黏膜免疫系统的成熟，对 IBD 这类免疫性疾病有重要意义，然而需要注意的是，宿主免疫系统的成熟取决于宿主特异性微生物群，这一点是十分关键的。此外，菌群还可与上皮细胞作用来参与免疫功能的发挥，黏膜的生态稳定离不开肠道菌群，肠道可通过识别正常菌群产生的抗原物质，同时发现异常的菌群抗原并将其杀灭来保持肠道内环境稳定。肠道细菌能诱导巨噬细胞释放 IL-10，促进 Treg 细胞的成熟，防止 T 细胞过度发育，以控制炎症反应过程。循环和骨髓中性粒细胞的数量也受到微生物的影响。肺炎链球菌和金黄色葡萄球菌能增强宿主对病原体的反应，刺激骨髓中的中性粒细胞生成，另有研究表明肠道菌群还可诱导部分树突状细胞达到同样的效果。

肠道菌群对于适应性的免疫同样值得重视，肠道共生菌可通过与 B1 细胞结合诱导免疫球蛋白 IgA 的生成，肠道微生物的基因表达也与 IgA 有关。通常，肠道内的共生细菌多形似杆菌不会引发肠道炎症的基因表达，但在缺乏 IgA 的情况下，其诱发了一氧化氮代谢物的产生并激活宿主的促炎症信号。同样地，缺乏 Toll-like receptor 5（TLR5）的小鼠显示出针对鞭毛蛋白的 IgA 水平降低，这使得各种常驻微生物的菌毛基因表达出现问题。此外，萨特氏菌被发现其与粪便中的 IgA 呈反比关系。这些都能证明其与肠道 IgA 的关系。

肠道微生物群可调节 T 辅助（Th）细胞谱。Th17 细胞是效应 T 细胞的一个亚群，其能特异性产生白细胞介素 IL-17A、IL-17F、IL-21 和 IL-22 以刺激抗菌肽等物质分泌并介导 IgA 的运输，其发育受到肠道微生物群的调节。在无菌或抗生素处理的小鼠中，肠黏膜中 Th17 细胞的丰度显著降低。这一结果表明肠道菌群在 Th17 细胞的发育中发挥作用。SFB 细胞可促进固有淋巴结 Th17 细胞分化以分泌 IL-17A、抗菌肽等来保护肠道黏膜；梭菌也可起到促进 T 细胞发育的作用。对肠上皮细胞具有黏附特性的微生物，例如柠檬酸杆菌和大肠杆菌（EHEC）O157，均可促进 Th17 细胞的诱导。此外，研究发现，人体 IL-17-IL-17 受体轴和 ROR-γt 遗传缺陷与感染慢性黏膜念珠菌的易感性有关，而小鼠缺乏 IL-17A 和 IL-17F 导致金黄色葡萄球菌黏膜皮肤区的机会性感染。说明了肠道菌群对于效应 T 细胞的重要作用。

调节性 T 细胞（也称为 Tregs）是 CD_4^+ T 细胞，其特点在于能调节或抑制免疫系统中的其他细胞的作用，可减轻病原微生物介导的免疫反应部位的组织炎症性损伤。而肠道菌群也可对其功能的发挥进行调节。实验证明，健康人类粪便样本的梭菌簇Ⅳ、ⅩⅣa 和 ⅩⅧ中产 SCFA 的细菌菌株能通过丁酸盐诱导结肠 Treg 细胞的分化和扩增。梭状芽孢杆菌可诱导 Treg 产生，在部分 IBD 患者中梭状芽孢杆菌的 ⅩⅣa 和Ⅳ簇明显低于健康个体，受其影响 Treg 的表达亦相对下降。因此在肠道炎症性疾病的发病过程中，离不开肠道菌群的异常表现，这无疑将成为新的调节肠道免疫反应与炎症反应的研究方向，为将来更深层次的机制研究做出贡献。

（六）肠道菌群代谢物

除了肠道菌群本身外，肠道菌群所衍生的代谢物对人体的消化、免疫应激等方面同样能起到重要的调节作用。在肠道中定植的微生物能产生未消化的膳食纤维、肽类以及其他多种活性蛋白物质，包括短链脂肪酸、色氨酸及其代谢物、胆汁酸代谢物、支链氨基酸等物质。

1. 短链脂肪酸

SCFA 是一类烷基链少于 6 个碳原子的有机脂肪酸，主要通过厌氧菌与未消化的膳食纤维互相作用形成，并发挥保护上皮细胞结构功能完整性、维持屏障功能正常、调节免疫炎症过程的作用，主要包括甲酸、乙酸、丙酸、丁酸、戊酸、乳酸，其中丁酸盐在盲肠和结肠内发挥作用。SCFA 通过激活 G 蛋白偶联受体（GPCR）而调整炎症反应过程，其中包括游离脂肪酸受体 2（FFAR2，也称为 GPR43）和 3（FFAR3，也称为 GPR41）等，这些受体均可参与宿主的免疫反应调节。此外，丁酸盐能通过抑制 GPR109A 使免疫细胞和肠上皮细胞中的 NF-kB 和 IL-8 分泌减少。此外，丁酸盐调节巨噬细胞、树突状细胞等免疫细胞减少 IL-23 的分泌并增强 Foxp3+ 表达和 Treg 分化，减少肠道炎症。

肠道菌群的正常分布是决定 SCFA 产生的关键因素，普拉梭菌（F.prausnitzii）和布氏瘤胃球菌（Ruminococcus bromii）主要参与丁酸盐的生产。在 UC 患者中，拟杆菌门（Bacteroidetes）和厚壁菌门（Firmicutes）均有一定程度的下降，随之丁酸盐的产量显著减少，导致 UC 结肠腔中的 SCFA 减少，对于肠道内炎症的控制产生了不利的影响。

2. 色氨酸及代谢物

色氨酸是蛋白质合成过程中的一种必需氨基酸，其经拟杆菌门、梭杆菌门等肠道菌群代谢后，可行成吲哚及其衍生物，后在吲哚胺 2，3- 双加氧酶（IDO）的催化下继续将其分解为犬尿氨酸等物质，除此外，肠道菌群可以通过 Tph1 和 Tph2 代谢从而产生五羟色胺（5-HT）。从而调节免疫反应及炎症过程，并参与肠道菌群肠脑轴的活动过程。

研究表明，一些色氨酸代谢物可作为 AhR 的配体。AhR 是一种介导炎症、适应性免疫和肠屏障功能的关键调节因子，当 AhR 相关通路受损时，其可促进局部白细胞介素的产生、促进脂多糖（LPS）易位、介导巨噬细胞、树突状细胞和中性粒细胞等多种免疫细胞生成，进而影响肠黏膜屏障完整性及肠内稳态。有研究显示，AhR 配体的使用能够保持 Caco-2/TC7 细胞中屏障完整性，防止其受到炎症反应的侵害。

3. 胆汁酸代谢物

在肝脏中，初级胆汁酸（BA）由胆固醇合成，与甘氨酸或牛磺酸结合后最终分泌胆汁。而肠道菌群与宿主的胆汁系统之间存在着双向交流过程。在肠道中，肠道中定植的细菌主要是通过 7α- 脱羟基反应将初级 BAs 转化为二级 BAs。此外包括乳酸菌、双歧杆菌和拟杆菌等大量的肠道细菌均可表达胆汁盐水解酶（BSH），其也能促进 BAs 的转化。次级胆汁酸中最常见为脱氧胆酸（DCA）和石胆酸（LCA），有报道称胆汁酸及其代谢物可参与炎症反应的作用。胆汁酸法尼醇 X 受体（FXR）和 G 蛋白偶联胆汁酸受体（TGR5）的激活通常与炎症反应的减轻有关。在 LPS 刺激 NF-kB 和炎症细胞分泌的情况下，缺乏 FXR 受体的小鼠抗炎能力有明显下降。TGR5 激活可使 BA 抑制 LPS 诱导的促炎介质 IL-1、IL-6 和 TNF-α 的产生并增加肠道 IL-10 分泌，以此发挥一定程度的抗炎作用。在 LCA 和 DCA 治疗 UC 小鼠的实验中，其可显著降低多种与炎症相关的趋化因子和细胞因子，包括肠道炎症中经常增加的趋化因子配体 5（CCL5）、趋化因子配体 10（CXCL10）、白细胞介素 17A（IL-17A），肿瘤坏死因子 $-\alpha$（TNF-α）。但也有少部分实验证明其可在一定条件下激活炎症小体 NLRP3 发挥促炎的效果，因此其作用仍有进一步研究的空间。

（七）肠道真菌

1. 真菌

真菌是一种含有真正细胞核且能产孢的无叶绿体真核生物。目前，已经发现了十余万种真菌，其独立于动物、植物和其他真核生物而生存。在肠道中，除了含有大量的细菌外，还有部分真菌存在。肠道中的真菌量虽然远远不及细菌，但其定植仍对于肠道环境的保持起到重要作用。

肠道真菌的异常如发生严重真菌感染，往往可以导致较为严重的结直肠的炎性病变，在炎症性肠病患者中，无论是儿童还是成年，其肠道内均出现念珠菌属的丰富度增加，Liguori 等对其肠道真菌成分进行了评估并表示光滑念珠菌在疾病状态下占主导地位。此外，另一项研究表明，炎症性肠病患者中真菌菌群丰富度有明显变化，念珠菌属和马拉色菌属的丰富度增加；酿酒酵母所占的比例下降；担子菌门与子囊菌门间比例降低。其与病情的严重程度成正比关系。这就为真菌与肠道间的研究提供了基础支持。以前人们受限于各种原因对真菌的认识并不充分，后来研究者认识到 IBD 的发展可能与肠道共生真菌的互动有关，能识别大部分真菌的抗酿酒酵母菌抗体（ASCA）已经作为识别一部分 CD 患者的临床生物标志物。

真菌可导致肠道炎症性改变的机制可能与其介导的免疫过程息息相关。念珠菌属的改变表现被认为是真菌影响肠道健康的关键，白色念珠菌可激活 Th17 细胞的表达，并诱导免疫炎症反应的发生，加重炎症表现。有研究者对 UC 患者肠道黏膜的真菌进行分析，发现白色念珠菌可能通过真菌转录因子（Efg1）的表达而产生毒素并介导 IL-1β 来加重肠道炎症表现。另外据报道，CARD9 是一种小鼠和人类的抗真菌先天免疫信号转导蛋白，被认为是联系真菌与肠道免疫间的关键因子，其缺失会引起真菌感染。其与抗真菌先天免疫受体 Dectin-1（一种可识别真菌胞壁 β- 葡聚糖的跨膜蛋白）结合可激活 NF-κB 信号通路使多种促炎因子基因的表达并进行分泌。Iliev 等人发现，对于缺乏 Dectin-1 的小鼠更容易患 UC，且 Dectin-1 基因的多样性与 UC 患者疾病严重程度增加有关，Dectin-3 的缺乏也被发现有相似的结果，其可能是由于缺乏 Dectin-3 减弱了巨噬细胞的吞噬杀菌能力。含 Dectin-3 缺陷型巨噬细胞的培养基在促进结肠上皮细胞组织修复方面存在缺陷；此外，酵母益生菌可通过改变 miRNA 表达、增加细菌多样性和改善与炎症相关的肠腔生态失调，在硫酸葡聚糖钠（DSS）诱导的小鼠结肠炎模型中发挥治疗作用；马拉色菌被认为与 CD 的发病机制有关，其大量异常定植加剧了 DSS 诱导的小鼠肠炎进程。Jose 等实验证明，除了白色念珠菌，其他的真菌也可能参与 IBD 的发生发展，表达 CARD9（S12N）的马拉色菌在 CD 患者的结肠黏膜中更为普遍，其可诱导严重的肠道炎症发生，并认为马拉色菌可通过在肠道中产生 AHR 配体，诱导 IL-17 和 IL-22 分泌促进肠道炎症的发生，但这种增加或改变的炎症反应如何促进马拉色菌的定植或存活尚不清楚。这些均证明了肠道真菌在结直肠炎性疾病发病中的作用，其能诱导炎症加剧，而目前真菌与肠道细菌相互作用的研究还相对较少，暂时无法提出准确的机制结论。

2. 真菌治疗

目前已经有学者使用真菌类疗法对肠道炎性疾病进行治疗。布拉酵母菌是一种有益真菌，其相关产品已经制成胶囊或散剂广泛应用于临床上用于预防治疗各种类型的腹泻，有研究表明，其对于 IBD 患者有一定的疗效，可加速受损肠道黏膜的愈合，修复失调的肠道菌群，进而改善局部炎症表现。但其效果并不稳定，且有安全性方面的质疑，部分患者可出现菌血症等严重不良反应。Huo 等通过真菌培养分析认为，近平滑念珠菌（Candida metapsilosis）M2006B 被法尼醇 X 受体（FXR）激活后，其产生的主要次级代谢物的无环倍半萜类化合物（F4 和 F5）可充当新型 FXR 激动剂减轻小鼠的结肠炎症，其可能作为一种新的方式减轻肠道炎症性病变的程度，为将来的治疗提供思路与方法。在相关研究方面，真菌并没有细菌那般详细的研究，其功能与意义仍有许多未解开的谜团，如何能有效利用真菌的作用，且保证其安全性是目前的重中之重。

（八）口腔菌群

口腔是摄入食物的地方，也是上消化道的起始部位。口腔中也同样定植着大量的微生物，有着自己的微生物生态系统。然而如同肠道一样，口腔的内环境被破坏后，同样会导致口腔内的致炎性菌过度定植，有益菌类数量下降。而部分致病性菌群会自上而下进入肠道中，侵蚀肠道的环境稳态而导致免疫系统的激活，炎症反应的发生，这可能是结直肠炎性疾病发生的一种因素。目前的研究多集中在炎症性肠病上，已经确定了一定的相关风险因素，包括个体遗传易感性、环境诱因、饮食结构等因素，但其明确的发病原因仍处于探索当中。近年来的研究大多集中在肠道微生物群的失调的方面，关于口腔微生物群失调的联系较少。口腔中的微生物包括细菌以及真菌，正常生理状态时，可维持口腔内黏膜屏障正常功能，保护口腔内的健康。有趣的是，IBD 患者往往具有较高的龋齿患病率，CD 患者可能有口腔溃疡、牙周炎等肠外表现。有研究发现，在某些肠道炎症性病变中，肠道内微生物群中可发现具有条件致病性的口腔共生细菌，强调了特定口腔细菌在肠道炎症发展中的可能性作用，尤其是牙龈卟啉单胞菌。此外还包括变异链球菌、具核梭杆菌、弯曲杆菌和肺炎克雷伯菌的亚群，它们被认为可能参与肠道上皮屏障的破坏、宿主免疫系统的破坏、炎症因子的过度分泌等等。

Said 等发现，成人 IBD 患者的唾液菌群中，拟杆菌、韦荣球菌、普雷沃特氏菌有一定程度的增加，而变形杆菌、链球菌和嗜血杆菌减少，并认为普雷沃特氏菌与免疫炎症因子 IL-1β 有关，进而影响到了肠道免疫，导致肠道免疫炎症反应的异常。Lee 等在小鼠肠道内植入牙龈卟啉单胞菌后，结果显示小鼠存在结肠上皮丢失和炎性细胞浸润加剧的表现。同时，肿瘤坏死因子 α 和白细胞介素 -6 在牙龈卟啉单胞菌感染的结肠中显示出很高的表达水平，这可能归结于牙龈卟啉单胞菌的脂多糖（LPS）下调了 Lgr5 和 Alpi 的表达，从而影响了肠道黏膜屏障通透性，这揭示了其参与结直肠炎性改变的发生发展过程的可能性。此外，CD 患者唾液中的肺炎克雷伯菌（KP-2H7）可诱导无菌小鼠肠中 Th1 的激活。这些都证明口腔致病菌可能是影响结直肠炎症发病的机制，但目前相关研究数量仍然较少，且大多数研究菌集中在动物上，其仍有待于更多实验的研究以解开其神秘面纱。

（九）病毒

结直肠炎性疾病种类众多，发病病因多种多样，十分复杂，然而在多种研究当中关注病毒研究的少之又少。研究表明，肠道中存在着大量的噬菌体，其作为肠道中数量最多的原核病毒，被一些学者认为可以通过裂解杀死宿主肠道内的细菌来改变细菌群落结构，调节免疫过程进而对肠道内炎症进行干预。

肠道内的噬菌体是由位于细菌基因组内的温带噬菌体和游离的病毒或类病毒颗粒（VLPs）共同组成的。在 IBD 患者中有尾噬菌体目明显增多，CD 患者中发现类病毒颗粒显著增加，而在 UC 患者黏膜中，埃希氏菌噬菌体和肠杆菌噬菌体的丰度明显高于健康对照组。Nishiyama 等证明，IBD 患者感染单形拟杆菌和多形似杆菌的噬菌体丰度增加，但宿主菌群丰富度下降。这说明肠道中的噬菌体可调控 IBD 肠道内的菌群结构，进而影响 IBD 的病程。Gogokhia 等使用噬菌体处理的 GF 小鼠的 PP 结中 CD_4^+ T 细胞的比例和数量比单纯的 GF 小鼠更高，且可通过识别 TLR9 受体产生 IFN-γ 而导致肠道炎症的发生。这使得早在 20 世纪，国外就已经开始使用噬菌体疗法来治疗痢疾。到现在为止，人们仍未彻底清晰噬菌体治疗炎症性肠道疾病的详细过程，其相关研究仍不完善，但其有着广阔的研究潜力，等待着研究的进一步开展。

五、微生物—肠—脑轴

（一）西医微生物肠脑轴

肠—脑轴理论于 20 世纪 90 年代问世，脑与肠之间通过中枢神经系统、自主神经、肠神经之间的双向沟通通路相互作用，为诸多疾病如阿尔兹海默病、帕金森病等神经性疾病的研究提供了理论上的可能。后来，随着肠脑轴理论进一步完善扩展，更多其相关机制的研究揭示其广泛的治疗应用性。微生物肠脑轴作为近年来肠脑相关疾病的新兴研究方向，研究热点集中在肠易激综合征（IBS）、炎症性肠病（IBD）、相关的功能性胃肠道（GI）疾病以及神经性疾病上。其重要性已经越来越被学者们所认同，其中肠道菌群是沟通脑与肠道之间的重要桥梁，能使中枢神经系统、肠神经系统和胃肠道之间能够进行双向沟通联系，外界刺激等致病因素可激活中枢神经系统进行应激性反应，进而影响胃肠道的分泌、感觉和蠕动等功能，之后肠道及其神经系统可通过多种途径对情绪和行为等变化做出反馈，此谓之"脑肠互动"，这是微生物肠脑轴能正常参与反应的基础。许多动物实验证明，在无菌环境中饲养的啮齿动物，肠道微生物群似乎会影响情绪性行为、疼痛调节系统以及大脑神经递质系统的发展。目前已经有相关的益生菌产品量产，对脑肠互动异常性病变具有一定程度的治疗效果。但微生物肠脑轴的准确沟通机制尚处于研究之中，目前认为其可能通过免疫途径、内分泌途径、自主神经传导等途径来参与肠道微生物群到大脑的信号传导，大脑亦可以反过来通过自主神经系统改变微生物组成和行为（图1-4）。

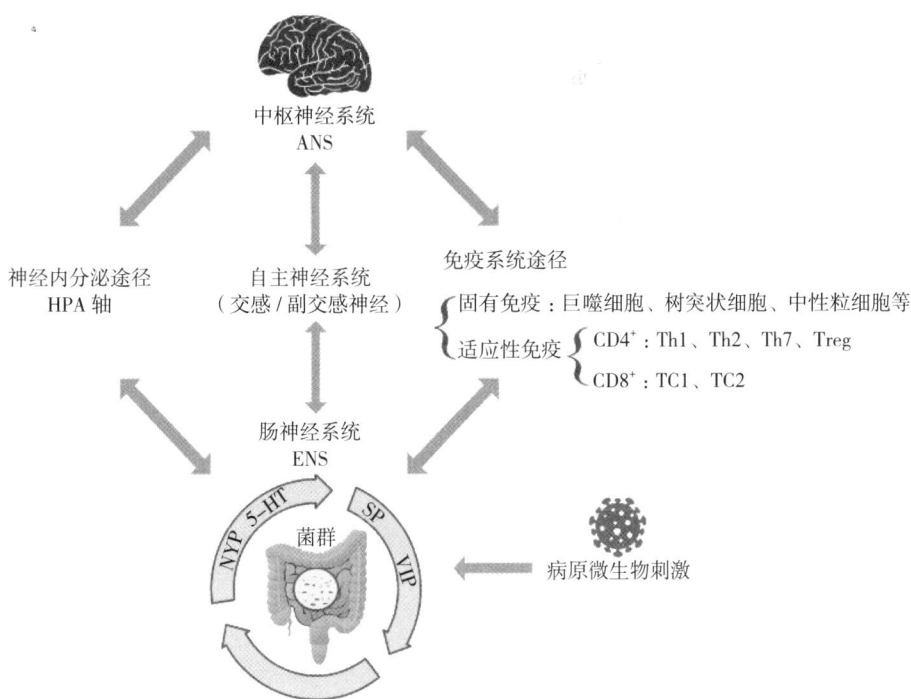

图1-4 肠—脑轴

1. 内分泌途径：

神经内分泌途径是研究微生物肠脑轴的重要沟通方式，神经内分泌系统和肠道微生物群之间存在双向交流过程，而其中下丘脑—垂体—肾上腺轴（HPA轴）则起到了关键性作用。肠道微生物群组的变化可能是由于外界压力影响了神经内分泌激素的正常分泌引起的，去甲肾上腺素（NE）和多巴胺（DA）的过度分泌会增加革兰氏阴性菌肠内定植，改变其肠道内菌群的定植状态。伴随着肠道通透性增加，肠道微生物细菌成分发生易位，致病性微生物所产生的内毒素等有害物质，加重肠道通透性改变，激活肠道免疫，IL-1、

TNF-α、IL-6 以及干扰素 $-\gamma$（IFN-γ）等促炎症因子分泌诱发炎症反应。大量的促炎细胞因子和前列腺素使 HPA 轴过度激活，负反馈调节发生异常，加重了肠道相关炎症以及肠外表现，而正常情况下其分泌的皮质醇可逆向调节炎症反应。另有研究表明，肠道微生物群衍生的肽聚糖可通过激活核苷酸结合的寡聚结构域蛋白 1（Nod1）受体进而诱导免疫系统亢进使 HPA 轴过度激活。此外，脂多糖（LPS）作为革兰氏阴性菌外膜的成分，可以与 Nod 激动剂以及 TLR2 激动剂脂磷壁酸协同作用来激活 HPA 轴。

除了神经内分泌外，肠道本身也可分泌的神经肽类物质，肠道菌群以及其代谢物短链脂肪酸、胆汁酸代谢物等可直接刺激肠分泌细胞分泌脑肠肽，进而沟通肠道与脑之间的联系，这些肽类物质不仅存在于中枢神经中，还存在于胃肠道内。常见脑肠肽包括胆囊收缩素（CKK）、肽 YY（PYY）、胰高血糖素样肽 -1（GLP-1）、血管活性肠肽（VIP）、P 物质（SP）、神经肽 Y（NYP）、五羟色胺（5-HT）等，发挥着调节肠道蠕动、促进肠道消化吸收功能正常、维护肠内稳态平衡、维护精神情志稳定等诸多作用。

2. 自主神经系统途径：

自主神经（ANS）是连接大脑和肠道间的重要神经系统网络，其分为交感神经和副交感神经，负责人体生理平衡，以及行为领域的调节反应。可调控中枢神经系统（CNS）和肠神经系统（ENS）之间协同与拮抗的双向信号传导过程。自主神经系统可与神经元和神经内分泌信号相结合，诱导中枢神经系统对肠道的调节；同时能接收肠道神经系统向中枢神经系统传递的信号并进行调节，进而诱导肠道运动、肠道内通透性调节、胆汁分泌、肠内疼痛、黏膜黏液分泌、黏膜膜免疫反应等。肠道微生物群衍生的神经调节类代谢物包括血清素（5-HT）、γ- 氨基丁酸（GABA）、色氨酸前体和代谢物、儿茶酚胺等均可通过 ANS 上的受体识别传导。

研究表明，在自主神经系统中迷走神经对于 ENS 和 ANS 的连接尤为重要，其可介导许多疾病的发展过程。在微生物肠脑轴的传导过程中，功能性肠道疾病如 IBS 的疼痛反应与迷走神经活动的改变有关。部分非特异性肠病（如 UC、CD）所伴随的精神神志性改变同样受迷走神经的调控，啮齿动物模型中，刺激迷走神经可调节与焦虑和抑郁有关的脑区的去甲肾上腺素、5-HT 和多巴胺的释放，以及增加海马脑源性神经营养因子（BDNF）的表达，改善动物的抑郁症样行为。而迷走神经切断术减少了未成熟神经元和海马齿状回中的小胶质细胞发育。在肠道炎症的发展过程中，迷走神经刺激可发挥一定程度抗炎的作用，迷走神经抗炎反射通路包括激活胆碱能通路、HPA 轴以及脾交感神经抗炎通路来调节促炎症细胞因子的循环水平。迷走神经通路激活释放的乙酰胆碱（ACh）通过与 α7- 烟碱型乙酰胆碱受体（α7nAChR）结合能够抑制 IL-1β、IL-6、IL-18、TNF-α 等促炎细胞因子的释放，但不影响抗炎细胞因子 IL-10 的正常分泌，从而发挥抗炎作用；HPA 轴的激活与迷走神经信号的传导有直接联系，HPA 激活后，下丘脑室旁核释放促肾上腺皮质激素释放激素（CRH），刺激垂体分泌促肾上腺皮质激素（ACTH）作用于肾上腺皮质，最后类固醇皮质激素形成，并对诸多炎症因子进行抑制；此外，刺激迷走神经分泌的 ACh 还可减少脾巨噬细胞分泌 TNF-α，减轻炎症反应的发生。

3. 免疫系统途径

肠道是人体内重要的免疫器官，在肠道中存在着大量的免疫细胞，肠道表面的微生物群及其代谢物不仅可与宿主免疫系统相互作用，其所产生的细胞因子、趋化因子、神经递质等物质渗入血液，还能影响迷走神经和脊髓传入神经元的信号传递，与大脑进行双向沟通，并调节大脑和行为。在目前有限的研究中，研究较广泛的是微生物－小胶质细胞通路。

小胶质细胞是中枢神经系统内的固有免疫效应细胞，被认为是大脑组织的巨噬细胞，可塑性强，激活后可释放细胞因子和趋化因子等炎症因子，这些细胞因子既有能促进炎症的因子也有抗炎症性因子，分别促进或抑制炎症过程，此外肿瘤坏死因子（TNF-α）介导的小胶质细胞还可向大脑募集单核细胞来调节中枢神经免疫炎症反应。有许多关于无菌（GF）小鼠的研究表明，无菌小鼠的小胶质细胞在成熟过程中表现出整体性缺陷，从而影响了正常先天性免疫反应的发生，但小胶质细胞表型的这些改变随着肠道微生物群的重新定居而被逆转。而肠道微生物群可以通过激活小胶质细胞来改变中枢神经系统的免疫系统。除了固有免疫系统外，适应性免疫系统是人体另一种重要的免疫方式，也参与了微生物肠脑轴的交流过程。Rag1 转基因小鼠的认知障碍和焦虑类行为被认为与适应性免疫系统的损害有关，而这些损害通过鼠李糖杆菌和螺旋藻的组合治疗得到了改善。另一项诱导实验性自身免疫性脑脊髓炎多发性硬化小鼠模型中，来自肠道的 IgA 浆细胞能够进入中枢神经系统，并且这些细胞在涉及 IL-10 的途径中抑制了炎症，这说明其能在微生物肠脑轴中发挥作用。但目前其原理仍处于研究当中，其有望在将来发挥对于人体免疫过程的重要潜力。

（二）中医微生物肠脑轴

中国古代医学中并无 IBD 及微生物肠脑轴的明确记载，但我们也可以从部分文献中看到古人对于肠脑间联系的探索与研究。《素问·灵兰秘典论》记载："大肠者，传道之官，变化出焉。小肠者，受盛之官，化物出焉。"精气血津等精微物质的正常生成、输布过程是整个人体正常运转的关键。五脏六腑等功能的正常都需要充足的精微物质补给。而肠道作为人体的重要消化吸收器官，可吸收摄入的水谷精微并化生气血津液，供给周身器官及大脑生理功能的正常运行。《金匮玉函经证治总论》所言："头者，身之元首，人神之所在注，气血精明，三百六十五络皆归于头。"脑为髓海，为元神之府，髓海充则神清，五脏功能正常，其均受藏脑元神统驭，而肠道的营养供应使脑能更好发挥其统领、稳定神志的作用。此外，心与小肠、肺与大肠均相表里。心亦主神志，而肺朝百脉，主治节，其功能均与脑的生理功能具有一定联系，且心脑间同样存在着一定联系。《伤寒论》中阳明病篇记载的承气汤证表明，腹中的异常亦可能导致患者神志的变化。古人从经络方面的研究也有对肠道与脑神志间关系的记载，《难经·二十八难》曰："督脉者，起于下极之腧，并于脊里，上至风府，入属于脑，上巅，循额，至鼻柱，属阳脉之海。"这说明督脉起于小腹内，向后至尾骶部的长强，向上的循行沿脊柱上行，经项部至风府，入脑内，属脑，沿头部正中线，可上至巅顶的百会穴，且督脉为阳脉之海，肠道隶属于阳明经脉，阳明经盛则气血痈盛，易于成痈，久而肠道经脉瘀滞，化热而破溃，热盛肉腐，热扰神志，往往出现烦躁等神志疾病，同时产生赤白下痢，这与结直肠炎症性疾病的一般常见症状及其神志改变均有一定程度的符合。由此可以看出，在气机运行及水谷精微化生正常情况下，五脏六腑生理活动与神的调节和控制相辅相成，关系密切，突出了中医学说中脑与肠间的内在联系。

六、遗传相关与流行病学调查

（一）遗传因素

炎症性肠病（IBD）是一种诱发因素尚不明确的肠道免疫性疾病。许多患者具有较为明显的家族遗传倾向。其在那些患有克罗恩病的人身上表现得更加明显。遗传学研究已经确定了越来越多的遗传风险因素，这些因素涉及一系列不同的途径，例如先天性免疫反应的受体、上皮屏障功能的缺陷，免疫和细胞因子相关的基因和参与吞噬的基因。部分学者认为其炎症反应表现是由于调节宿主正常稳态过程的菌群基因改变所致。研究表明，CD患者的兄弟姐妹发生CD的相对风险明显高于普通人群，而直系亲属的患病率更是比一般人高3~20倍，因此遗传因素可能是IBD患病的一个重要原因。

第一批被测试与IBD有关的候选基因之一是主要组织相容性复合体Ⅱ类等位基因。之后利用连锁图谱研究发现16号染色体上的一个周染色体区域是CD的一个易感位点。此外，NOD2的一个框移变体和两个错义变体被确认为与CD相关，它是一个与先天性免疫相关的重要的遗传风险。

通过全基因组关联研究（GWAS）发现，早发性IBD病例可能是单基因孟德尔病，白细胞介素-10（IL-10）受体亚单位基因IL10RA和IL10RB的功能缺失突变以及后来IL-10细胞因子被确定为CD或CD样疾病的原因；但大部分IBD患者的遗传风险是由相对常见的等位基因介导的（等位基因的频率大于5%），影响大小适中或较低（概率小于1.5），少数频率较低的风险等位基因对IBD的易感性有较大的影响。包括NOD2和IL23R变异。这些基因通过位于细胞表面的保守的细胞质病原相关分子模式（PAMPs）、革兰氏阴性菌细胞壁的脂多糖（LPS）和革兰氏阳性菌的肽聚糖参与感染识别，但研究并未指出某一个变异基因足以单独导致IBD发生。这些发现表明，大多数IBD病例在病因上是多因素的，反映了多种遗传风险等位基因、微生物、免疫和环境因素的相互作用。

有研究者通过基因测序工作，分析 GWAS 和 Immunochip 数据确定了 163 个与 IBD 相关的基因位点。这 163 个基因位点解释了 13.6% 的 CD 和 7.5% 的 UC 的总疾病变异，其中有 110 个位点赋予 IBD 两种亚型的风险，且发现了 30 个 CD 和 23 个 UC 位点是它们所特有的。目前 IBD 的基因研究大多在白人群体中进行研究，但也有部分研究进行了跨人种的综合研究，一项在亚洲人群中进行的较小规模 GWAS 报告了人类白细胞抗原（HLA）区域之外的 6 个新的全基因组显著关联。这些位点中的 13q12、FCGR2A 和 SLC26A3 基因点位被证明在非亚种人中同样取得了全基因组显著的关联，一些最初在欧洲队列中与 IBD相关的位点现在也被证明是非欧洲人的风险基础，包括 JAK2、IL23R 和 NKX2-3 等。在另一项跨人种的 GWAS 研究中，其结果锁定了 38 个基因易感点位，欧洲人种和非欧洲人种队列中大多数 IBD 风险位点的影响方向和幅度是一致的。但在几个既定的基因风险位点上，由于等位基因频率（NOD2）或效应大小（TNFSF15 和 ATG16L1）或这些因素的组合（IL23R 和 IRGM）的差异，不同人群之间存在遗传差异性。

（二）炎症性肠病中的 microRNA

非编码 RNA（Non-coding RNA）是今年各类疾病的热点研究方向，其中主要为 miRNA 相关研究，各种关于炎症性肠病 miRNA 的研究也逐渐展开。microRNA（miRNA）是由 19～25 个核苷酸组成的单链 RNA 分子，被认为可能解释 IBD 多因素病因和病理生物过程。miRNA 的生物足迹很普遍，研究表明，有超过 30% 的基因组预计受到 miRNA 的调控，miRNA 能够参与控制各种细胞过程，包括分化、代谢和器官发育，而 miRNA 的异常表达已经被认为与越来越多的疾病状态有关，包括癌症和自身免疫性疾病。基因组研究表明，UC 和 CD 除了与环境、饮食、情绪等因素有关外，还与 microRNAs(miRNAs) 的表达有关，其可发挥诊断 IBD 以及鉴别区分 UC 及 CD 的作用。研究显示，超过 100 个 miRNA 在 IBD 中表达，其中 UC 和 CD 组织 miR-126、miR-127-3p、miR-29a、miR-29b、miR-324-3p、miR-16 和 miR-21 等表达增加，而且 UC 组织中 miR-215、miR-320a 和 miR-346 的表达下调。

miRNA 可通过调节 TLRs 或 NLRs 等与免疫相关蛋白来调控 IBD 的免疫炎症反应。几项研究表明 miRNA-NOD 串扰与 IBD 有关。包括 miR-122、miR-192、miR-146a 和 miR-29 在内的 4 种 miRNA 被认为最有可能在 IBD 的发生发展过程中发挥其调节作用。miR-146a 可激活 iNOS/no-miR-146a 介导的 SHH（Sonic Hedgehog）信号来调节如 IL-12、IL-6、TNF-α 和 ccl-5 等炎症因子的基因表达，进而参与肠道炎症调控，从而改善炎症表现。此外，miR-146a 可因 TLR 刺激而过量表达。研究结果显示，TLR 刺激后 miR-146a、miR-155 和 miR-132 的上调。TLR 激活后，巨大 miRNA 子集，特别是 miR-146、miR-155 和 miR-21 的表达谱已经改变。miR-122 能靶向激活 nod2 的表达，通过脂多糖（lps）刺激 ht-29 细胞中的 NF-kB 途径进而抑制 lps 诱导的细胞凋亡。包括 miR-320、miR-495、 miR-512 和 miR-671 能通过靶向 nod2 信号传导来降低先天性免疫应答，而 Nod2 诱导 miR-29 家族、miR-29a、29b 和 29c 在树突状细胞中的表达并且诱导 CD 患者的树突细胞中产生过量的 IL-23 诱导的炎症。这些数据均证明，MiRNA 能通过调控相关的免疫基因来参与对 IBD 患者炎症过程的调节，为将来更好的治疗 IBD，减轻患者痛苦提供了较为可靠的解决方案。

外周血 miRNA 因其较好的稳定性而具有成为非入侵性标志物的潜力，近年来也同样被广泛关注。关于 IBD 的外周血 miRNA 研究显示，外周血中 6 种 miRNA，包括 miR-16、miR-21、miR-28-5p、miR-151-5p、miR-155 和 miR-199a-5p 的表达显著增加。其中 mir-155 在 UC 血液样品中表现出最高的表达水平。此外，11 种 miRNA 包括 miR-16、miR-23a、miR-29a、miR-106a、miR-107、miR-126、miR-191、miR-199a-5p、miR-200c、miR-362-3p、miR-532-3p 在内，这些基因在 CD 患者中的表达均可显著增加。在另一项研究中，应用实时 PCR 技术检测了 CD、UC 患者和对照组外周血（每 32 份样本）中 miRNA 的表达水平。结果显示，CD 和 UC 患者样品中的 miR-106a 和 miR-362-3p 表达水平极高于对照样品，因此其被认为是 CD 和 UC 疾病的活动期中可区分的表达表明其推定的诊断和监测疾病活动的潜力指标。

（三）流行病学

流行病学是通过在特定人群进行特定疾病的研究，以明晰其疾病影响因素，发病规律，以制定相应预防措施及应对办法的一种科学研究方式，对于疾病的治疗预防均有重要意义，其能与临床医学互相补充。现阶段，世界范围内的 IBD 发病率均呈逐年上升趋势，曾经 IBD 被认为是西方国家的疾病，目前欧美国家发病率趋于稳定，但仍有大约 100 万以及 250 万患者分别分布在美国及欧洲地区，其综合发病率更是高达 35.5/10 万人，UC 的患病率约为（24～194）/10 万人，CD 的患病率为（15～213）/10 万人，随着人民生活水平的逐年提高，我国部分地区的 IBD 病例率已居亚洲前列，其患病率可达到（6～11)/10 万人，其中大部分的沿海城市患病率高于内地城市，北方城市的患病率略小于南方城市，由 2014 年中国疾病预防控制中心统计，中国 2005—2014 年间 IBD 的总病例数约为 35 万，至 2025 年预计可达 150 万人。

有外国学者认为虽然亚洲整体的患病率仍然较低，但日韩的 IBD 患病趋势将符合整个亚洲地区未来 30 年的 IBD 患病率变化情况。日本的一项全国性研究表明，1991 年 IBD 患病率为 24/10 万人，2003—2005 年增加到 76/10 万人，2014 年为 228.5/10 万人。统计数据显示，日本 IBD 患者从 1991 年的 29700 人攀升至 2014 年的 290400 人。同样，2005 年韩国 IBD 的患病率为 42/10 万人，2010 年为 63.8/10 万人，2015 年为 92.8/10 万人。如果按照此 IBD 的患病率趋势计算，在 2050 年之前，亚洲的 IBD 病例可能多于西方世界。由此可预见到，IBD 日益增高的患病率可能会给我国社会造成较为严重的医疗负担。而我国的 IBD 流行病学调查数据较少，还需要进行更加细致明确的调查来增加对疾病的认识及预防。

七、结直肠炎性疾病中医机制

结直肠的炎性疾病在中医中未有明确的记载，但根据其所表现的腹痛、腹泻、脓血便，时伴里急后重等典型症状表现，在祖国医学典籍中确有类似症状疾病的记载。《黄帝内经》最早记载了"肠澼"的症状，如"便血""下白沫""下脓血"等，并对其伴随症状以及脉象进行了分析。《太素·调阴阳》曰："音僻，泄脓血也。"其文说明肠澼可能还伴随着便下脓血、里急后重等类似痢疾的症状。之后古代的后世医家也对其进行了相关研究，《景岳全书》卷二十四曰："痢疾一证，即《内经》之肠澼也。"《证治汇补》曰："饮食不节。起居不时。阴受之则入五脏。闭塞滞下。为飧泄肠癖。滞下者。谓气食滞于下焦。肠癖者。谓湿热积于肠中。即今之痢疾也。故曰，无积不成痢。"诸多记载与现代的多种炎性肠病症状相似，目前多将其归属于中医的"肠澼""赤沃""大瘕泄""休息病""痢疾""肠风""脏毒""泄泻""肠痈""便血"等范畴。

（一）病位

结直肠相关炎性疾病病位在大肠，但病机根本在脾，与肺、肝、肾三脏密切相关。

《景岳全书》曰："泄泻之本，无不由于脾胃"；"凡里急后重者，病在广肠最下端，而其病本不在广肠而在脾肾也"；《医宗必读》记载："痢之为证，多本脾肾"。脾胃为后天之本，气血生化之源头。脾土能灌溉四周，营养全身，其损伤必会导致阴阳失和，气机失调，精微的吸收运化受阻，从而导致肠道炎症疾病的发生。由于其病程较长，病情反复迁延难愈，容易耗散精与神。而肾脏是先天之本，阴阳之根，寄存元阴元阳，因此久病必累及于肾脏，肾阴亏虚则虚火从生，且肾水亏虚不能震慑心火，阳盛则热，易痰生气阻，痰热灼络；肾阳虚衰，火不暖土，脾土运化失司、可发为肾泄，下利清谷，滑脱不尽；肝属木，脾属土，《金匮要略》曰："见肝之病，知肝传脾，当先实脾。"由此得知肝与脾之间的关系十分密切。此外，《景岳全书·泄泻》曰："凡遇怒气便作泄泻者，盖以肝木克土，脾气受伤而然。"当肝气不舒，或疏泄太过，气机逆上之时，易发生肝木乘土，肝脏的异常最终导致脾的功能失常，运化失司，可能导致泄泻甚至便血的发生；《医门法律》曰："肺移热于大肠，久为肠澼"，肺与大肠相表里，肺部相关疾病易于传至大肠，且肺可与外界直接相通，易随着外界气候环境等因素变化而受到影响。因此外界的邪气更容易侵袭肺卫，当肺受到热邪、湿热、疫毒等外邪入侵时，肺部常常因邪气入侵而化热化火，热邪灼阴，气机逆乱，日久则痰热生，痰热久积必酿热成毒，传至下焦肠道则损膜伤络，可见热灼血络的便血之象。故本病病位在肠，与肺、脾、肝、肾密切相关。

（二）病因病机

本类疾病中医发病病因十分复杂多样，可分为内因及外因。内因包括素体脾胃虚弱，以及如饮食不洁、饮食不节等导致的饮食停滞，脾胃功能受损。随着人们生活水平的日益提高，越来越多的人慢慢接触到高油高糖的饮食习惯后，不加控制地摄入。这导致肥甘厚味过度摄入、且增加了不洁饮食的风险。这种不良的饮食习惯无疑会增加脾胃负担，运化异常可能导致内伤积滞，气机瘀滞，最终伴随着外邪入侵共同影响肠道功能。外在因素则包括感染各种外邪、情志异常等原因诱发，湿热、痰浊、血瘀、气滞等病理产物贯穿结直肠炎性疾病的病程始终，使病情缠绵难愈。其病理因素亦可兼见，共同致病，导致肠道疾病的发生。《证治汇补》云："生冷油腻，留滞于内。湿蒸热瘀，伏而不作，偶为调摄失宜。风寒暑湿，干触秽浊，故为此疾。其多发于夏秋者，因脾主长夏，脾感酷暑，肺金亦病，至秋阳气收敛，火气下降，肺传大肠，并迫而为病也。"证明外感热邪、湿热等邪气侵袭脾胃虚弱之机体，可导致气机升降失调，痰热丛生，煎灼肠道，血热迫血妄行，导致腹泻便血；正常人或阳虚体质者，寒邪侵袭可能出现气机壅滞，气行则血行，但寒邪易凝滞，因此气滞问题最终并可诱发气血瘀滞，肠道运行失常，易导致白痢下行；素体阳盛者寒邪可入里化热或出现寒热错杂之象，损伤肠道，发生赤白下痢。

《玉机微义·滞下门·论泻痢腹痛》记载："泻痢腹痛，其证甚多，皆因内气郁结不行所致，理宜行气散郁为先。然亦有挟寒，有挟火热者，有因积滞者，有血虚者又宜随证处治为当也。"说明了气机通畅对于该类疾病的重要影响，气机的正常运行是保证人体健康的关键，气郁可化火并导致血液运行受阻，对于肠道这种多血之腑影响巨大。

《寿世保元·痢疾》中记载："痢多属热。亦有虚与寒者。虚者宜补。寒者宜温。年老及虚弱人。不宜下。不便了而不了者。血虚也。数至圊而不便者。气虚也。丹溪曰。痢赤属血。自小肠来。白属气。自大肠来"《诸病源候论·赤白痢候》记载"然其痢而赤白者，是热乘于血，血渗肠内则赤也；冷气入肠，搏于肠间，津液凝滞则白也；冷热相交，故赤白相杂。重者，状如脓涕而血杂之；轻者，白脓上有赤脉薄血，状如鱼脂脑，世谓之鱼脑痢也。"《素问·至真要大论》云"岁少阳在泉，火淫所胜，则焰明郊野，寒热更至。民病注泄赤白，少腹痛溺赤，甚则血便"此类记载说明火热邪气、寒邪等是导致痢疾发生的关键，可导致赤白下痢、甚至血便的发生，是主要的病理因素。《沈氏尊生书·痢疾源流》中云："大抵痢之病根，皆由湿蒸热壅，以致气血凝滞，渐至肠胃之病。"《时病论·热痢》亦有言："热痢者，起于夏秋之交，热郁湿蒸，内于脾胃，脾不健运，胃不消导，热挟湿食，酝酿中州，而成滞下矣。"说明湿热之邪气同样可导致痢疾的发生。随着病情慢慢发展，湿热熏蒸中焦，可导致气血失调、赤白下痢不止，大肠传导失司，湿热伤络，血败肉腐，内溃成疡。此外，还有学者认为毒邪是导致痢疾发病的主要原因，认为其主要病机为"病由毒起，毒化湿热，毒伤肠络"。因古代有将活动期痢疾称为"大肠痈""内痈"的记载，其临床症状及镜下表现与中医外科的外痈症状描述及发病原理有相似之处，因此当以痈论治，采用清热化湿解毒，消痈祛腐生肌为治疗方案，消托补均施。目前已经有其相关理论应用于临床的记载，证明了其理论的可行性。

本病病机复杂，受多方因素共同影响。其根本病机为脾虚湿盛，阴阳失和，气机不畅，并感受外邪，气血相搏，肠道失司。脾胃是病机的关键，脾主水主运化，脾脏受损则精微无以运，痰邪丛生，痰饮久而化热，湿热熏蒸损络而生肠澼下血，久之筋脉懈怠无力，气机运行失常。因此需要从寒热、虚实、阴阳等多方面对疾病的病机进行辨别才能有效地治疗该类疾病。

活动期的结直肠炎性疾病多属于实证，主要病机为湿痰热蕴蒸肠道，气血失调，重者热毒、瘀热等病理产物搏结肠道，还可痰瘀热等病理因素兼见，最终气血瘀滞，阴阳失衡，可出现湿热蕴结、热毒炽盛、瘀血阻络等表现，最终导致腹痛腹泻、便脓血等症状的发生；缓解期多属本虚标实，虚实相见，纯虚者较少，病情缠绵，经久难愈。当人体元气不足时，亦均可出现气血、阴阳、寒热、虚实等错杂的临床表现，但其主要病机仍为脾虚为本，湿热稽留，导致运化失健，病程迁延日久，还可兼夹瘀血、浊毒等滞留肠腑，临床症状多变，难以治愈。当然其病程取决于疾病的严重程度，且跟个人体质等因素有关，气血充盛之人，病来势急，病愈较快，腹痛则常为拒按；素体虚弱者多则发虚证，病情一般缠绵难愈，腹部喜温喜按。多见脾虚湿盛、肝脾不调、阴虚火旺、气血亏虚等表现。

不同主症的病机侧重点有所不同。脓血便为主症者：湿热蕴肠，肠络受损；泄泻为主症者：实证为湿热蕴肠，大肠传导失司，虚证为脾虚湿盛，运化失健；便血为主症者：实证为湿热蕴肠，损伤肠络，络损血溢，虚证为湿热伤阴，虚火内炽，灼伤肠络；腹痛为主症者：实证为湿热蕴肠，气血不调，肠络阻滞，虚证为土虚木旺，虚风内扰，肠络失和。

第四节　结直肠炎性疾病的检查方法

一、全身检查

（一）中医诊断

1. 望诊

望诊在肛肠专科中的运用，主要是观察患者整体和局部的病变情况。

（1）望整体

包括望神、望色和望形态等内容。

1）望神：望神即通过观察患者的目光、表情、意识状态等，分辨得神、失神和假神，以判断疾病现状和预后。如患者目光明亮有神，颜面丰润，神态自然，反应灵敏，语言清晰，意识清楚，这是正气尚盛，得神的表现，不论病变新久，均属佳兆。如患者目光呆滞，精神萎靡，反应迟钝，语音低微，意识蒙眬，无论病情急缓，都是危候。

2）望色：望色主要是观察面部的颜色和光泽。正常人的肤色应为：光明润泽，含蓄不露，红黄隐隐，五色与血色相兼而见。五色如有所偏就分别表示不同的病理改变。如青色主寒证、痛证，多见于阴寒内盛之久泻、久痢者，也可见于疼痛较剧烈者；赤色主热证，满面通红者属实热，多见于肛周脓肿属热毒炽盛者；两颧潮红者属虚热，多见于肛瘘日久，阴血亏耗者；黄色主虚证、湿证，多见于复杂性肛瘘属湿热蕴阻，气血双亏者，或久泻、久痢，脾虚湿盛者；白色主虚证、寒证、失血等，见于内痔长期失血者，或大失血至阳气暴脱者；黑色主肾虚、瘀血，多见于复杂性肛瘘、病久而肾精亏耗者，或久泻、久痢、房劳过度肾阳虚衰者。

3）望形态："有诸内者，必形诸外"，内部功能的盛衰，往往影响到外部形态。望形态主要是观察患者形体的强弱胖瘦和患者动作姿态有无异常。在肛肠疾病中，能够引起形态变化的疾病主要有：①慢性消耗性疾病，如复杂性肛瘘、长期便血的内痔以及慢性溃疡性结肠炎、恶性肿瘤等。②引起剧烈疼痛的疾患，如血栓外痔、肛周脓肿、肛裂、内痔嵌顿、肛管异物、肛管癌、阑尾炎、各种结肠炎之腹痛，在剧烈疼痛时，常可引起患者动作姿态的异常，如弯腰按腹、躬身护臀、步履困难、坐势偏斜等。临床通过对患者形态的观察，可以帮助判断病变的性质、程度和预后。

（2）望舌

舌诊是中医诊断疾病的重要手段之一，也是肛肠科辩证的重要依据。如舌质淡白，多为气血不足，常见于长期便血之患者；舌质胖嫩而淡白者，多为脾肾阳虚；舌红苔黄腻，则多属热毒壅盛，湿热内蕴，可见于肛痈、痔疾及大肠炎症病变；根苔厚腻，不思饮食，为肠内积滞；若见黑苔则为大热大寒之证。其他肛肠疾患也可根据舌质和舌苔的变化，结合全身情况对疾病进行诊察辩证。

（3）望局部

肛肠病局部望诊主要是观察肛门有无移位或变形，肛周有无污染物及污染物的性质，肛周有无肿物或溃口，肛管有无裂伤等。如肛周红肿隆起，可为肛周痈疽等；如肛周有溃口溢脓，其外形或凸、或平、或凹，多是肛瘘的外口；如肛周皮肤粗糙，甚至糜烂有抓痕，色灰白，多为肛门湿疹等；如有肿物生于肛缘，多为外痔；如肿物由肛内脱出，状如杨梅无蒂者多为内痔，呈球形有蒂者多为息肉，皱襞呈环形者多为直肠脱垂。

（4）望粪便

望粪便主要是观察粪便的色、质、量。正常粪便多色黄质软成形。粪便的色、质、量的异常变化往往提示脏腑的病变，对肛肠疾患的诊断有着重要的参考价值。常见的粪便改变有：大便稀溏如糜，色深黄而粘，多属大肠湿热；大便稀薄如水且夹有完谷，多属脾胃虚寒，大肠传导失职；大便干结如羊粪，多为热盛津伤或阴虚肠燥津亏；便中带血者，多为胃肠蕴热，迫血下行；如先便后血，血色紫暗者为远血；如先血后便，血色鲜红者为近血；便如粘冻，夹有赤白脓血者为痢疾。

2. 闻诊

闻诊是通过医生的听觉和嗅觉了解患者病情的检查方法，包括听声音和嗅气味。

（1）听声音

听声音主要是听患者言语气息的变化，借以推断病情的缓急，病性的虚实。

1）听语声：语声的异常，不仅可以反映出患者正气的盛衰，而且还可反映出病变的性质。重度内痔，长期便血、脱出，而表现声低细微、神疲面白等，为气血俱虚。患者呻吟呼号多为剧痛，常见于肛裂、肛周脓肿脓成未溃、晚期肛管直肠癌等。

2）听呼吸：肛肠疾病或久病累及肺、肾可出现呼吸声息的改变，如肛肠病高热而见患者气息有力，呼吸声高而粗，多为邪热内盛，肺失清肃，呼吸迫促所致。如患脱出性疾患日久，可见少气不足以息。

（2）嗅气味

嗅气味在肛肠科的应用，主要是通过嗅脓液、粪便等气味，以推断疾病的性质、病位深浅及预后的善恶。如肛周脓肿或肛瘘所溃脓液不甚腥臭，病位多浅表；若脓液腥臭难闻，病位多深里。如肛旁或肛内肿块溃烂，脓血混杂且腥秽恶臭异常，多为病重邪深，属逆证，常见于肛管直肠癌。大便酸臭，频频矢气，多为宿食停滞、消化不良。大便干而臭秽，是热结肠道的表现。便溏味腥，则多因脾胃虚寒。

3. 问诊

问诊内容包括一般情况、主诉、现病史、既往史、个人史、家族史等，与现代医学基本相同。但在询问时，必须根据中医的基本理论，从整体出发，按辨证要求，有目的地进行问诊。肛肠疾病，在问诊时，着重于问二便。

问二便：肛肠病变与大便的异常有着重要的联系，对肛肠疾病的诊断有着重要的临床价值。问大便时，应注意询问大便的次数、质地、排便时感觉和粪便的颜色、形态及伴随症状等。

（1）排便困难

大便经常秘结不通，排便时间延长，粪质干燥、干硬，或有便意而排便困难者，即属便秘。便干难出，多为热结肠道，或津亏液少，或阴血不足，糟粕停聚于大肠，燥化太过所致；大便虽软，但排出困难，或不能一次排空者，多由气虚，大肠传导无力，或脾虚升清降浊乏力，组织松弛，魄门大肠形态改变而致出口梗阻；也可因湿热下注，气血不调，致魄门挛缩不舒而便秘。若大便困难，伴有脓血便，里急后重者，可考虑为大肠炎性病变或肿瘤。

（2）便次增多

如便次增多，粪便稀薄者，即属泄泻。暴泻者，多由湿热困脾所致；久泻者多属脾虚，水湿不化所成。如大便时干时稀，肠鸣腹痛，泻后仍腹痛者，多由肝脾不和所致。如便次增多有脓血黏液伴有里急后重者，多为湿热蕴结，气血瘀滞，肠络受损所致。赤多白少，为热重于湿；白多赤少为湿重于热，常见于大肠炎症性病变或肿瘤。

（3）大便失禁

如患者大便不能自控，滑脱不禁，甚者便出而不自知者，即为大便失禁。多为脾肾失约，魄门外伤所致。

（4）便形改变

如粪便变扁、变细或表面出现沟痕，见于40岁以上的患者时，应考虑是否患有肛门直肠肿瘤，但严重的内痔也可出现类似变化，可结合兼症予以鉴别。

（5）便血

便血为肛肠疾病最为常见的症状之一。问便血者着重询问便血的方式、血色血量等，并结合临床其他症状，对便血的性质做出全面的分析。如便血质清色鲜，血出如射或点滴而下，兼见便秘口渴者，多为风热燥邪伤及血络之肠风下血。如便血污浊，兼见便下不爽，胸腹痞满者，多为大肠湿热蕴结于血分之脏毒下血。如血色淡红且量多，兼见纳呆、便溏、乏力者，多为脾气虚弱，摄血无权所致。如便血深红，且量少，兼见口干、烦热、消瘦、腰酸等症者，多为肝肾阴虚，虚火内扰动血所致。

4. 脉诊

脉诊指通过切触患者的脉搏从脉象了解病情，辨别病症的诊断方法。肛肠疾病的发生，是人体脏腑气血病理变化的局部表现，而肛肠局部的病变又必将不同程度地影响到有关的脏腑、经络，促使脉象发生变化。因此，脉诊在肛肠病的诊断中，具有重要的临床价值。

（1）浮脉

轻取即得，重按稍弱，主表证。此脉常见于肛肠病初期，邪毒初犯肛肠，病位尚浅者，或兼有表证时。肛周脓肿脓已成而未溃，热毒较盛，有时也可见浮脉兼数。若脓肿溃后而见浮脉，且浮而无力则多是正气虚，邪毒未尽之象。

（2）沉脉

轻取不应，重按始得，主里证。有力为里实，无力为里虚。肛肠病日久邪深者，多见沉脉。如肛瘘长期溃漏脓血，可见脉沉细或兼数。阳气虚陷不能升举所致的脱肛症，常见脉沉而无力。若肛周脓肿未溃而见脉象沉迟者其病位多较高深，其脓难溃；若已溃而见脉沉者，则多为病深而遗毒难去之象。脉沉实有力，根苔黄厚，多为肠有积满。

（3）迟脉

一息三至，脉来去极慢者为迟脉，主寒证。有力为寒实疼痛，无力为阳损虚寒。迟脉常见于肛肠病之阴寒证。肛周脓肿脉迟，多属寒邪凝滞。迟脉亦可见于久泻、久痢而证属脾肾虚寒者。肛瘘病久，阳气虚损，阴寒内伏，亦可见迟脉。

（4）数脉

一息五六至，脉流薄疾者为数脉。主热证。有力者为实热，无力者为虚热。数脉在肛肠病中最为常见，是热毒为患的征象。常见于肛周脓肿、肛瘘发作、内痔嵌顿、肠痛、肠炎等疾患。

（5）滑脉

脉象往来流利，应指圆滑，如珠走盘者为滑脉。主痰湿、食滞、实热证。肛周脓肿成脓时，若见脉滑数者，多为热毒炽盛，正气尚足之象；脓已溃而仍见滑脉者，多为热邪未消，余毒未尽之征。此外，大肠湿热泻痢，或有饮食积滞者，均可见到滑脉。

（6）弱脉

脉象极软而沉细，按之乃得，举之则无即为弱脉。常见于气血不足及阴阳亏虚者。肛肠疾病中属慢性消耗性疾患者多见。长期溃脓的复杂性肛瘘、便血日久等症，脾胃虚弱之久泻、久痢、脱肛等症以及肛肠手术失血过多，也可见弱脉。

（7）芤脉

脉象浮大而软，按之中空，状如葱管者为芤脉。主亡血、伤精，是阴血亏虚于内的表现。常见于大量失血之后或手术失血过多以及术后并发大出血者。此为危象。凡见芤脉，当立即予以救治。

（二）西医查体

1. 体位选择

在进行肛门直肠疾病的检查、手术及换药时，可按检查方法和患者体质情况等，采取适当体位。常采用的体位有以下 6 种。

（1）侧卧位

患者侧卧在检查床上，大腿屈曲并靠近腹部，小腿稍伸直，或两腿完全呈屈曲状使臀部和肛门充分暴露。可根据具体情况采用左侧卧位或右侧卧位。此体位患者较舒适，适用于体弱、活动不便者或手术时间较长者，是最常用的检查和治疗体位（图1-5）。

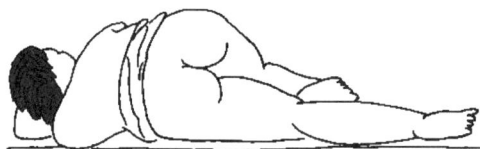

图 1-5　侧卧位

（2）肘膝位 / 胸膝位

患者俯卧，头面贴近床面（两前臂屈曲于胸前，双肘置于床面时为肘膝位）双膝跪伏于床上，双膝略分开，头低臀高，使肛门充分暴露，此体位适用于局部检查，尤其适用于直肠镜、乙状结肠镜检查等（图1-6）。

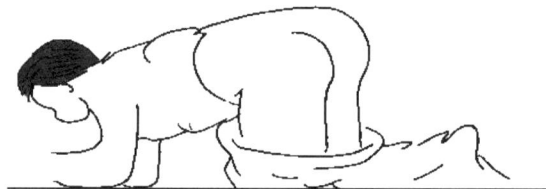

图 1-6　肘膝位

（3）截石位

又称膀胱截石位，患者俯卧，将臀部移到手术台边缘，两腿分开分别放在两侧腿架上，手术时还需要将放在腿架的两下肢予适当固定。该体位可以使肛门充分暴露，便于检查和手术，是肛门直肠检查和手术常用的体位（图1-7）。

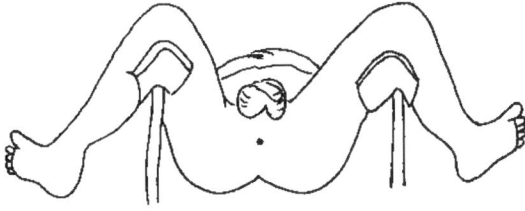

图 1-7 截石位

（4）俯卧位

患者俯卧，双下肢下垂分开，将臀部垫高，将臀部呈向前分开。若将手术台下半部放低，使双下肢与躯体呈 45°，称为俯卧折刀位。这两种体位均适合手术操作，也便于助手的配合（图 1-8）。

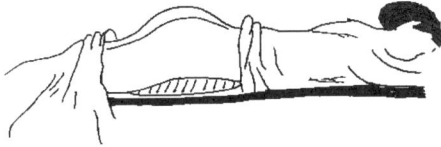

图 1-8 俯卧位

（5）蹲位

患者下蹲做排便状，用力增加腹压，是检查有脱垂症状的内痔、肛管直肠脱垂、直肠息肉、肛乳头纤维瘤等疾病的常用体位。结合直肠指诊时可触及肛缘位置较高的直肠内肿物及判断直肠脱垂的程度（图 1-9）。

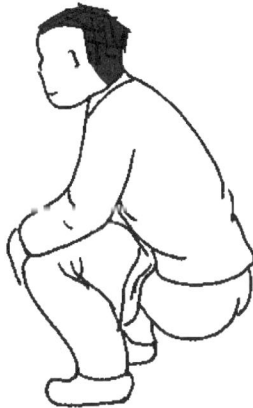

图 1-9 蹲位

（6）弯腰扶椅位

患者向前弯腰，双手扶椅或扶桌子上，脱裤暴露臀部。该体位不需特殊设备，简单快捷，适用于多人数体检普查（图1-10）。

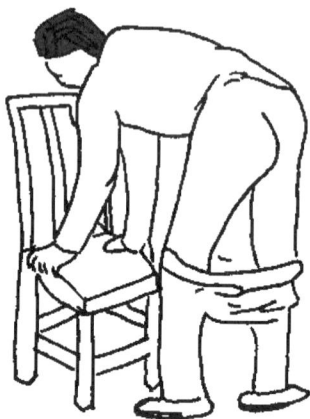

图1-10 弯腰扶椅位

2. 肛门视诊

用两手拇指轻轻分开患者的臀部，观察肛门及周围有无脱出物、外痔、瘘口、脓肿、肛裂等。

3. 直肠指诊

直肠指诊又称肛指检查。直肠指诊在诊断大肠炎性疾病时应列为常规检查。指诊时一般采用侧卧位、胸膝位或截石位。嘱患者消除精神紧张，肛门自然放松，在医患合作下进行直肠指诊。检查者右手戴上手套或右食指戴上指套，涂润滑油，用右手食指前端放在肛门口，待患者适应后再轻轻插入肛门口，先试验肛门括约肌的松紧度，然后对肛管直肠四周依次进行检查，应注意肠壁周围有无触痛、肿块、波动、狭窄等。此检查无绝对的禁忌证，但对肛裂患者，若非急需，应暂缓进行此类检查。

4. 肛门镜检查

患者排空粪便后，取胸膝位，先做指诊然后将肛镜镜端涂润滑油，在肛门口轻柔按摩旋转插入肛门。近镜观察直肠黏膜的颜色，有无充血、水肿、息肉、溃疡、肿物、异物等。再退至齿线，观察肛窦部有无炎症、分泌物、凹陷硬结、肛瘘内口、肛乳头肥大等。同时观察肠腔内的分泌物如脓血、黏液等。

二、实验室检查

（一）粪便检查

1. 颜色与性状

（1）食糜样或稀汁样便

见于各种感染性或非感染性腹泻，尤其是急性胃肠炎时。遇大量黄绿色稀汁样便（3.0L 或更多），并含有膜状物时应考虑到伪膜性肠炎。

（2）米泔样便

呈白色淘米水样，内含黏液片块，量大，见于霍乱、副霍乱患者。

（3）黏液便

来自大肠病变的黏液多因粪便已逐渐成形而附着于粪便表面。

（4）冻状便

过敏性结肠炎时常于腹部绞痛之后，排出粘冻状、膜状或纽带状物。也见于某些慢性菌痢患者。在坚硬的粪块表面附有少量粘冻为痉挛性便秘的特点。

（5）脓性及脓血便

多见于痢疾、溃疡性结肠炎、局限性肠炎、结肠或直肠癌。脓或血的多少取决于炎症的类型及程度。在阿米巴痢疾时以血为主，呈暗红稀果酱样，菌痢时则以黏液及脓为主。

（6）鲜血便

因痔疮或肛裂的出血呈鲜红色，前者附着于秘结粪便的表面，后者为便后滴血。

（7）柏油样便

上消化道出血 0.05～0.07L，粪便即可呈暗褐色甚至柏油样。隐血试验呈强阳性反应。柏油样便持续 2～3 天，说明出血量至少为 1.0L。

（8）细条状便

经常解细条或扁条状粪便，说明有直肠狭窄，多见于直肠癌。直肠癌溃烂，继发感染时粪便有恶臭。

2. 显微镜检查

（1）细胞

1）白细胞：主要指中性粒细胞。正常时不见或偶见。肠炎时一般少于 15 个／高倍镜视野（High power field，HPF）；菌痢时可见多量，甚至满视野。在过敏性肠炎、肠道寄生虫病时，粪便中可见多量嗜酸性粒细胞，并可伴有夏克雷登结晶。

2）红细胞：正常粪便不见。痢疾、溃疡性结肠炎、结肠癌等时可见。阿米巴痢疾中红细胞远多于白细胞，成堆存在并有残碎现象，菌痢时红细胞较白细胞少。肿瘤细胞：

乙状结肠癌、直肠癌新鲜粪便涂片染色，可找到成堆的癌细胞。

（2）寄生虫类

肠道寄生虫病的诊断主要靠显微镜检查其虫卵、原虫滋养体等。粪便中有意义的原虫类主要是阿米巴滋养体及其包囊。

3.隐血试验

本试验对消化道恶性肿瘤的筛选有重要价值。结肠癌早期即可有少量出血，故隐血检查阳性有助于早期诊断。检查前素食并禁用维生素 C 两天，迅速留取 3 天粪便，每天从标本不同部位取材做两次试验，3 天之内共做 6 次隐血检查，如均呈阴性反应有助于排除结肠癌的诊断。隐血检查还有助于鉴别消化性溃疡和恶性肿瘤所致的贫血。前者多呈间断阳性，后者则多为持续性。

（二）血液检查

1.凝血四项

（1）凝血四项

包括凝血酶原时间（PT）、活化部分凝血活酶时间（APTT）、凝血酶时间（TT）、纤维蛋白原（FIB）。目的是在术前了解患者的止血功能有无缺陷，以事先有所准备，防止术中大出血而措手不及。当患者需要手术时，医师必须事先了解患者的止血功能，如止血功能不健全，患者术中可能会大出血以至发生手术意外甚至死亡。

（2）正常值

1）凝血酶原时间（PT）：11～14 秒需与正常对照超过 3 秒以上异常。

2）活化部分凝血活酶时间（APTT）：25～37 秒需与正常对照比较超过 10 秒以上异常。

3）凝血酶时间（TT）：12～16 秒需与正常对照超过 3 秒以上异常。

4）纤维蛋白原（FIB）：2～4g/L。

2.红细胞计数和血红蛋白测定

（1）正常值

1）红细胞：成年男性为（4.0～5.5）×10^{12}/L，成年女性为（3.5～5.0）×10^{12}/L，新生儿为（6.0～7.0）×10^{12}/L。

2）血红蛋白：成年男性为 120～160g/L，成年女性 110～150g/L，新生儿 170～200g/L。若用耳垂血则数值可稍高。红细胞、血红蛋白值的性别差异在 15～40 岁期间表现明显。

（2）临床意义

1）减少：肛肠疾病常见的贫血由失血引起，慢性贫血更常见。且红细胞和血红蛋白平行减少。

2）增多：临床上肛肠病有关的红细胞增多常为相对性即因血浆中水分丢失，而使血液中有形成分相对增加，为暂时现象。多见于腹泻、多汗、多尿、肿瘤晚期等引起脱水、血液浓缩时。

3. 白细胞计数及白细胞分类

（1）正常值

白细胞：成人为（4～10）×10^9/L，新生儿为（15～20）×10^9/L。

（2）临床意义

1）中性粒细胞增多：①急性感染：尤其是金黄色葡萄球菌等感染时，白细胞总数常见增高，但又依感染灶的范围、感染的严重程度及机体反应能力而表现不同。如感染局限且轻微则白细胞总数仍可正常，仅在分类检查时可见分叶核百分率有所增高；中等程度感染时，白细胞总数增高常大于$10×10^9$/L，并伴有轻度左移；严重感染时总数常明显增高，可达$20×10^9$/L，且伴有明显左移，但感染过于严重时白细胞总数不但不见增高，反而减低，严重左移，此时患者多处于或接近于感染中毒休克的状态。②严重的组织损伤或大量血细胞破坏：在较大手术后12～36小时白细胞常达$10×10^9$/L。急性溶血反应时和心肌梗死后1～2天内也见白细胞增多。其增多的细胞成分以中性分叶核粒细胞为主。③急性大出血：急性大出血时，白细胞迅速增高达（20～30）×10^9/L。此时患者的血红蛋白由于反射性血管收缩等因素的影响而可暂时正常。因此，白细胞明显增高是早期诊断内出血的重要实验室指标，其增多的细胞也主要是中性分叶核粒细胞。④急性中毒：代谢性中毒如代谢性酸中毒时也常见白细胞增多，均以中性分叶核粒细胞为主。长期应用皮质激素之后，白细胞常在$10×10^9$/L以上。⑤肿瘤：各种恶性肿瘤的晚期，此时不但总数常达（10～20）×10^9/L或更多，且可有较明显的核左移现象，而呈所谓类白血病反应。

2）中性粒细胞减少：①某些感染：某些革兰氏阴性杆菌如伤寒、副伤寒杆菌感染时，如无并发症白细胞均减少。甚至可低到$2×10^9$/L以下。一些病毒感染时其白细胞亦减少。②自身免疫性疾病：如系统性红斑狼疮等，由于自身免疫性抗核抗体导致白细胞破坏。

3）嗜酸性粒细胞增多：①过敏性疾患：食物过敏、嗜酸性胃炎、麸质敏感性肠病等均可见血中嗜酸性粒细胞增多。②寄生虫病：尤其是肠道寄生虫中较大的蠕虫（如蛔虫、钩虫等）感染时，血中嗜酸性粒细胞增多，在某些钩虫病患者中，其血中嗜酸性粒细胞明显增多而导致每立方毫米白细胞总数高达数万个，分类中90%以上为嗜酸性粒细胞，呈嗜酸性粒细胞型类白血病反应。

4）嗜酸性粒细胞减少：嗜酸性粒细胞减少的临床意义不大，长期应用肾上腺皮质激素之后，可见嗜酸性粒细胞减少。

5）嗜碱性粒细胞增多：可见于转移性恶性肿瘤。

6）淋巴细胞增多：①某些病毒或细菌所致的急性传染病。②某些慢性感染，如结核病时淋巴细胞也增多。

7）淋巴细胞减少：主要见于接触放射线及应用肾上腺皮质激素或促肾上腺皮质激素时。

4. 红细胞沉降率

（1）正常值

韦斯特格伦法：成年男性为 0~15mm/h，成年女性为 0~20mm/h。

（2）临床意义

1）各种炎症：细菌感染等炎症发生 2~3 天即可见血沉增快。活动性结核血沉每增快，病变渐趋静止，血沉亦逐渐正常，如病变再活动化时，血沉再次增快。

2）组织损伤及坏死：较大的手术创伤每致血沉增快，如无合并症，一般 2~3 周恢复正常。

3）恶性肿瘤：增长迅速的恶性肿瘤每致血沉增快。良性肿瘤血沉多正常，故用血沉作为恶性肿瘤的普查筛选试验。特别是非体表肿瘤及一般 X 线检查等所不能查见的恶性肿瘤。恶性肿瘤患者其增快的血沉，可因手术切除或化疗、放疗较彻底而渐趋正常，复发或转移时又见增快。

4）贫血：轻度贫血对血沉尚无影响，若血红蛋白低于 90g/L 时，血沉可因此增快，贫血越严重，血沉增快越明显。

（三）尿液检查

正常成人每昼夜尿量常在 1.0~2.0L，平均约 1.5L。每昼夜尿量超过 2.5L 时称为多尿。24 小时尿量少于 0.4L 者称少尿，24 小时尿量少于 0.1L 者称为无尿或尿闭。

（四）免疫学检查

1. 溶菌酶

（1）正常值

正常人尿中溶菌酶为 0mg/L，血清中含量为 0.05~0.3mg/L。因方法与实验条件不同而有较大差别。各实验室应建立自己的正常参考值。

（2）临床意义

克罗恩病活动期患者血清溶菌酶含量显著升高，且升高程度与病变活动度成正比。血清溶菌酶不仅是判断克罗恩病活动性的指标，并有助于判断临床过程的严重程度和疗效观察。因为非活动期克隆病患者血清溶菌酶含量正常。

2. C 反应蛋白（CRP）

（1）正常值

成年男女分别约为 0.55μg/mL 和 0.42μg/mL，正常上限，男女分别为 5.2μg/mL 和 4.6μg/mL。

（2）临床意义

CRP 是一种急性时相蛋白，孕妇明显增高，在炎症、组织损伤时也常迅速升高。在各种感染如手术后感染、各种细菌、病毒、支原体感染、Crohn 病、溃疡性结肠炎时血清 CRP 含量均明显升高。

三、影像学检查

（一）X 线检查

1. 钡餐

用于观察功能性和伴有功能性改变的疾病，如过敏性结肠炎、回盲部病变、阑尾炎等。肠坏死、肠穿孔、巨结肠禁用。慢性肠梗阻、老年顽固便秘者慎用，检查后应设法帮助将钡排出。

2. 钡灌肠

了解大肠器质性病变，特别是阻塞性病变，小的肿瘤则容易漏诊。肠坏死、穿孔禁用。对疑为先天巨结肠者的检查应用生理盐水调钡。

3. 气钡双重造影

对显示大肠细小病变（小息肉、早期癌变、小溃疡等）、溃疡性结肠炎、Crohn 病、结肠壁浸润性病变等效果很好，为普通钡灌肠所不及。查前彻底清肠特别重要。

4. 结肠壁造影

为腹腔和结肠同时充气（或结肠气钡双重）以显示结肠壁的造影方法。用于结肠壁内外病变的诊断和鉴别。对肿瘤有否侵及肠壁外等有帮助。

5. 血管造影及介入治疗

为经股动脉插管作腹腔动脉、肠系膜上或下动脉选择性或超选择性造影。用于供血区的不明原因出血、血管性病变、肿瘤性病变甚至 Crohn 病的诊断和治疗，如药物灌注、栓塞、或栓塞加化疗等。

6. 排粪造影

排粪造影是在患者"排粪"时对其直肠肛管部做静态和动态检查的方法。排粪造影检查前不需要任何准备，因直肠通常是空虚的。检查前不宜做清洁灌肠，因直肠内存留的液体会冲淡造影剂，使造影剂与直肠壁的粘附性减低。它能显示该部的器质性病变和功能性异常。由于是当该部发挥功能（排便动作）时才能显示功能性异常，故它比普通钡灌肠、临床、内镜检查更敏感可靠。

（二）肠道 CT

CT 检查诊断肠黏膜病变的效果不如 X 线钡餐，但发现肠外病变的灵敏性和特异性较高。近年来随着结肠 CT、CT 结肠镜、CT 造影灌肠检查等检查技术的进展，可更好地观察肠壁及肠壁周围组织的病变。CT 对肛肠疾病的检查应先清除肠腔内的粪块并用气体使肠腔充分扩张，这样可以反映肠壁真正的厚度。由于在仰卧位上不可能将全部结肠都充分扩张，因而需要改变体位，将所需要检查部位的肠曲充分扩张。

肠道 CT 主要有 3 种检查方式：第一种 CT 平扫，可以观察肠道的形态及走向。CT 可直接显示病变的形状、大小和内部结构，能有把握地确定有无钙化、脂肪组织、液化坏死及空气等，有助于判断病变的性质。第二种口服对比剂后的平扫，可以更清晰地观察肠道的走形和肠壁。第三种增强 CT 检查：静脉注射造影剂后有些病变较平扫显示更为清楚，且能显示病变内部的细节，可以通过观察病变强化的情况对其进行定位、定性、定量的分析。快速注射动态扫描且可显示病变的血供以及其血流动力学的变化。但是也存在着一些局限性，比如对一些相对较小的病灶检出率并不高，CT 检查具有可重建、可重复性强、检查速度快、密度分辨率高的优势，目前可以广泛应用于肠道病变的检查当中，可以观察肠道病变的位置、形态、管腔的情况以及病变周围的情况等等。

（三）MRI

常规序列联合脂肪抑制序列能提高 MRI 诊断肠壁水肿和肠外炎性改变的效能，包括肠管周围淋巴改变。脂肪抑制序列可很好地区分急性期肠壁黏膜下水肿和慢性期肠壁黏膜下脂肪沉积。增强扫描能更好地显示肠外并发症等病变，且可辨别是否为肠壁病变或肠内容物。如肛周瘘和脓肿。多项研究发现高分辨率 MR 序列诊断肠溃疡、瘘管和脓肿的准确率高。常规 MRI 诊断受累肠段病灶及疾病后遗症的敏感度和特异度与增强 MRI 相似。

（四）超声检查

1.腹部超声检查法

（1）常规腹部检查

有消化道症状或疑有来自肠道的肿块时作常规的腹部超声检查，患者检查前需排便、排气、适度充盈膀胱。超声探头沿着大肠的走行由右下腹连续检查到左下腹及耻骨联合上区，发现异常时，详细记录病变部位、大小、形态、回声性质。这种检查对结直肠病变仅是体外粗筛方法，腔内病变不易确定。

（2）饮水（液体）后检查

上腹部肿块为鉴别其来源，排除肝、肾、胃、十二指肠、胰腺、小肠及腹膜后的病变，饮水或其他液体 500~800mL 后排除气体，使胃成为含液透声窗，可显示各脏器的关系，并可利用液气泡在胃、十二指肠内流动的状态代为识别各段肠道的指征。

（3）局部加压检查

回盲部或阑尾病变部位较深，为获得清晰的图像可用局部加压探查，在右下腹相当于阑尾点下区域平放 T 型探头，于探头两端用手加压，将周围的组织推开，使探头与腹膜后的间距缩短。

（4）彩色多普勒血流图检查

对腹部能触及的结直肠肿块，用彩色开普勒血流图检查，可显示肿块的血流动力学资料，供应动、静脉的多少及病变血供可能的来源。并可用腹部血管的解剖分布与异常病变的关系进行鉴别诊断。

2. 大肠液体灌注超声检查

1）用特制大肠显像液（含有去气泡、减低肠道的激惹反应，沉积腔内悬浮物并对肠道有轻微抚摸作用）或生理盐水灌注肠道使之成为液体充盈的管腔，在腹部做超声检查可获得清晰的结直肠图像。

2）检查前准备：检查前1天下午服用特制复方结肠清洗液（500mL加水至2000mL，每半小时服500mL）或用硫酸镁等做肠道准备，使大肠处于空虚状态（如急需检查来不及清洗，可即刻用1000~1500mL液体做清洁灌肠）。检查前1小时饮水500mL，适度充盈膀胱，为直肠检查提供透声窗。

3）取右侧卧位—双腿屈曲常规肛诊检查了解肛管及周围组织有无异常肿块。动作轻柔适当地扩张肛门。用肛管或导尿管由肛门插入20~30cm达到乙状结肠或降结肠下段。灌肠筒的高度略超过患者平卧位身体平面，低压液体缓缓灌入10~15分钟注完。肛管插入后胶布固定，患者取平卧位，即可边灌边查。肛管插入较深降结肠最先充盈，超声检查时可先从左下腹降结肠或乙状结肠开始至结肠脾曲逆时针连续至回盲部。然后再从右下腹开始沿大肠走行顺时针逐段检查至耻骨联合上直肠区。检查中探头的长轴可沿肠管做纵切、横切或侧面扫描，为充分显示直肠中段下部，探头在耻骨联合上向下斜扫。

3. 直肠内超声检查

1）检查前准备：排便，适当充盈膀胱。常规肛诊检查了解有无肿块、出血、狭窄或肛门周围异常。

2）腔内直接探查：患者左侧卧位，双腿紧贴胸前，在肛门松弛状态下，探头缓缓插入。其晶体面对耻骨联合（即前列腺的中位）。插入深度一般为探头的顶端达到充盈膀胱的中部，这样，前列腺、精囊或子宫均可显示。探头的晶体与直肠壁可直接接触，随着探头手柄的转动，各方位直肠均可探查。

3）腔内间接探查：插入直肠后，再从探头远端小孔注入30~50mL生理盐水充满套内，使探头晶体通过水囊显示直肠壁各层组织结构，对直肠黏膜可获得更为清晰的图像。

4）直肠腔内检查引导穿刺活检：肛管或直肠下段周围的肿块需活体组织检查或肛旁脓肿引流时，可取截石位在直肠内探头定位后连续图像监视下，引导会阴部穿刺检查。

四、内镜检查与病理诊断

（一）内镜检查

1. 目的

在下消化道疾病，尤其是结肠肿瘤的检查、诊断中，下消化道内窥镜已成为必不可少的重要检查方法。通过下消化道内窥镜检查，可在直视下了解病变部位、病灶大小、病变性质，对早期发现病变，尤其是早期大肠癌，癌前病变等有极大的价值，并可通过摄影及录像留下重要的资料。经内窥镜还可对肠黏膜进行染色，对区别某些病变的性质有一定意义。通过内窥镜做活体组织检查，病灶局部涂片，对确诊病变性质常是不可缺少的步骤。此外，内窥镜与 X 线造影、实验室检查等有相辅相成作用，临床上可以互相参照。

2. 体位

（1）膝胸位

是直肠、乙状结肠镜检查最常用而且效果比较满意的体位。但这种体位一定要摆放正确，两上肢外展，肘部屈曲，胸部紧贴检查台，臀部抬高、臀缝分开、露出肛门，腹肌及背肌松弛。短时间内这种体位一般是可以耐受的，由于头低位，髋、肘部长时间屈曲，很容易产生疲劳，甚至昏晕等现象。对于老年人及体质衰弱或下肢关节不能屈曲的患者，应避免采取这种体位。

（2）左侧位

使右腿强度屈曲，右半身略向前倾斜，这种体位较舒适，但检查比较困难。

（3）截石位

因盆腔内脏如子宫、膀胱等压迫直肠、乙状结肠，致使管腔变小、进镜比较困难，视线也不很清楚。临床上只有在麻醉后才采用这种体位。

3. 直肠镜与乙状结肠镜

镜检时应先在直肠、乙状结肠镜管上涂以润滑剂。术者站在患者的左后方，右手紧握镜管，拇指紧压闭孔器后侧，将镜管上的长度标记向上，便于了解插入的深度，利用闭孔器远端的伸出部分，来克服外括约肌的抵抗。镜筒插入肛门，开始时指向脐部，当插入直肠 5cm 左右深度时，拿掉闭孔器，开亮光源，装上接目镜和橡皮球，边看边将镜管慢慢指向骶骨逐渐推进至直肠壶腹部。这时可见到直肠瓣，上下两个在左侧，中间一个在右侧，推进到 15cm 处，相当于第三骶椎的水平部位，可见肠腔狭窄，即直肠与乙状结肠交界部位。乙状结肠黏膜皱襞数目多而较小，呈环行走向与直肠皱襞不同。乙状结肠入口部的位置变化较大，常常偏向右下方，进镜时必须看清肠腔才能推进，必要时也可充入少量空气，使肠腔扩张。左侧髂内动脉的搏动常传导至乙状结肠左侧肠部，在明视下可看到明显的搏动。镜筒全部插入后，再慢慢向外退出，最好以螺旋方式后退，这样对肠壁四周的情况可看得清楚。在直肠瓣上侧根部的黏膜，应以镜头推压直肠瓣才能看清。由于推镜时在 5cm 内镜筒还带有闭孔器，不是在明视下操作，对此段肠腔未做检查，因此退镜时必须特别注意，反复观察这段肠腔。正常的直肠与乙状结肠黏膜呈淡红色，光滑、坚韧、光泽均匀。在退镜观察过程中要注意有无肿块、结节、息肉、溃疡、糜烂、出血斑点、萎缩、水肿、肥厚、瘢痕、狭窄、血管扩张、黏液、脓苔、瘘孔、憩室等异常所见。

4. 纤维结肠镜

使用纤维结肠镜时通常需要两人，术者掌握操作部，助手掌握镜头、镜管部。患者左侧卧位或膝胸位，助手用左手拇指与食指将肛门分开，右手执镜头，使镜头的侧面先插入肛门内，再将镜管插入直肠。也可以先用 2 叶肛门镜将肛门扩开，将纤维结肠镜插入直肠后，再取出 2 叶肛门镜。当镜头前端弯曲部插入 5~10cm 后，助手用左手将涂有硅油的纱布不断涂布在镜管上，术者看清肠腔后，才能缓慢插入。插入直肠后，往往看不清肠腔，此时，术者可向肠腔充入少量气体，使肠腔扩张开，此时若调节先端弯曲部过度，则在视野下可见纤维结肠镜镜管，这是镜管盘绕在宽大的直肠壶腹部的缘故。当镜头到达乙状结肠中部时，变换患者体位为屈膝仰卧位。插入纤维结肠镜时，遵守在直视看见肠腔的情况下，才能慢慢前进的原则，一边观察肠腔，一边插入纤维结肠镜，循腔进镜是纤维结肠镜检查术的基本原则。如果看不见肠腔，就将纤维结肠镜退出一些，并充入适量气体，使肠腔张开，并调节先端弯曲部上下、左右弯曲，必要时亦可旋转镜身，直至找到肠腔再前进。如果遇有阻力，不能勉强插入，更不可使用暴力。术者和助手动作要协调，配合默契，反复进退，才能保证纤维结肠镜检查的安全进行。退镜是为了寻找肠腔，解除襻圈，尤其是乙状结肠冗长的患者，在乙状结肠部易形成"α"肠襻，此外在横结肠有时也可出现襻圈。如在推进镜管时，镜头部不移动，或者插入过程中，插入的镜管长度远远大于肠管的长度，则表示有襻圈形成。一旦有襻圈形成，用钩拉法即调节先端弯曲部，使之弯曲如钩，拉住肠管后再退镜，或者用直接拉直法，视野对准肠腔，然后退镜，消除襻圈。在退镜过程中如果镜头开始后退，则表示襻圈消除，这样可以减少患者的痛苦。为了防止襻圈的再度形成，将镜管拉直后，助手可用左手按压患者腹部的适当部位，可以防止襻圈的再次形成。当镜头抵在肠壁上时，术者视野中呈现一片红色，镜头不能前进，助手会感到插入有阻力，此时亦需要退镜，如果继续盲目进镜，则有引起肠穿孔的危险。有时肠腔容易滑动，只要顺着黏膜慢慢前进，滑过的黏膜保持正常颜色和正常的黏膜血管形态，镜头不是固定在肠壁某一部，无明显阻力，纤维结肠镜也能安全通过。纤维结肠镜下正常黏膜血管网清晰、不紊乱、无充血、无水肿、坚韧富有弹性、色淡红。

（二）适应证与禁忌证

1. 适应证

1）临床上应根据病种的不同及病变部位的不同选用最适宜的内窥镜。直肠、乙状结肠镜检查应列为常规体检之一，特别是疑有下消化道恶性病变或有直肠结肠刺激症状、不明原因便血、腹痛、黏液血便、大便形状变形、慢性腹泻等患者，均应及时进行检查。

2）经 X 线钡灌肠检查或气钡双重造影检查后，疑有病变或发现病变但不能定性者，一定要作纤维结肠镜检查，以确定病变的准确部位和病变的性质。结肠癌和结肠息肉手术后如需要检查吻合口情况，确定病变是否复发，则一般在术后半年作纤维结肠镜检查。对有结肠癌和息肉病家族史及长期患有溃疡性结肠炎的患者需要定期作纤维结肠镜检查。较小的良性肿瘤，如脂肪瘤、纤维瘤等亦可用纤维结肠镜作电凝切除。

3）此外，在开腹手术时，经肛门插入纤维结肠镜，可配合了解病变范围，指导术者对切除范围做出准确的判断。对已做人工肛门的患者，应定期经人工肛门行纤维结肠镜检查。

4）便血、炎症性肠病等患者，经直肠、乙状结肠镜检查，病变尚未确定者，也需要做纤维结肠镜检查。

2. 禁忌证

1）肛管、直肠狭窄，内窥镜无法插入时，不宜做内窥镜检查。

2）有腹膜刺激症状的患者，如肠穿孔、腹膜炎等，内窥镜检查时可促使气体和肠内容物溢入腹腔，导致严重后果，所以是内窥镜检查的禁忌证。

3）肛管、直肠急性期感染或有疼痛性病灶，如肛裂、肛门周围脓肿、直肠黏膜下脓肿等，为了减少局部损伤，避免痛苦，一般不宜应用内窥镜。若病情需要，可在局麻下完成检查。

4）妇女月经期，若进行内窥镜检查，有诱发生殖系统感染的可能，所以一般不作内窥镜检查。孕妇要严格掌握适应证，以免引起流产或早产。

5）严重高血压、贫血、冠心病或心肺功能不全者，不宜做内窥镜检查。如确属病情需要，必须经治疗后，在心电监护下慎重操作。

6）肠管粘连时，肠管移动受限，内窥镜插入困难，若勉强推进，则有肠壁撕裂、穿孔的危险。多次腹部手术，肠管高度异常屈曲，腹腔有广泛粘连者应慎重操作。

7）肠系膜炎症、腹部大动脉瘤、晚期癌性腹膜炎、肝硬化腹水等患者，不宜勉强检查。

（三）术前准备

1. 说明情况

内窥镜检查，只要掌握好适应证，在检查操作过程中耐心细致，以高度负责的精神，精良的技术，认真操作，一般不会发生意外情况。但患者有时难免有顾虑和思想负担，因此术前应向患者说明此项检查的必要性、目的，检查过程中可能引起的不适等情况，以消除患者的紧张情绪，得到患者的信赖和主动配合，使检查得以顺利进行。但是对诸如年老、体弱者及高血压、严重心肺疾患、严重贫血、严重的溃疡性结肠炎患者，要向患者及家属交代可能发生的并发症和危险性，并在检查时采取相应的预防和监护措施，这样一旦发生意外，则可取得充分谅解。

2. 纤维结肠镜

1）作结肠镜前只需要在检查前3天开始进食流质或少渣半流质饮食，检查当天上午空腹，检查前一天晚上服用舒泰清等导泻剂清洁肠道，以免影响观察和操作，或清洁灌肠以保证肠道的清洁度。

2）应根据病情需要，选用长度、粗细适当的纤维结肠镜，以期达到预定的目的。

3）术前还应对纤维结肠镜及冷光源等其他附件进行检查，以免在插镜过程中发生故障。

3. 直肠镜与肛门镜

在肛门镜和直肠镜检查前，不需要作清洁灌肠，仅嘱患者排大小便一次即可。这样可以避免因灌肠等机械刺激而引起黏膜产生不同程度的反应征象，使术者便于观察黏膜表面的渗出物、病灶形态等，也便于涂片作实验室检查。直肠壶腹部比较宽大，存留少量大便多呈干块状，易被镜头左右拨动，若需将其取出亦较方便。

（四）病理诊断

1. 黏液

通过内窥镜从肠腔内吸取黏液，特别自肠壁的溃疡、病灶部位吸出标本做检查，找到原虫、虫卵的机会明显增加。新鲜的黏液做细菌学培养，可使阳性率提高。

2. 活检

通过内窥镜在明视下从肿瘤、溃疡边缘或肠黏膜部位钳取少量组织进行组织学检查，对确定诊断、判断预后很有帮助。特别是对那些诊断不明的病例，更有意义。目前对癌肿、慢性溃疡、先天性巨结肠等已普遍选用。血吸虫病及某些肠腔内增生性病变，也经常需要做活体组织检查。活检前应对患者作详细的体格检查，测定患者的出血及凝血时间。活检也是一种手术方式，应慎重。

（五）并发症

1. 穿孔

若用暴力推进，内窥镜头部可损伤肠壁，甚至造成肠穿孔。由于直肠与乙状结肠交接部解剖学上的特点，此处损伤前壁的机会较多。截石位检查时，因受周围内脏压迫，肠腔视线不清，可增加损伤的机会。

2. 出血

大量出血多发生在活检后，通常是钳夹时损伤了黏膜下血管所致。还有在电切息肉时，由于电凝不充分而引起出血，或是电切后焦痂脱落而出血，焦痂脱落出血可发生在镜检 24 小时以后，甚至 1 周后。在纤维结肠镜检查时，过度牵拉肠管，损伤了黏膜下血管亦可引起出血。穿孔的病例可同时出血，凝血机制障碍的患者，术前应提高警惕。

3. 感染

内窥镜检查可引起细菌、病毒、寄生虫的传播，造成交叉感染。因此除了对内窥镜进行严格有效的清洗、消毒外，对乙肝患者需要以专用内窥镜做检查。

4. 腹胀

腹胀是由于手术中注气过多，或是由于术中牵拉肠襻过度，致肠道运动功能失调所致，大多数能够自行缓解，必要时可行肛管排气、胃肠减压等，腹胀亦可迅速缓解。

第二章　炎性肠病的诊治

第一节 溃疡性结直肠炎

一、溃疡性结直肠炎的诊断

溃疡性结肠炎（Ulcerative colitis，UC）是一种病因不明的慢性非特异性炎症性肠病，若病变累及直肠，称为溃疡性直肠炎。溃疡性结直肠炎临床特点为周期性发作、复发频率高、慢性病程、容易癌变等。典型临床表现为腹痛，间歇性腹泻，黏液脓血便或果冻样便，里急后重等，可伴有乏力、食欲减退、发热等全身症状。我国现有数据显示，溃疡性结肠炎可发生于任何年龄，以 20～50 岁为多见；男女发病率无明显差异［男女比为（1.01～1.3）∶1］，但由于溃疡性结肠炎早期不易明确诊断，我国高峰发病年龄可能更小。本病病因尚未明确，有研究表明其发生与遗传、地域、环境、饮食习惯等多种因素相关：

1. 遗传方面

溃疡性结肠炎的发病具有明显的遗传倾向。经对 282 例炎症性肠病患者进行回顾性研究分析发现溃疡性结肠炎患者中有炎症性肠病家族史的比例是非溃疡性结肠炎人群的 12.5 倍；瑞典、丹麦、德国等均有双生子同患溃疡性结肠炎的报道，其中一项针对德国双生子的研究显示同卵双生子同时患溃疡性结肠炎的比例为 16.2%，显著高于异卵双生子同患溃疡性结肠炎的 1.6%，即溃疡性结肠炎具有一定的遗传倾向。

2. 地域方面

溃疡性结肠炎多发于北欧、北美等地区，而在东亚、中东和非洲等地区较为少见，分析原因可能与地域间日照强度、土壤类型、气候条件、温度湿度以及空气状况不同有关。在我国，不同地区的溃疡性结肠炎发病率也存在很大差异，发病率最高的为武汉市，其次是中山市。这些差异是否与经济发展、工业化程度或医疗资源分配以及我国的人口流动等因素有关，还有待进一步研究考证。

3. 环境方面

与溃疡性结肠炎相关的环境因素包括饮食习惯、母乳喂养、儿童早期暴露及肠道菌群分布等。

1）饮食习惯在溃疡性结肠炎的病因学中占有重要地位，但因为饮食对溃疡性结肠炎发病的影响较难界定，所以研究结果存在一定局限性。目前研究发现高糖高脂饮食以及冷冻冷藏食品的过多摄入都会增加患溃疡性结肠炎的风险。除上述诱发因素外，维生素C对溃疡性结肠炎有较强的预防作用，因此可以适当补充维生素C以降低溃疡性结肠炎的发病概率。

2）目前，许多研究证实，母乳喂养以及儿童早期暴露可降低溃疡性结肠炎的患病风险。与人工喂养相比，母乳喂养可更好地调节机体免疫功能，降低婴幼儿患炎症性肠病的风险。除母乳喂养外，儿童早期暴露对溃疡性结肠炎的发生也具有重要影响：儿童时期接触不良的卫生环境、呼吸道及胃肠道曾发生感染等可降低成年后溃疡性结肠炎的患病风险，而具有较高的社会地位和教育水平、生活在城市等则是溃疡性结肠炎的危险因素。

3）肠道菌群失调与溃疡性结肠炎发病的关联是近年来医学研究的热点。研究发现，溃疡性结肠炎患者的肠黏膜中变形梭杆菌、大肠杆菌、拟杆菌及消化链球菌等革兰氏阴性菌增多，而双歧杆菌及乳酸杆菌等有益菌株减少，即肠道菌群的结构变化与溃疡性结肠炎之间存在关联，但肠道菌群失调是溃疡性结肠炎的病因还是溃疡性结肠炎导致的结果尚不明确。

溃疡性结肠炎在近20年来才逐渐引起重视，所以目前基层医生对此类疾病认识度不高，同时普通百姓对其认识度也不足，导致诊治延误。再者，溃疡性结肠炎发病具有隐匿性、症状多样和非特异性特点，诊断具有不报告性、误诊或错误归类、初次明确诊断时间较长的特点，给流行病学研究也带来极大挑战。

（一）溃疡性结直肠炎的临床表现

溃疡性结肠炎临床表现呈多样化，包括消化道表现、肠外表现及并发症。

1. 消化道表现

主要表现为腹泻、黏液脓血便、腹痛、里急后重等。临床约有90%患者存在腹泻，个别无腹泻而有便秘；腹泻可表现为糊状或稀水样大便，每天2~3次至10次以上甚至无法计数。临床80%~90%患者可见便血，粪便与血液混合后，随其在肠内停留时间长短而呈褐色、果酱色、暗红或鲜红色血便；便血表现随结肠病变范围和严重度而变化：病变限于直肠或直乙结肠，可为明显鲜血或血丝，若病变累及广泛则表现为血便混合、脓血混合或为全血；临床有约2/3患者存在不同程度的腹痛，常位于左下腹和脐下部，亦可涉及全腹。腹痛轻者为隐痛，典型者为绞痛，有腹痛—便意—便后缓解的特点；如有持续而剧烈的腹痛应注意中毒性巨结肠的发生。UC患者常伴有里急后重，表现为肛门坠胀、疼痛、便意频繁、排便不尽。部分患者也可出现腹胀、腹鸣、恶心、呕吐、纳减等伴随症状。

2. 全身性表现

全身性表现主要有乏力、消瘦、急性期发热、贫血、营养不良、低蛋白血症、水与电解质平衡紊乱等，14 岁以下的儿童可见生长、发育障碍，患儿表现为矮小、消瘦、第二性征缺乏等，与疾病活动、营养摄入过少和慢性消耗有关。

3.肠外表现

1）皮肤黏膜表现：如口腔溃疡、结节性红斑和坏疽性脓皮病等。

2）眼部病变：如虹膜炎、巩膜炎、葡萄膜炎等。

3）关节损害：如外周关节炎、脊柱关节炎等。

4）肝胆疾病：如脂肪肝、原发性硬化性胆管炎、胆石症等。

5）血栓栓塞性疾病、肛周脓肿、肛瘘等疾病。

（二）溃疡性结肠炎的分型、分期、部位与活动度判断

1.分型、分期、部位

（1）临床类型

可分为初发型和慢性复发型 2 型。

1）初发型：首次发作者，临床症状轻重不等，可以转变为慢性复发型。

2）慢性复发型：临床缓解期再次出现症状，症状较轻，为最多见的类型，预后较好。

（2）根据临床严重程度

可分为轻度、中度及重度 3 型。

改良 Truelove 和 Witts 疾病严重程度分型标准（详见活动度判断改良的 Truelove 和 Witts 标准）易于掌握，临床上非常实用。改良 Mayo 评分更多用于临床研究的疗效评估（详见活动度判断"Mayo 指数评分"部分）。

（3）根据病情缓急

可分为活动期和缓解期 2 型。

（4）根据病变部位

可分为直肠型、左半结肠型和广泛结肠型 3 型。

2.活动度判断

（1）Souther-land 疾病活动指数（DAI）

也称 Mayo 指数，较为简单实用（具体见表 2-1）。

表 2-1 Souther-land 疾病活动指数

项目	0 分	1 分	2 分	3 分
排便次数	正常	比正常增加 1~2 次 /d	比正常增加 3~4 次 /d	比正常增加 5 次 /d 或以上
便血	未见出血	不到一半时间内出现便中混血	大部分时间内出现便中混血	一直存在出血

项目	0分	1分	2分	3分
内镜发现	正常或无活动性病变	轻度病变（红斑、血管纹理减少、轻度易脆）	中度病变（明显红斑、血管纹理缺乏、易脆、糜烂）	重度病变（自发性出血，溃疡形成）
医师总体评价	正常	轻度病情	中度病情	重度病情

注：医师总体评价包括 3 项标准：受试者对于腹部不适的回顾、总体幸福感以及其他表现；总分之和＜ 2 分且无单个分项评分＞ 1 分为缓解期；3 ~ 5 分为轻度活动；6 ~ 10 分为中度活动；11 ~ 12 分为重度活动。

（2）活动期临床严重程度分级

采用改良的 Truelove 和 Witts 标准进行评估：

1）轻度：血便次数每天＜ 4 次，脉搏＜ 90 次 /min，体温＜ 37.5℃，血红蛋白＞ 11.5g/dL，血沉＜ 20mm/h，或 C– 反应蛋白正常。

2）中度：介于轻、重度之间者。

3）重度：血便次数每天≥ 6 次，且脉搏＞ 90 次 /min，或体温＞ 37.8℃，或血红蛋白＜ 10.5g/dL，或血沉＞ 30mm/h，或 C– 反应蛋白＞ 30mg/L。

（3）溃疡性结肠炎镜下黏膜炎症分级（Mayo 内镜评分）

0 分：正常或愈合黏膜。

1 分：轻度炎症，血管纹理模糊，接触出血。

2 分：中度炎症，血管纹理消失，糜烂，接触出血。

3 分：重度炎症，可见溃疡，黏膜有自发出血。

（三）实验室检查与临床意义

1. 血液检查

溃疡性结肠炎可有不同程度的贫血表现，其严重程度随溃疡性结肠炎的活动度加重而增加，与肠道出血增多、摄食减少和药物引起的溶血反应有关，血常规可见血红蛋白（HGB）与红细胞水平降低。活动期溃疡性结肠炎可出现白细胞、血小板、血清免疫球蛋白和红细胞沉降率（ESR）升高。此外溃疡性结直肠炎患者有凝血系统、纤溶系统异常的现象，同时伴有内皮细胞损伤及血小板激活，可诱发全身性血栓栓塞。重度溃疡性结肠炎患者的活化部分凝血活酶时间（APTT）、血浆凝血酶原时间（PT）明显增加，纤维蛋白原（FIB）随着病情严重程度进展而增加，提示病情严重的患者存在明显的出血倾向及炎症状态。

2. 粪便检查

未经治疗的 UC 患者，便常规往往见到大量的脓细胞和红细胞，部分患者还会见到黏液和未消化的食物残渣。红细胞数量增加往往意味着疾病严重或病变范围增大；若大便以脓细胞为主，则可能合并细菌感染；若存在病毒颗粒则可能合并病毒感染。此外，当UC 处于活动期时，粪钙卫蛋白（FCP）含量明显升高；同时荟萃分析发现，其预测 IBD复发的灵敏度及特异度分别为 78% 和 73%，所以粪便标志物中粪钙卫蛋白对 UC 复发及活动性方面均有着积极的作用。虽然乳铁蛋白、M2 型丙酮酸激酶（M2-PK）及促炎性反应蛋白（S100A12）的诊断效果不如粪钙卫蛋白明显，但若联合检测以共同对溃疡性结肠炎进行诊断与评估，对于指导临床具有重要的意义。

3. 肝功能和电解质检查

溃疡性结肠炎患者合并肝胆系疾病时，可出现谷丙转氨酶、谷草转氨酶和碱性磷酸酶水平增高，黄疸指数升高以及胆碱酯酶、人血白蛋白和 γ- 球蛋白水平降低。腹泻可引起低血钾、低血氯、低血钠等现象。

4. 其他实验室检查

外周血中 T 细胞亚群监测结果表明，在溃疡性结肠炎活动期时辅助 / 抑制 T 细胞（Th/Ts 细胞）比值显著升高，应用激素治疗后其值接近正常。急性期和重症病人血清急性时相蛋白：C 反应蛋白（CRP）、a1- 抗胰蛋白酶和 Q1- 酸性糖蛋白等升高。同时有研究表明抗中性粒细胞胞浆抗体（ANCA）对诊断 UC 具有一定的价值，但是其在评价 UC 活动性方面有所受限。UC 患者的抗小肠杯状细胞抗体（GAB）阳性率比克罗恩病（CD）患者要高，其可以作为该两种疾病的鉴别指标，但该指标不能很好地反映疾病的严重程度。

（四）影像学检查与诊断

1. X 线检查

结肠气钡双重造影是诊断 UC 的主要检查之一，典型表现有结肠袋变浅，甚至消失，肠壁变硬，可呈铅管状。黏膜可见大小、深浅不一的溃疡，呈毛刺状或锯齿状。若溃疡较深，可形成撤扣样改变，可以出现骶前间隙增宽（＞ 1.5cm）。重型或爆发性病例不宜做该检查，以免加重病情或诱发中毒性巨结肠，年老体弱者也要慎用钡剂检查。

2. CT 检查

溃疡性结肠炎肠壁表现为连续、对称和均匀性肠壁增厚，厚度为 6 ~ 10mm，浆膜面光滑，肠壁也可见分层现象，呈"靶征"或"双晕征"；肠外可表现为肠系膜血管增多，密度增高，淋巴结肿大。

3. MRI 检查

病变早期可见肠壁增厚，静止期呈低信号，活动期在 T1WI 和 T2WI 均为高信号，主要为肠壁内出血所致。

4. 其他影像学检查

超声显示肠系膜弥漫性水肿，淋巴结肿大，肠壁增厚，但层次结构清晰。

（五）溃疡性结直肠炎的内镜检查与病理诊断

1. 内镜检查

轻度炎症的内镜特征为红斑，黏膜充血和血管纹理消失；中度炎症的内镜特征为血管形态消失，黏膜糜烂出血黏附在黏膜表面，常伴有粗糙呈颗粒状的外观及黏膜脆性增加（接触性出血）；重度炎症内镜下则表现为黏膜自发性出血及溃疡。缓解期可见正常黏膜表现，部分患者可有假性息肉形成，或瘢痕样改变。病程较长的患者，黏膜萎缩可导致结肠袋形态消失、肠腔狭窄，以及炎（假）性息肉（图 2-1，图 2-2）。

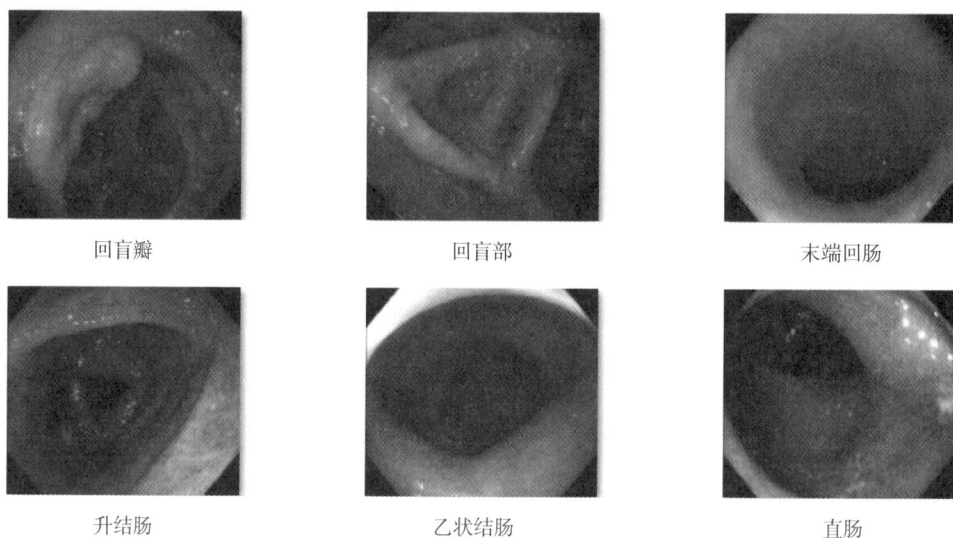

回盲瓣	回盲部	末端回肠
升结肠	乙状结肠	直肠

图 2-1　UC 活动期肠镜下表现

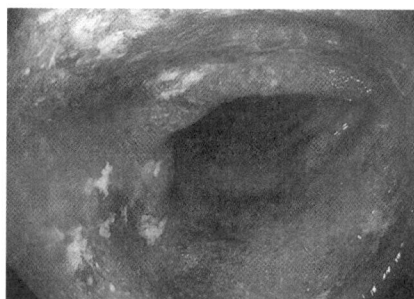

图 2-2　UC 大面积溃疡并附着脓苔

此外目前已有研究表明中医证型与肠镜征象有关联性：

（1）大肠湿热证

在行肠镜检查过程中绝大多数患者无肠激惹表现，病变范围多累积左半结肠，病情程度多为中度活动或轻度活动。内镜下黏膜色泽多为深红、紫暗，病灶以大面积溃疡为主，亦可见水肿、糜烂粗糙颗粒样或杵状增生样改变，与创面接触后可出血，回肠末端黏膜多光滑。

（2）热毒炽盛证

肠镜检查过程中多数患者不存在肠激惹表现，病变范围以左半结肠为主，病情程度多为重度活动。内镜下黏膜多为紫暗色，病灶为大面积溃疡，见自发性出血，或接触后易出血，回肠末端黏膜光滑。

（3）脾虚湿蕴证

多数患者行肠镜检查过程中不存在肠激惹表现，病变范围以左半结肠为主，病情以轻、中度活动者居多。内镜下黏膜色泽多为淡红色，病灶以水肿、糜烂为主，可伴粗糙颗粒或杵状增生样改变，部分患者肠腔病变处接触后可出血，回肠末端黏膜光滑。

（4）寒热错杂证

肠镜检查过程中多数患者不存在肠激惹表现，病变范围以左半结肠及直肠居多，病情程度以轻、中度表现为主。镜下黏膜色泽部分以深红为主，部分以淡白为主，亦可见红白相间等表现，病灶表现以大面积溃疡及水肿、糜烂伴粗糙颗粒或杵状增生样改变居多，多数患者接触后无出血，回肠末端黏膜光滑。

（5）肝郁脾虚证

行肠镜检查时多数可见肠激惹表现，证型病情程度多为轻、中度活动。内镜下黏膜色泽以深红为主，亦可见淡红及紫暗色，病灶表现水肿、糜烂为主，可伴粗糙颗粒或杵状增生样改变，接触后无出血，回肠末端黏膜多存在粗糙、水肿、充血，可见散在淋巴滤泡增生等表现。

（6）肾阳亏虚证

多数患者肠镜检查过程中不存在肠激惹表现，由于病程较长，反复发作，故以广泛结肠者多见，病情程度多为缓解或轻中度活动。内镜下黏膜表现以淡红色为主，病灶以瘢痕、黏膜桥、假性息肉多见，接触后无出血，回肠末端黏膜光滑。

（7）阴血亏虚证

多数患者肠镜检查过程中不存在肠激惹表现，由于病程较长，反复发作，故以广泛结肠者多见，病情程度多为缓解或轻度活动。内镜下黏膜以淡白色为主，病灶以瘢痕、黏膜桥、假性息肉多见，接触后无出血，回肠末端黏膜光滑。

2. 活动性评分标准

结肠镜评分标准内镜下黏膜愈合已成为目前治疗溃疡性结肠炎的目标之一，内镜评分具有重要作用。目前 Baron 内镜评分应用最广，其标准：①正常黏膜图像记 0 分。②轻度病变（血管纹理模糊，黏膜充血但无出血）记 1 分。③中度病变（黏膜呈颗粒样变化，中度接触性出血）记 2 分。④重度病变（黏膜溃疡并自发性出血）记 3 分。观察并评价治疗前后记分变化。

3. 病理诊断

（1）活动期

1）固有膜内弥漫性、急性、慢性炎性细胞浸润，包括中性粒细胞、淋巴细胞、浆细胞、嗜酸性粒细胞等，尤其是上皮细胞间有中性粒细胞浸润和隐窝炎，乃至形成隐窝脓肿。

2）隐窝结构改变：隐窝大小、形态不规则，排列紊乱，杯状细胞减少等。

3）可见黏膜表面糜烂、浅溃疡形成和肉芽组织增生。

（2）缓解期

1）黏膜糜烂或溃疡愈合；

2）固有膜内中性粒细胞浸润减少或消失，慢性炎性细胞浸润减少；

3）隐窝结构改变：隐窝结构改变可加重，如隐窝减少、萎缩，可见 Paneth 细胞化生（结肠脾曲以远）。

（六）溃疡性结直肠炎的鉴别诊断

1. 慢性细菌性痢疾

慢性细菌性痢疾患者多有细菌性痢疾病史，复发可见急性细菌性痢疾症状，如发热、腹泻、腹痛，黏液脓血便等症状反复发作或病程迁延不愈超过两个月，可予便培养及结肠镜检查取黏液脓性分泌物培养：痢疾杆菌的阳性率较高，抗菌药物治疗有效。

2. 结直肠癌

结直肠癌是指发生于结直肠的癌肿，多见于中老年男性。结直肠癌内镜下活检的病理检查结果可发现肠癌细胞，X 线钡剂灌肠检查同样对鉴别诊断有价值。其中结肠癌早期无明显症状，当癌肿生长到一定程度时腹部可扪及肿块，若进行直肠指诊就可排除低位直肠癌；此外直肠癌的指诊检查是诊断直肠癌最重要的方法，若触到直肠下段包块可诊断为直肠癌。

3. 慢性阿米巴肠炎

阿米巴病多见于热带及亚热带地区。粪便呈果酱样，结肠镜下见溃疡较深、边缘黏膜明显充血水肿，周围黏膜正常，确诊有赖于粪便或组织中找到病原体，非流行区患者血清阿米巴抗体阳性有助于诊断，抗阿米巴治疗有效。

4. 结肠憩室病

少数患者出现腹部不适、腹胀、腹泻和便秘等排便习惯改变症状，偶尔有一过性肠道痉挛引起剧烈腹痛。纤维结肠镜可发现开口于肠壁的憩室，结肠气钡双重对比造影可显示憩室大小、形态、数目及分布，可观察结肠的动力，同时可发现憩室炎导致的结肠壁内肿胀、窦道、瘘管等并发症。腹部 CT 检查可发现结肠壁增厚、水肿、结肠周围渗出、周围脓肿以及穿孔导致的结肠周围气体影。

5. 克罗恩病（CD）

CD 临床上虽然也有腹泻症状，但脓血便较少见，病变范围呈节段性，直肠受累较为少见，右侧结肠和回肠较多见。钡剂灌肠 X 线检查可见肠腔狭窄、肠袋形状不对称等。内镜显示纵行溃疡，卵石样外观，病变时黏膜外观正常，非 UC 样弥漫性。由此可见 UC 和 CD 虽然均为炎症性肠病，但临床表现、X 线表现和内镜表现等均有明显不同，较好鉴别。

6. 其他

其他感染性肠病（如肠结核、真菌性肠炎、抗菌药物相关性肠炎）缺血性结肠炎、伪膜性肠炎、放射性结肠炎病以及人类免疫缺陷病毒（Human immunodeficiency virus, HIV）感染合并的结肠病变应与 UC 鉴别。此外需特别注意结肠镜检查发现的直肠轻度炎症改变，如不符合 UC 的其他诊断要点，应认真寻找病因，观察病情变化。

（七）溃疡性结直肠炎的中医诊断与辨证标准

在祖国医学文献中，虽然没有溃疡性结肠炎这个病名记载，但与痢疾，肠风，便血病症相类似。现代中医认为此病属"肠澼""泄泻""久痢""脏毒""便血"等范畴，本病患者因其所处缓解期或发作期而具有不同的临床表现，且本病具有病程长、易复发的特点，因此"久痢"更能准确地描述本病。本病主要发病诱因是素体脾气虚弱、感受外邪、饮食不节（洁）、情志失调等。病理性质为本虚标实。病理因素主要有：①湿邪（热）。②瘀热。③热毒。④痰浊。⑤气滞。⑥血瘀等。病理特征表现：活动期多属实证，主要病机为湿热蕴肠、气血不调，而重度以热毒、瘀热为主，反复难愈者应考虑痰浊血瘀的因素。缓解期多属虚实夹杂，主要病机为脾虚湿恋、运化失健。

此外，目前有专家认为根据 UC 的临床症状及镜下表现，发现 UC 与中医外科"红、肿、热、痛"的外痈症状描述及发病原理有相似之处，故提出"当以痈论治溃疡性结肠炎"。以痈论治就是将中医外科治疗中的消、托、补三法引入本病治疗中，活动期治以消、托之法，缓解期治以补、托之法。活动期 UC 主要病因病机为病由毒起、毒化湿热、毒伤肠络，其常见证候为湿热毒证，以清热解毒化湿、消痈祛腐生肌为主要治疗原则。可用黄檗、苦参、青黛等清热解毒药配合去腐生肌药物，可消痈生肌、祛腐敛疡，迅速缓解临床症状，且具有保护肠道屏障的功效。缓解期 UC 主要病因病机为正虚毒盛、不能托毒外达，其常见证候为脾虚湿盛，以补托起疮、补脾益气祛湿为主要治疗原则。可用黄芪、人参、白芍等扶正祛邪、补虚清化药配合厚朴等消满补脾药物，达到扶正祛邪、补而不过的效果。

辨证标准：

（1）大肠湿热证

泄泻、便下脓血，腹部疼痛，里急后重，肛门灼热感，腹部胀满，小便灼热，口干，口苦，苔黄腻，脉滑数。

（2）热毒炽盛证

便下脓血或便血，发热，腹部剧烈疼痛，里急后重，口干口渴，腹部胀，心中懊恼不安，舌红，苔黄（干）燥，脉急数。

（3）脾虚湿蕴证

泻下脓血、白冻，白多赤少，腹胀便溏或便中夹有不消化食物，腹部隐隐作痛，神疲懒言、倦怠乏力，食欲缺乏，舌体胖大，边有齿痕，苔白腻，脉细或细弱。

（4）寒热错杂证

下痢脓血便，赤白相间，肛门灼热感，腹部隐痛，口渴不欲饮水，饥不欲食，畏寒怕冷，舌质淡红，苔薄黄，脉弦。

（5）肝郁脾虚证

胸胁胀满，心情抑郁或焦虑，腹痛即泻，便后腹痛减轻，食欲减退，腹部胀满，时有肠鸣，大便不爽，舌质红，苔薄白，脉弦。

（6）脾肾阳虚证

大便溏薄，夹有白冻，久泻不止，完谷不化，甚则滑脱不止，形寒肢冷，腹痛喜温喜按，腰膝酸软，性欲减退，食欲缺乏，舌质淡，苔白或白腻，脉沉。

（7）阴血亏虚证

大便量少，时有干结，便下脓血，腹部隐痛，病程较长，五心烦热，口燥咽干，心烦，失眠少寐，形体消瘦，舌红少苔，脉细弱。

二、溃疡性结直肠炎的治疗

（一）溃疡性结直肠炎的西医药物治疗

1. 抗菌药物

氨基水杨酸制剂是治疗轻度溃疡性结肠炎的主要药物，包括传统的柳氮磺吡啶和5-氨基水杨酸制剂，该类药物直接作用于炎症黏膜，抑制炎症介质前列腺素和白三烯的产生，从而发挥显著的消炎作用。

2. 激素类药物

适用于对氨基水杨酸制剂治疗无效或病变较广泛者，其具体应用指征有：发作期并有中毒性巨结肠者；慢性型复发期病情危重者；并发关节炎、皮肤及眼部并发症者；慢性型多种药物治疗无效者，建议口服糖皮质激素类药物，该类药物能通过减轻充血、降低毛细血管的通透性，抑制炎性细胞（淋巴细胞、粒细胞、巨噬细胞等）向炎症部位移动，进而阻止炎症介质参与炎症反应，同时还能抑制吞噬细胞的功能，稳定溶酶体膜，阻止补体参与炎症反应，从而发挥强大的非特异性抗炎作用。

3. 免疫抑制剂

对于氨基水杨酸制剂不耐受或对激素无效、依赖者，可给予免疫抑制剂，其通过选择性抑制 T 淋巴细胞早期激活反应与增殖，降低细胞毒性 T 细胞，从而抑制免疫反应性炎症。常用于溃疡性结肠炎治疗的免疫抑制剂包括硫唑嘌呤、巯基嘌呤、环孢素 A 和他克莫司。其中环孢素 A 和他克莫司作用机制相似，均属于钙调磷酸酶抑制剂，两者适用于重度溃疡性结肠炎的治疗，治疗有效待症状缓解后可过渡到硫嘌呤类药物维持治疗。而硫嘌呤类药物适用于中度 UC 激素无效或依赖的后补治疗和重度溃疡性结肠炎的序贯治疗。

4. 生物制剂

当激素或免疫抑制剂无效或激素依赖或不能耐受上述药物时，推荐使用生物制剂。生物制剂的出现极大地改变了溃疡性结肠炎的治疗前景，生物制剂已用于治疗常规治疗失败的中重度溃疡性结肠炎患者。目前应用于临床治疗 UC 的生物制剂主要有英夫利昔单抗（IFX）、阿达木单抗（ADA）和戈利木单抗（Golimumab）。抗肿瘤坏死因子 α（TNF-α）是一种炎症细胞因子，参与宿主防御、炎症细胞凋亡、淋巴细胞刺激、骨骼代谢、TB 淋巴细胞相互作用、淋巴器官发育和免疫细胞功能激活等。TNF-α 是介导肠道炎症的最重要的细胞因子，英夫利昔单抗是一种 TNF-α 单克隆抗体，是治疗溃疡性结肠炎的第一种生物制剂，且主要应用于重度溃疡性结肠炎。ADA 是一种完全人源化的 TNF-α 重组 IgG1 单克隆抗体，在诱导和维持成人中重度克罗恩病和溃疡性结肠炎的缓解方面有效。戈利木单抗（Golimumab）是人源化 TNF-α 抗体的重组 Fab 片段，其在诱导和维持中重度溃疡性结肠炎患者的临床反应、缓解和黏膜愈合方面疗效显著。此外，研究表明抗黏附因子—维多利珠单抗（VDZ），是一种抗 $\alpha4\beta7$ 整合素的人源化单克隆 IgG1 抗体，能选择性地抑制肠内淋巴细胞的转运，从而避免不必要的全身不良反应，在诱导和维持儿童 UC 缓解方面有效且安全性高。

5. 抗生素

对于溃疡性结肠炎，虽然广谱抗生素可能对重度溃疡性结肠炎或伴有严重并发症的患者有帮助，但对非严重溃疡性结肠炎并未表现出一致治疗益处。目前有将美沙拉嗪联合抗生素治愈溃疡性结肠炎的例子，但仍需进一步研究。

6. 益生菌

益生菌也是治疗溃疡性结肠炎的常用手段，是活的非病原微生物，包括地衣芽孢杆菌、乳酸杆菌，双歧杆菌，肠球菌和一些酵母菌，它们可以使宿主受益并通过多种机制影响肠道菌群的结构和功能。益生菌治疗溃疡性结肠炎机制包括：①通过在肠内定植调节肠道菌群平衡，降低肠内 pH，竞争受体和营养，促进 IL 和抗菌肽释放，进而抑制致病菌。②促进肠上皮细胞分泌黏蛋白及三叶肽家族，修复肠黏膜。③激活天然免疫，与肠道免疫细胞和肠上皮细胞相互作用，减少多种促炎细胞因子，增加抗炎细胞因子，进而缓解肠道炎症。④利用代谢产生的中链脂肪酸调节脂肪代谢，使维生素和必需氨基酸合成增加、激活过氧化物酶体增殖物激活受体 γ (Peroxisome proliferator-activated receptor γ，PPAR γ) 抑制炎症反应。肠道感染、损伤以及不良饮食等均可导致肠道菌群失调、益生菌减少、有害菌群生长，改善肠道菌群失衡成为溃疡性结肠炎治疗效果突破的关键。双歧杆菌三联活菌胶囊治疗弥补了肠道菌群中双歧杆菌的缺失，在提升益生菌的基础上可有效调节肠道菌群失衡，减轻毒素对肠道黏膜的影响，有效恢复患者的炎性因子水平，进而改善患者症状体征。双歧杆菌四联活菌片（TVB）是由婴儿双歧杆菌、嗜酸乳杆菌、粪肠球菌、蜡样芽孢杆菌组成的新型微生态制剂，其中蜡样芽孢杆菌可以消耗肠道氧气，为机体创造一个厌氧环境；而另外三种益生菌可促进和补充肠道正常菌群的增生，使肠道菌群恢复正常，进而调节肠黏膜的免疫屏障和免疫状态，减轻肠道脂质过氧化损伤和致病菌在肠道的入侵，从而促进患者病情恢复，提高临床疗效。目前国内益生菌种类较多，应用也较为广泛，但临床观察大多缺乏严格双盲对照实验，所以结果难以获得认同；国外有很多临床研究，其中较为成熟的是大肠杆菌（Escherichia coli）Nissle 1917 和 VSL#3。大肠杆菌 Nissle1917 是一株可口服的优良益生菌，也可作为生物载体活苗候选株，兼有较强的肠道局部定殖能力和无免疫原性的特性，所以用来调理胃肠道菌群紊乱、缓解溃疡性结肠炎。VSL#3 是一种益生菌合剂，包括干酪乳杆菌、保加利亚乳杆菌、嗜酸乳杆菌、植物乳杆菌、长双歧杆菌、短双歧杆菌、婴儿双歧杆菌、嗜热链球菌，目前已有研究表明 VSL#3 对活动期 UC 有效且已有实验证明其比粪便移植更安全，因为几乎没有不良事件记录。除了 VSL#3，英国有研究评估一种多株益生菌（Symprove™，Symprove Ltd，Farnham）能够改善无症状 UC 患者的生活质量问题和肠道炎症方面的问题且耐受性良好。

7. 免疫营养素

ω-3 多不饱和脂肪酸（ω-3PUFA）是一种免疫营养素，不能由人体合成，只能通过食物提供，其主要成分包括 α-亚麻酸、二十碳五烯酸及二十二碳六烯酸等，该药能够通过改善机体的营养状态，达到调节人体炎症反应及提高免疫功能的目的。溃疡性结肠炎的发生发展与机体的免疫功能密切相关，Th1 及 Th2 细胞因子是人体免疫功能的重要组成成分，同时，Th1 及 Th2 细胞因子表达水平失衡也被认为是诱发溃疡性结肠炎的重要因素。有研究显示患者的血清 Th1 及 Th2 细胞因子水平在经过 ω-3PUFA 的辅助应用后得到了一定程度的改善。目前研究表明已有美沙拉嗪连用 ω-3PUFA 治疗 UC 可提高治疗效果，但并不会增加不良反应，安全可靠。

8. 抗氧化类药物

氧化应激反应在溃疡性结肠炎组织损伤中具有关键作用，其机制可能是浸润的中性粒细胞在吞噬过程中会产生大量的活性氧（ROS），打破机体活性氧成分与抗氧化系统之间的平衡，触发氧化应激反应，从而导致蛋白损伤、脂质过氧化、肠黏膜屏障损伤、细菌移位和炎症反应。因此，抗氧化应激在溃疡性结肠炎的治疗中具有重要意义。目前有研究证实血管紧张素Ⅱ受体拮抗剂（如替米沙坦和奥美沙坦）、他汀类药物（辛伐他汀、瑞舒伐他汀）、褪黑素、N-乙酰半胱氨酸等药物在溃疡性结肠炎的治疗中表现出一定的抗氧化作用，但多数为动物实验研究，因此抗氧化剂对于溃疡性结肠炎的治疗是否有效仍存在争议。

（二）溃疡性结直肠炎的西医外科治疗

外科手术适应证：①急症手术的适应证：中毒性巨结肠、败血症或对药物治疗无反应、穿孔、严重出血及癌变等。②择期手术的适应证：重症患者，经内科治疗 5~7 天无效，病情急剧恶化者；慢性患者久治不愈，内科治疗效果不佳，营养状态差及丧失劳动能力；肠腔狭窄伴部分肠梗阻；可能发生癌变；难以忍受的肠道外并发症，如关节炎、皮肤枯燥病变、结膜炎、硬化性胆管炎等；青少年患者出现生长发育障碍。

1. 急症手术方式

（1）全结肠切除术（Total abdominal colectomy，TAC）

TAC 是伴或不伴中毒性巨结肠的急性爆发性结肠炎的首选术式。手术方法主要是将全部结肠游离切除。该术式可分为腹腔镜 TAC 和开腹 TAC。腹腔镜 TAC 存在手术时间长、操作复杂、费用高等缺点；优点是出血量少、总体并发症发病率低、肠功能恢复快、住院时间短等。开腹 TAC 缺点是手术范围大，术后肠梗阻发生率较高，易发生肠粘连等，该术式常见的并发症是肠梗阻和吻合口瘘等。虽然目前关于腹腔镜 TAC 手术的研究较少，缺乏循证依据，但其疗效较肯定，是未来研究者需关注的方向。

（2）TAC 加回肠造口术

该术式是 UC 最常见的急症手术方法，适用于中毒性巨结肠、结肠穿孔或危及生命的大出血等。手术方法为在 TAC 的基础上将末端回肠距回盲瓣 10cm 处提出于切口外，将近端肠管提出于切口外约 4cm 长，进行间断缝合，以防造口肠管回缩，或其他肠管经此切口疝出。该术式存在术后腹、盆腔脓肿的风险。

2. 选择手术方式

（1）全结肠直肠切除术、永久性回肠造口术（Brooke 回肠造口）

该术式适用于老年患者、直肠远端癌变者、直肠功能障碍者及自愿选择该术式者，尤其是那些不适合恢复肠道连续性的患者，Brooke 回肠造口术仍然是首选的方法。手术方法为切除发病部位，当无法再次行贮袋时（如肛门括约肌失禁或贮袋克罗恩病），则行永久性近端回肠转流（贮袋原位留置）或切除贮袋后回肠末端造口。其优点是彻底切除病变肠段、消除癌变风险、避免激素应用、减少再次手术的概率、是溃疡性结肠炎手术治疗的金标准及衡量其他术式的基础。缺点是创伤大、自主排便功能丧失、易造成患者术后生活不便及心理创伤、操作较为复杂、对施术者要求高等。术后并发症发生率较高，如吻合口瘘、腹腔感染、小肠梗阻、造口脱垂、造口旁疝等。对需进行手术的溃疡性结肠炎患者来说，永久性回肠造口术仍是可行的选择，且是一种易于被患者所接受、安全有效的手术方式。

（2）全结肠切除术、回肠直肠吻合术（IRA）

该术式适用于原因不明结肠炎、高风险或高龄不适于IPAA、直肠病变较轻且直肠顺应性较好患者；禁忌证包括直肠病变严重且顺应性差、有直肠异型性增生或无转移的癌变、合并肛周疾病和肛门括约肌功能失常患者。该术式优点是手术操作相对简单，保留直肠、肛管的功能，避免永久性回肠造口，避免盆腔自主神经损伤等；缺点是未能彻底消除病灶、解除癌变的危险，术后需定期复查随访，且术后大便次数增多，影响患者生活质量。因该术式术后并发症较多，且其发生率较高，目前已经较少推荐采用。

（3）全结直肠切除回肠储袋肛管吻合术（IPAA）

该术式目前已成为UC最常用的手术方式，其禁忌证主要是合并进展期低位直肠癌、肛门括约肌功能障碍，年龄并非绝对禁忌，但尤需注意肛门功能的评估，60岁以上患者应更加慎重。其操作要点是切除全部有病变的结、直肠黏膜，保留了完整的肛门括约肌功能，通过回肠储袋代替了直肠的部分蓄便功能，有效防止远期的复发及恶变，兼顾疾病根治与功能保留。目前96%的患者术后仍能够获得较为满意的生活质量。经过多年的发展，IPAA已成为部分溃疡性结肠炎外科规范化手术的国际标准术式。

（4）全结肠直肠切除术

该术式适用于Brooke回肠造口失败者，拟行IPAA但因为直肠癌、肛瘘、肛门括约肌功能障碍无法吻合者，其职业不便于频繁排便或安装造口袋者。手术方法为切除发病部位。禁忌证包括克罗恩病、肥胖症、危重患者及因不能插管而导致心理不适的患者。这种可控性回肠造口术，能阻止粪便和气体的溢出。其优点是无须使用造口袋、减轻患者的精神负担、提高患者生活质量等；缺点是操作复杂、术后造口脱垂发生率较高、对施术者要求较高等。目前因该术式并发症的发生率和再手术率高，目前已经很少推荐使用。

（5）全结直肠切除术、回肠肛管吻合术（IAA）

手术方法为将囊状回肠与直肠在肛管上缘水平吻合。该术式虽然保留部分肛门功能，但术后排便情况不佳，易出现吻合口瘘、吻合口狭窄、贮袋炎、储袋梗阻、性功能障碍、肛瘘等并发症；且患者术后需定期随访，临床应用常受到限制。因研究数据较少，对于其手术后的疗效有待进一步考证，目前较少采用此术式治疗 UC 患者。

（三）溃疡性结直肠炎的中医内治法

1. 辨证论治

（1）大肠湿热证

治法：清热化湿，调气和血。

主方：芍药汤（《素问病机气宜保命集》）。

药物：白芍、黄连、黄芩、木香、炒当归、肉桂、槟榔、生甘草、大黄。加减：脓血便明显，加白头翁、地锦草、马齿苋等；血便明显，加地榆、槐花、茜草等。

（2）热毒炽盛证

治法：清热祛湿，凉血解毒。

主方：白头翁汤（《伤寒论》）。

药物：白头翁、黄连、黄檗、秦皮。加减：血便频多，加仙鹤草、紫草、槐花、地榆、牡丹皮等；腹痛较甚，加徐长卿、白芍、甘草等；发热者，加金银花、葛根等。

（3）脾虚湿蕴证

治法：益气健脾，化湿和中。

主方：参苓白术散（《太平惠民和剂局方》）。

药物：党参、白术、茯苓、甘草、桔梗、莲子肉、白扁豆、砂仁、山药、薏苡仁、陈皮。加减：大便白冻黏液较多者，加苍术、白芷、仙鹤草等；久泻气陷者，加黄芪、炙升麻、炒柴胡等。

（4）寒热错杂证

治法：温中补虚，清热化湿。

主方：乌梅丸（《伤寒论》）。

药物：乌梅、黄连、黄檗、桂枝、干姜、党参、炒当归、制附子等。加减：大便稀溏，加山药、炒白术等；久泻不止者，加石榴皮、诃子等。

（5）肝郁脾虚证

治法：疏肝理气，健脾化湿。

主方：痛泻要方（《景岳全书》引刘草窗方）合四逆散（《伤寒论》）。

药物：陈皮、白术、白芍、防风、炒柴胡、炒枳实、炙甘草。加减：腹痛、肠鸣者，加木香、木瓜、乌梅等；腹泻明显者加党参、茯苓、山药、芡实等。

（6）脾肾阳虚证

治法：健脾补肾，温阳化湿。

主方：附子理中丸（《太平惠民和剂局方》）合四神丸（《证治准绳》）。

药物：制附子、党参、干姜、炒白术、甘草、补骨脂、肉豆蔻、吴茱萸、五味子。

加减：腰酸膝软，加菟丝子、益智仁等；畏寒怕冷，加肉桂等；大便滑脱不禁，加赤石脂、禹余粮等。

（7）阴血亏虚证

治法：滋阴清肠，益气养血。

主方：驻车丸（《备急千金要方》）合四物汤（《太平惠民和剂局方》）。

药物：黄连、阿胶、干姜、当归、地黄、白芍、川芎。加减：大便干结，加麦门冬、玄参、火麻仁等；面色少华，加黄芪、党参等。

2. 常用中成药

（1）虎地肠溶胶囊

清热、利湿、凉血。用于溃疡性结肠炎湿热蕴结证，症见腹痛，下痢脓血，里急后重。

（2）补脾益肠丸

益气养血，温阳行气，涩肠止泻。用于脾虚气滞证，症见腹胀疼痛、肠鸣泄泻、黏液血便；慢性结肠炎、溃疡性结肠炎见上述证候者。

（3）固本益肠片

健脾温肾，涩肠止泻。用于脾虚证或脾肾阳虚证。症见腹痛绵绵、大便清稀或有黏液及黏液血便、食少腹胀、腰痠乏力、形寒肢冷、舌淡苔白、脉虚；慢性肠炎见上述证候者。

（4）肠胃宁片

健脾益肾，温中止痛，涩肠止泻。用于脾肾阳虚证、溃疡性结肠炎肠功能紊乱见上述证候者。

（5）固肠止泻丸

调和肝脾，涩肠止痛。用于肝脾不和，泻痢腹痛，慢性非特异性溃疡性结肠炎见上述症候者。

（6）龙血竭片（肠溶衣）

活血散瘀，定痛止血，敛疮生肌。用于慢性结肠炎所致的腹痛、腹泻等症。

（7）结肠宁（灌肠剂）

活血化瘀，清肠止泻。

（8）锡类散

解毒化腐。用于灌肠治疗。

（9）克痢痧胶囊

解毒辟秽，理气止泻。中病即止，避免长久使用。

（四）溃疡性结直肠炎的中医外治法

1. 针刺治疗

临床常用足阳明胃经穴位、足三阴经穴位以及任脉穴位，具体穴位包括足三里、上巨虚、下巨虚、关元、天枢、大肠俞、脾俞、太溪、公孙等。其中气血瘀滞者可斜刺肝俞穴、直刺肾俞穴和脾俞穴；湿热郁结者可直刺天枢穴、足三里穴、上巨虚穴；脾虚气陷者可针刺天枢穴、上巨虚穴、内关穴。此外在针刺基础上可结合电刺激，可强化针刺疗效。

2. 艾灸治疗

艾灸是指将艾叶制成艾灸材料后，温热刺激机体经络穴位，从而激发体内经气活动，加强气血运行的一种灸法，具有温经散寒、培元固本的作用。其治疗常用穴位有神阙、足三里、气海、脾俞等。临床取穴特点为：多局部取穴，以腹部穴位为主，常用神阙穴、天枢穴；重视俞募配穴，如天枢配大肠俞、中脘配胃俞、关元配小肠俞；常循经取穴，如足阳明胃经的天枢、足三里、上巨虚、下巨虚。

3. 贴敷治疗

药物贴敷是常用中医治疗方式，药物通过与皮肤直接接触，刺激了体表的经络和腧穴，使有效成分通过经络系统作用于全身，从而达到调节脏腑功能的作用。其主要治疗原则为温阳补脾、调整阴阳，可辅助汤药内服起到增强疗效的作用。目前主要选取脾俞、肾俞、大肠俞、神阙等穴位，用木香、肉桂、延胡索、细辛等量研粉，贴于穴位固定，并配合中药内服，可以较快改善患者临床症状及结肠镜下黏膜病变，且不良反应少。

4. 中药保留灌肠治疗

由于本病主要位于大肠，即使转入它脏，大肠之病依然存在，因此可利用中药煎剂保留灌肠。多选用具有清热燥湿、解毒凉血、生肌止血、止痢的药物。中药保留灌肠方剂：①三黄汤加减：黄芩 10g、黄檗 10g、黄连 10g、栀子 5g、五倍子 10g、明矾 10g。②败酱草合剂：败酱草 30g、白矾 10g、黄芩 10g、白及 15g。③通灌汤：苦参、地榆、黄檗、甘草等。用法：每方水煎、浓缩，取 50mL 用注肛器推注灌肠 1~2 次 /d 早晚均可以。灌药前将药物加温至 38~40℃，推注缓慢，手法轻柔和缓。推入药液后，令患者卧床休息 1~2 小时，以保留时间长为宜。可根据病情在灌肠药液中加入适量锡类散、青黛散；对腹泻、便血严重患者可加入氢化可的松 50mg。亦可取氢化可的松 100mg，加入 5% 葡萄糖盐水 200mL，1~2 次 /d 点滴灌肠。一旦症状改善，立即改用中药灌肠。

5. 栓剂治疗

栓剂多用于治疗溃疡性直肠炎及远端结肠型溃疡性结肠炎。临床可选用三七阿胶栓（三七、阿胶、黄檗、紫草、延胡索、秦皮、黄连、白头翁、罂粟壳、苦参、白及）治疗大肠湿热型 UC 患者。也可使用榆白缓释栓（苦参、败酱草、三七粉、青黛、白及、地榆、珍珠粉、血竭）治疗轻中度 UC 直乙结肠型患者，其功效为收敛、止血、生肌，能明显改善肠黏膜病变。目前市场上已有较为成熟的中药栓剂如复方五倍子栓剂、清肠栓、三七阿胶栓等大幅度提升患者依从性，深受患者喜爱。

6. 穴位埋线疗法

将羊蛋白线或胶原蛋白线埋于特定穴位，能延长穴位刺激时间，增加有效治疗时间；且蛋白线属异体蛋白组织，长期置于穴位处可使机体产生变态反应，调节免疫功能，加速人体血液循环，使炎症因子被快速吸收，达到治疗效果。

7. 浮针治疗

浮针治疗已应用于溃疡性结直肠炎患者，对于腹痛、里急后重以及肛门下坠感等症状效果良好，取患者仰卧位，双下肢屈曲，用指腹在腹壁、大腿前方、内侧仔细触摸患肌，主要嫌疑肌：腹直肌、腹外斜肌、腹横肌、内收肌群、股四头肌、胫前肌等。如果胫前肌处于病理性紧张状态，可先在该肌下方"远程轰炸"，随后进行胫前肌和股四头肌的再灌注活动，最后处理左侧腹部患肌。（远程轰炸，即在一个区域或者一条路径上，从患肌的离心周边即最远端进针，针尖对准患肌群；如：颈肩上肢出现多个患肌，我们可以循着上臂由下向上进针，这样可以用最少的进针次数达到最好的治疗效果）患者通常在浮针治疗结束后立刻感觉疼痛、肛门下坠感减轻，症状整体有所改善。

8. 推拿疗法

推拿一般联合针灸使用，可以增强人机体的免疫力，改善机体的内部环境，并促进已病变的肠黏膜的恢复和抵抗组织致病因子对肠黏膜侵袭，防止病情再次复发，加速机体康复。另外针灸联合推拿还可以改善患者肠部血液循环，促进肠黏膜循环血量并增强其血流量，利于溃疡面愈合和修复，在一定程度上抑制炎症进展，促进肠道正常功能的恢复。具体方法可推拿按摩背部两侧膀胱经，自上而下由膈俞穴到大肠俞按摩 5 分钟，拇指按法 12 分钟选取穴位分别为膈俞、脾俞、大肠俞、胃俞、膏肓俞。也可选择中脘穴进行腹部按摩，随着患者的呼吸，徐徐施力，以患者能承受为度，按而留之约 25 分钟。

9. 耳穴贴压法

通过刺激穴位发挥调节脏腑和器官功能活动从而治疗疾病的功效，能够减轻腹泻及疼痛不适症状。选取耳穴：直肠、大肠、脾、胃、神门、皮质下，先用探针探测所选耳穴穴位，有轻微疼痛酸胀感，随后用耳穴贴片贴压穴位（选择双侧耳穴进行贴压），每穴按揉 3 次 /d，每次按揉 10 分钟（按揉时要求持续有胀痛感，直至耳朵发红发热），每天更换，疗程为 1～2 周。

（五）特殊溃疡性结直肠炎的处理

急性发作期患者应卧床休息，精神过度紧张者可适当选用镇静剂。饮食应以易消化、少纤维、富有营养为佳，避免牛奶及乳制品。饮食治疗的目的在于减少对肠道的过度刺激、补充足够的营养。对重症患者及有肠道外病变者应加强支持疗法，如酌情输血、补充多种维生素、纠正电解质紊乱。对腹痛或腹泻明显者，可给少量阿托品、普鲁苯辛之类药物。但要注意，大剂量使用时有引起中毒性结肠扩张的危险。

（六）溃疡性结直肠炎并发症的处理及其中医防治

1. 肠内并发症的处理

（1）肠梗阻

肠梗阻作为溃疡性结肠炎的一种并发症，在临床上因为其发病率低，往往容易被忽视。患者如果出现阵发性的腹痛，伴有恶心、呕吐、腹胀，还有停止排气、排便的症状，也就是常说的痛、呕、胀、闭的肠梗阻四大主症，应尽快进行立位腹（部）平片或者 CT 检查，明确是否是肠梗阻。对于单纯性、不完全性的肠梗阻，特别是有广泛粘连的，一般选用非手术治疗：包括禁食、胃肠减压、纠正水电解质紊乱，以及酸碱平衡失调、防止感染等；此外中药灌肠常常具有显著的疗效。如果患者是绞窄性肠梗阻，应尽早进行手术治疗，一般观察不宜超过 4 小时。

（2）中毒性巨结肠（Toxic megacolon，TMC）

多见于活动期溃疡性结肠炎和全结肠炎患者，多因炎症侵及肌层，致结肠肌收缩力下降，造成结肠扩张，这类患者多伴有高热，体温＞38℃，心率＞120 次/min，白细胞计数＞105×10^9/L，有失水、神志变化、电解质紊乱或低血压的中毒症状，体检常有腹部压痛，甚至反跳痛、腹膨隆、肠鸣音减少或消失，此类患者禁行结肠镜与气钡双重造影检查，但可行直肠镜检查，腹部平片可见横结肠直径超过 6cm，最大可达 17cm。内科治疗早期需要严密监护，密切观察患者生命体征，对于患者反复腹泻，大量液体丢失，需及时建立静脉通道补液治疗，禁食、胃肠减压。目前常用的药物有糖皮质激素、抗生素、免疫抑制剂、生物制剂，其中静脉注射激素治疗仍为患者的一线用药，用于短期内中毒性巨结肠的缓解。UC 并发 TMC 的患者在临床上若能早期识别，并积极给予合理的内科治疗，可使部分患者避免手术切除的风险，但若经过 48~72 小时积极有效地内科治疗后，患者症状无明显改善，或患者出现持续发热、全身中毒症状、大量便血和需持续输血、有肠穿孔征象者等需积极联系外科医师行手术治疗。

（3）肠穿孔

属于急腹症，严重者可出现休克，甚至死亡。临床可见剧烈的腹痛、腹肌紧张、压痛、反跳痛、腹胀、发热、恶心、呕吐等表现，可并发弥漫性腹膜炎、感染、休克等重症。多在中毒性结肠扩张基础上发生，需急诊手术处理。皮质激素的应用被认为是肠穿孔的一个危险因素。

（4）不典型增生和癌变

由于长期慢性炎症的刺激，溃疡性结直肠炎患者的结直肠有癌变的风险，总体癌变风险与病程、病变范围和治疗方案有关联，定期内镜随访以及使用 5- 氨基水杨酸制剂和激素为癌变保护因素。中医治疗方法为扶正固本、解毒化瘀；扶正固本、解毒化瘀为主要治疗原则，肠炎相关性结直肠癌（CAC）是溃疡性结肠炎的一大并发症，溃疡性结肠炎慢性炎症反复刺激及肠道菌群变化是肠炎相关性结直肠癌发生的主要机制。若已生癌前病变或癌变，在扶正基础上解毒化瘀、化痰散结，临床用药选用鸦胆子、薏苡仁、雷公藤、苦参、半枝莲等清热解毒类中药，可以抑制和减少肿瘤炎症微环境的形成，发挥抑制肿瘤细胞增殖、促进凋亡的作用。

2. 肠外并发症的处理

（1）贫血

贫血是溃疡性结肠炎患者最常见的肠外表现之一，以缺铁性贫血（Iron deficiency anemia，IDA）和慢性病贫血（Anemia of chronic disease，ACD）为主。其贫血原因复杂，多种病因常合并存在：IDA 患者主要因肠黏膜溃疡出血、饮食受限而发生铁缺乏。ACD 患者主要因为长期慢性炎症状态、铁调素表达上调可限制肠道铁的吸收，影响体内铁的分布。此外炎症因子水平上调使红细胞生成受抑、成熟障碍、寿命缩短；少数 UC 患者因肠道手术、药物作用而导致维生素 B_{12} 缺乏性贫血和叶酸缺乏性贫血。所以了解其病因和发病机制对于选择最佳治疗方案至关重要。目前缺铁已成为溃疡性结肠炎的一个独立治疗靶点，治疗时机和方法取决于症状、病因以及 Hb 下降程度。临床上已经将静脉补铁作为溃疡性结肠炎贫血的一线治疗，其有效性和耐受性已被广泛证明。鉴于贫血治愈者会在一年内复发，门诊随访的活动期溃疡性结肠炎患者应至少每 3 个月进行一次筛查，缓解期或轻症患者每 6~12 个月进行一次筛查。中医认为脾虚是 UC 合并贫血发生的关键病机，治疗上以益气健脾、补益气血为主要原则；常用当归、地黄、白芍、阿胶、鸡血藤等补血药治疗贫血。

（2）关节病变

关节病变是炎症性肠病（IBD）最常见的肠外表现之一，发生率几乎达到了 20%~30%。IBD 引起的关节病变可分为中轴型和外周型。目前合并关节表现的炎症性肠病的治疗原则主要包括：有效的控制肠道炎症；进行骨密度检测，预防骨质疏松；其措施主要包括：减少负重运动、戒烟、补充钙及维生素 D。中医治疗上以温经通脉、活血化瘀和行气止痛为主，常用芍药、知母、桂枝、麻黄、鹿角胶、当归，川芎和红花等药物进行治疗。

1）中轴型关节炎：发病率在 UC 与 CD 中几乎相同，中轴型主要表现为强直性脊柱炎和骶髂关节炎。中轴型关节炎的诊断主要依靠炎性腰背痛的临床特征和骶髂关节炎的影像特点，20%~50% 的炎症性肠病患者有骶髂关节炎的影像学证据，MRI 可在无关节症状的患者中发现早期骶髂关节炎。仅有 1%~10% 的炎症性肠病患者会并发强直性脊柱炎。中轴型关节炎预后较差，以强化理疗和短期使用非甾体抗炎药（NSAIDs）为主，对NSAIDs 药物不耐受或关节症状难治者，应早期选用抗肿瘤坏死因子制剂。

2）外周型关节炎：发生率 UC 低于 CD。外周型关节炎又可分为 1 型和 2 型，1 型为非对称性少关节炎，一般病变关节少于 5 个，常与 IBD 的活动性相关；2 型为对称性多关节炎，与 IBD 的活动度没有相关性。外周型主要包括关节炎，肌腱炎，指 / 趾炎。关节炎可发生于每一个关节，但以大关节为主；肌腱炎最常发生于脚跟及跖肌筋膜处；指 / 趾炎较为少见，主要表现为所有的手指或脚趾均发炎肿胀，即所谓的香肠状手指或脚趾。外周型关节炎的诊断主要依靠炎症症状，同时需排除其他特定类型关节炎。外周型关节炎预后较好，1 型常为自限性（＜ 10 周），以控制肠道炎症、休息、理疗为主，2 型主要应用NSAIDs，必要时可使用激素。

（3）眼部病变

眼部病变是炎症性肠病常见的肠外表现之一（4%～29%），主要以巩膜外层炎和葡萄膜炎最常见。眼部病变的诊断主要依靠眼部症状、专科查体、裂隙灯等专科检查来确定，通常需要眼科医师协助诊治。

1）巩膜外层炎：主要表现为巩膜和结膜充血、瘙痒和灼热，通常不影响视力。巩膜外层炎多可在控制肠道炎症、局部应用 NSAIDs 后得到缓解，但局部用药的具体方法和剂量需由眼科医生来确定。

2）葡萄膜炎：多为前葡萄膜炎，起病隐匿，常为双眼病变，主要表现为眼痛、视力模糊、畏光和头痛，严重者可失明。前葡萄膜炎多需局部应用皮质类固醇和睫状肌麻痹剂，耐药的葡萄膜炎患者可使用硫唑嘌呤、氨甲蝶呤、英夫利西单抗、阿达木单抗等药物治疗。中医治疗采用辨证论治，肝经风热型予新制柴连汤加减、肝胆火炽或肝经湿热型予龙胆泻肝汤加减、风湿夹热型予抑阳酒连散加减。

（4）肝胆疾病

炎症性肠病患者的肝胆表现主要为原发性硬化性胆管炎和脂肪肝。

1）原发性硬化性胆管炎：为一种慢性的胆管炎症，大约占所有患者的 3%；UC 的发生率为 2.0%～7.5%。原发性硬化性胆管炎常隐匿起病，早期多无症状，出现症状时可表现为皮肤瘙痒、黄疸和右上腹痛等。原发性硬化性胆管炎易发生在溃疡性结肠炎，广泛性结肠炎、倒灌性回肠炎或直肠豁免的患者中。特殊类型原发性硬化性胆管炎推荐进行肝脏病理活检以明确诊断。改善肝功能指标药物有中剂量熊去氧胆酸（15～20mg/kg/d），但并不能改善组织学进展和疾病预后。应避免使用大剂量熊去氧胆酸（28～30mg/kg/d）。此外需注意合并自身免疫性肝炎者可使用激素或免疫抑制剂，必要时可考虑肝移植。

2）脂肪肝：占 UC 患者的 6.2%～40%，其诊断主要依据影像学检查或肝活检检查证明肝脏存在脂肪变性，并需排出脂肪变性的并发因素，如应用胺碘酮、过度饮酒等。脂肪肝的治疗一般以调整饮食和改变生活方式为主。所以目前对于 UC 患者应注意监测血糖及谷草转氨酶（AST）、谷丙转氨酶（ALT）水平，及时筛查患者是否有酒精肝，为该病预防、诊断和治疗提供一定依据。中医采用辨证论治：脾虚湿热胜者，予健脾清热利湿之法；肝郁脾虚生痰者，予疏肝健脾、利湿化痰之法；脾虚湿盛夹瘀者，予健脾利湿、活血化瘀之法；脾肾两虚者，予健脾利湿补肾之法。

（5）皮肤黏膜病变

UC 最常见的皮肤表现为结节性红斑（Erythema nodosum，EN）和坏疽性脓皮病（Pyoderma gangrenosum，PG）。皮肤病变的诊断主要依靠其典型的临床特征，在非典型病例中可行皮肤活检协助诊断。类固醇皮质激素是治疗皮肤病变的一线用药，皮肤病变严重者可使用免疫抑制剂或生物制剂。皮肤黏膜病变在用药的同时也需加强伤口护理，避免继发感染，促进组织快速愈合。目前中医采用内外合治：内治多以调和肝脾治其本，清化湿热调其标，外治则以提脓去腐、清创外治之法为主。

1）结节性红斑（Erythema nodosum，EN）：是 UC 最常见的皮肤病变，发病率 1.2% ~ 10%，女性患者更易发生 EN。EN 通常与 UC 活动性相关，皮损严重程度不一定与 UC 严重程度平行。EN 是一种主要累及皮下脂肪的急性炎症性疾病，皮损呈圆形或椭圆形、轻微隆起、向真皮浸润的疼痛性红色或紫红色结节。治疗原发性肠道炎症后，EN 症状可迅速缓解，部分未经治疗的 EN 患者可在 3~6 周内自发消退，该过程与病情严重程度相关。EN 的预后较好，以支持性治疗为主，包括用压缩长筒袜、抬高腿部、卧床休息、避免病变区域接触刺激，严重者需给予全身糖皮质激素治疗，当 EN 发生于 UC 缓解期时，口服低剂量糖皮质激素可快速缓解皮肤病变。对上述治疗抵抗或复发患者，可使用免疫抑制剂或 TNF 拮抗剂。

2）坏疽性脓皮病（Pyoderma gangrenosum，PG）：在 UC 患者中的发病率为 5% ~ 20%，易累及女性，与肠道疾病活动的关系尚不明。PG 初发为小丘疹、水疱、脓疱或结节，逐渐增大融合成浸润性斑块，随即出现坏死溃疡，向外周和基底部浸润，表面常覆以黄绿色脓液，边缘清楚，呈紫红色或蓝色，周围伴红斑或水肿，后期常继发细菌感染，加重病情。PG 常需联合治疗，控制肠道炎症是 PG 治疗的主要目标之一。局部和（或）全身应用糖皮质激素是一线治疗药物，氨甲蝶呤和硫唑嘌呤可作为激素撤退后的维持治疗药物。环孢素或他克莫司静脉注射可用于病情严重以及激素治疗抵抗者。对糖皮质激素治疗抵抗者，可采用 TNF 拮抗剂治疗，包括英夫利西单抗、阿达木单抗。外用或口服钙调神经磷酸酶抑制剂可作为替代方案。此外，创面局部可对症处理，如覆盖保湿敷料以促进愈合以及避免继发感染，溃疡周围皮肤可外用氧化锌软膏。

（6）血栓及出血疾病

静脉血栓栓塞在炎症性肠病的患者中以深静脉血栓形成和肺栓塞最为常见，此类疾病的诊断主要依靠临床表现及超声、CT 血管成像等影像学检查。应当对所有炎症性肠病患者进行血栓风险评估，并考虑进行血栓预防，具有高危因素的患者应遵循国际血栓防治指南启动抗凝治疗，这样既可以防止血栓形成，也可以降低动脉粥样硬化及冠状动脉疾病发生的风险。中至重度活动期溃疡性结肠炎患者，往往存在结肠黏膜广泛糜烂、溃疡甚至出血，出现大量血便。对于防止出血与血栓形成，中医治疗方法为清热凉血、健脾益气、活血养血；塞流、澄源、复旧为主要治疗原则，选药以黄连、地榆炭、白及、三七粉清热凉血止血不留瘀，黄芪、薏苡仁、白术健脾益气养血，同时佐以木香、当归行气养血活血。

3. 其他并发症的中医防治

防治机会性感染：中医治疗方法为益气扶正、清热解毒；益气扶正、清热解毒为主要治疗原则，中医学认为，病毒、细菌等感染是由正气虚损、六淫、毒邪内侵所致。在未感染之时，以顾护脾胃、益气扶正为主，如黄芪、党参、白术、灵芝、冬虫夏草、淫羊藿等；若合并机会性感染，治疗上祛邪与扶正并举，在益气扶正基础上，黄连、黄芩、败酱草、虎杖等清热解毒的药物以祛邪外出，修复脏腑功能，调节免疫。

第二节　克罗恩病

一、克罗恩病的诊断

克罗恩病（Crohn'disease，CD）是一种慢性、复发型、原因不明的肠道炎症性疾病，又称局限性肠炎、节段性肠炎、肉芽肿性肠炎。可以累及从口腔到肛门之间的任何部位，好发于回肠、结肠和肛周。本病与溃疡性结肠炎统称为非特异性炎症性肠病。关于本病的病因和发病机制的认识至今尚不明确，目前主要认为可能与感染、免疫抑制与遗传等因素有关。

1. 感染因素

早在 20 世纪 30 年代就已提出感染学说，但未能从流行病学及免疫学方面证实。

（1）细菌感染

虽然迄今为止未能发现一种特异性致病菌，但必须注意感染因素。由于本病发病部位细菌密度高，细菌产物是重要的炎症激活物，无菌环境并不能诱发肠炎或仅表现为轻微损伤，所以由此提示正常菌群在本病的发病与否中起重要作用。

（2）病毒感染

慢性炎症肠病的病情加剧可能与风疹病毒、EB病毒等感染有关。相反，也有研究认为慢性炎症性肠病的加剧可因潜伏的病毒感染、活化而加重，但两者之间的因果关系尚需进一步证明。

（3）支原体感染

有资料表明支原体感染与胃肠道症状的关系最为密切。

2. 饮食因素

克罗恩病采用要素饮食或全胃肠外营养可使活动期患者病情缓解。因而引起人们对克罗恩病饮食的关注。

3. 吸烟因素

近来一些国家研究一致认为吸烟者患克罗恩病的危险比不吸烟者高4倍，已经证明吸烟可改变结肠黏液的形成，能够影响肠蠕动。

4. 口服避孕药

服用过避孕药的妇女克罗恩病的发病率增加两倍左右，这种危险随着用药时间的延长而增加。

5. 宿主因素

（1）免疫因素

本病有Langhans型的细胞形成，此为迟缓型变态反应的组织学表现。患者的淋巴细胞在体外培养中能破坏结肠上皮细胞，显示细胞毒作用。患者血清中发现有抗结肠上皮细胞抗体或抗原抗体复合物，提示抗体免疫作用。

（2）遗传因素

北美犹太人患病率较黑人高，有阳性家族史者可高达10%以上，提示本病的发生可能与遗传有关。

（一）克罗恩病的临床表现

克罗恩病最常发生于青年期，根据我国统计资料显示，发病高峰年龄为18~35岁，男性略多于女性（男女比约为1.5:1）。临床表现呈多样化，包括消化道表现、全身性表现、肠外表现及并发症。

1. 消化道表现

主要为腹痛、腹泻，也可有便血。病变累及上消化道者也可出现胸骨后疼痛、胃灼热、吞咽痛、呕吐等症状。临床有50%~90%的患者存在不同程度的腹痛症状，以右下腹或脐周痉挛性腹痛为多见，可在餐后疼痛明显，排便后疼痛减轻；为70%~90%的患者有腹泻症状，一般腹泻程度较轻，每天 2~6 次，可自行缓解，饮食不当等诱因可加重症状；便血症状多出现在溃疡侵及肠壁血管时发生，该症状易反复发作。

2.全身性表现

全身性表现主要有体重减轻、发热、食欲不振、疲劳、贫血等，青少年患者可见生长发育迟缓。食入减少、长期腹泻、炎症刺激等是体重减轻的主要原因；发热则是由于肠道炎症及组织破坏后毒素的吸收所引起。急性发作和重症的患者常有水、电解质和酸碱平衡紊乱，女性患者可有闭经，男性患者可有性功能减退等症状。

3.肠外表现

本病肠外表现与 UC 相似（详见 UC 临床表现部分）。

（二）克罗恩病的分型、分期、部位与活动度判断

1.分型、分期、部位

（1）根据发病缓急

可分为急性和慢性 2 型。

1）慢性型起病隐匿，初起症状较轻，不易引起注意，患者常于数月或数年后才积极求医得到诊断，早期有长短不一的活动期和静止期，随后呈进行性发展。

2）急性型起病急骤，可表现为急腹症，酷似急性阑尾炎或急性肠梗阻。

（2）根据病情轻重

分为轻度、中度和重度 3 型（具体区分方法参考简化 CDAI 计算法或 BEST CDAI 计算法）。

（3）根据病变部位

分为回肠—结肠型、小肠型、结肠型和肛门直肠型 4 型。

2.活动度判断

CD 活动指数（CDAI）可评估疾病活动性的严重程度以及进行疗效评价。

（1）临床上采用较实用的 Harvey 和 Bradshow 标准（简化 CDAI）（见表 2-2）。

表 2-2　简化 CDAI 计算法

项目	分数
一般情况	0：良好；1：稍差；2：差；3：不良；4：极差
腹痛	0：无；1：轻；2：中；3：重
腹泻	稀便每日 1 次记 1 分
腹部包块	0：无；1：可疑；2：确定；3：伴触痛
并发症（关节痛、虹膜炎、结节性红斑、坏疽性脓皮病、阿弗他溃疡、裂沟、新瘘管及脓肿等）	每个 1 分

注：≤4 分为缓解期；5~7 分为轻度活动期；8~16 分为中度活动期；>16 分为重度活动期。

（2）Best 的 CDAI 计算法被广泛应用于临床和科研（见表 2-3）。

表 2-3　BEST CDAI 计算法

变量	权重
稀便次数（1 周）	2
腹痛程度（1 周总评，0~3 分）	5
一般情况（1 周总评，0~4 分）	7
肠外表现与并发症（1 项 1 分）	10
阿片类止泻药（0、1 分）	30
腹部包块（可疑 2 分，肯定 5 分）	10
血细胞比容值（正常：男 40，女 37）	6
100×（1- 体重 / 标准体重）	1

注：总分为各项分值之和，克罗恩病活动指数 < 150 分为缓解期，≥ 150 分为活动期，其中 150~220 分为轻度，221~450 分为中度，> 450 分为重度。

（三）实验室检查与临床意义

1. 血常规

克罗恩病患者多因营养不良导致铁、叶酸或维生素 B_{12} 缺乏，所以临床中可表现为不同程度的贫血，此类患者通常伴有广泛的小肠病变，回肠受累也较常见。中、重度患者白细胞可有轻度升高，少数重症患者因合并感染白细胞可高达 $30 \times 10^9/L$，以中性粒细胞增高为主。活动期患者血小板计数可升高。

2. 粪便检查

粪便外观多呈糊状或稀水样，镜检可有红细胞、白细胞。

3. 红细胞沉降率（ESR）检查

ESR 能够对急性期反应提供直接、快速的评估。克罗恩病患者在活动期 ESR 可有不同程度的升高。

4. C- 反应蛋白（CRP）

在克罗恩病活动期患者 CRP 多升高，波动在 5~200mg/L，但并不是本病的特异性指标。

5. 肝功能和电解质检查

人血白蛋白可降低，可出现低血钾、低血氯、低血钠等离子紊乱。

6. 其他实验室检查

抗酿酒酵母菌抗体和抗中性粒细胞胞浆抗体对于该病的诊断具有一定价值，但由于其在中国患病人群中的敏感性和特异性较西方人群差，所以不作为克罗恩病的常规检查。而溶菌酶、1L-2R、1L-6、单个核细胞血清含量检测对评价该病是否活动具有一定价值。

（四）影像学检查

1. X 线钡餐检查

病变处呈现增生性和破坏性病变，主要表现为节段性炎症伴肠壁增厚、僵硬和肠腔狭窄（细线征）、裂隙状溃疡、"铺路石样"表现、假性息肉、瘘管形成等，病变呈多发性、跳跃性分布，主要累及部位为末端回肠，其次是各段结肠和小肠。

2. CT 或 MR 检查

肠道造影可更好地扩张小肠尤其是近段小肠，可能更有利于高位克罗恩病变的诊断。活动期克罗恩病典型的 CT 表现为肠壁增厚（> 4mm）；肠黏膜明显强化并伴有肠壁分层改变，黏膜内环和浆膜外环明显强化，呈"靶征"或"双晕征"；肠系膜血管增多、扩张、扭曲，呈"木梳征"；相应系膜脂肪密度增高、模糊；肠系膜淋巴结肿大等。盆腔MR 有助于确定肛周病变的位置和范围，了解瘘管类型及其与周围组织的解剖关系。

3. 腹部超声检查

对发现瘘管、脓肿和炎性包块具有一定价值，但对克罗恩病的诊断准确性较低，超声造影及彩色多普勒可增加准确性。克罗恩病主要超声表现为肠壁增厚（≥ 4mm 认为异常），黏膜下层增厚最明显；回声减低，正常肠壁层次结构模糊或消失；受累肠管僵硬，结肠袋消失；透壁炎症时可见周围脂肪层回声增强，即脂肪爬行征；肠壁血流信号较正常增多；内瘘、窦道、脓肿和肠腔狭窄；其他常见表现有炎性息肉、肠系膜淋巴结肿大等。由于超声检查方便、无创，对克罗恩病诊断的初筛及治疗后活动性的随访相当有价值。

（五）克罗恩病的内镜检查与病理诊断

1. 结肠镜检查和黏膜组织活检

为克罗恩病诊断的常规首选检查，结肠镜检查可达末段回肠。

（1）结肠镜下表现

可直接观察到结肠病变部位，早期克罗恩病内镜下表现为阿弗他溃疡，随着疾病进展，溃疡可逐渐增大加深，彼此融合形成纵行溃疡。克罗恩病病变内镜下多为非连续改变，病变间黏膜可完全正常。其他常见内镜下表现为卵石征、肠壁增厚伴不同程度狭窄、团簇样息肉增生等。少见直肠受累和（或）瘘管开口、环周及连续的病变。内镜检查有助于发现微小和各期病变，必要时取活体组织检查可明确诊断（图 2-3）。

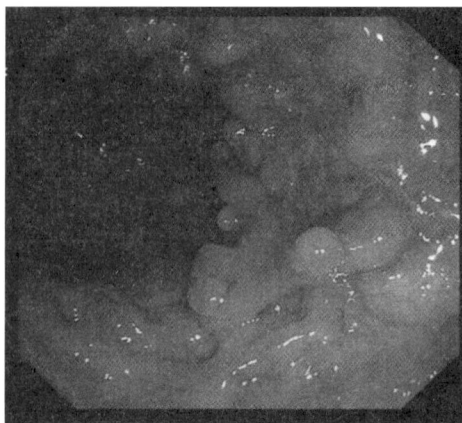

图 2-3　CD 肠镜下表现

（2）病理检查

病理检查对本病的确诊有重要意义，可见裂隙性溃疡穿透整个肠壁，结节病样肉芽肿、固有膜底部和黏膜下层淋巴细胞的聚集。局灶性的慢性炎症、局灶性隐窝结构异常和非干酪样肉芽肿是克罗恩病活检标本在光学显微镜下的公认特点（图 2-4）。

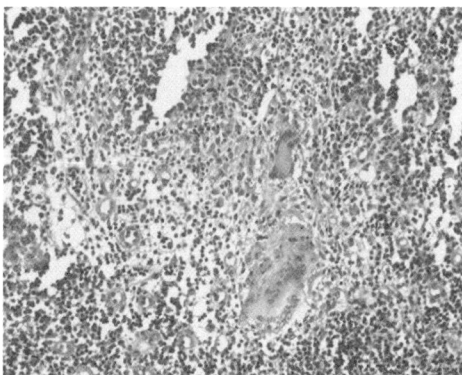

图 2-4　肉芽肿病理图片

2. 对于其他检查发现小肠病变或尽管上述检查阴性而临床高度怀疑小肠病变需进行确认及鉴别者

可选用小肠胶囊内镜检查或小肠镜检查（图 2-5）。

（1）小肠胶囊内镜检查

对发现小肠黏膜的异常相当敏感，但对一些轻微病变的诊断缺乏特异性，且有发生滞留的危险。主要适用于疑诊克罗恩病但结肠镜及小肠放射影像学检查阴性者。该检查阴性，倾向于排除克罗恩病；阳性结果需综合分析并常需进一步检查证实，故不作为常规检查。

（2）小肠镜检查

目前我国常用的小肠镜是气囊辅助式小肠镜，该检查可在直视下观察病变、取活检和进行内镜下治疗，但为侵入性检查，有一定并发症发生的风险。主要适用于其他检查（如小肠胶囊内镜或放射影像学）发现小肠病变或尽管上述检查阴性而临床高度怀疑小肠病变需进行确认及鉴别者，或已确诊克罗恩病需要该检查以指导或进行治疗者。小肠镜下克罗恩病病变特征与结肠镜所见相同。

3. 少部分克罗恩病病变可累及食管、胃和十二指肠

对于有上消化道症状、儿童和炎症性肠病类型待定患者，应把胃镜检查作为该病的常规检查。

（1）胃镜下表现

病变早期表现为黏膜皱襞增粗、扁平，随着病情的进展可出现纵行溃疡、管腔内息肉样或鹅卵石样充盈缺损的征象，最终可导致管腔狭窄、梗阻或瘘管形成等并发症。

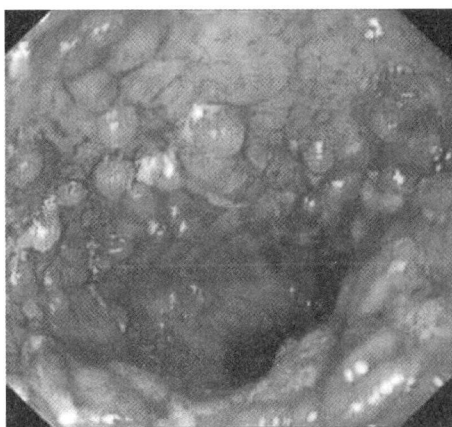

图 2-5　上消化道 CD 胃镜下表现

（2）病理检查

多与结肠病理检查相似。

（六）克罗恩病的鉴别诊断

1. 肠结核

本病与肠结核难鉴别，往往需要根据病理检查方能确定。肠结核绝大多数继发于肠外结核，大多有开放性肺结核。病变虽也累及回肠末端，但同时多累及盲肠、升结肠，无节段性分布，溃疡多为横行，浅表且不规则。结核菌素试验试验阳性，抗结核药物治疗有效。组织学检查可见淋巴结内干酪性肉芽肿，抗酸杆菌染色阳性。

2. 急性阑尾炎

本病在急性期易误诊为急性阑尾炎，阑尾炎患者一般既往无低热、腹泻病史，右下腹压痛固定、局限，血常规白细胞计数可显著增高。

3. 溃疡性结肠炎

本病与溃疡性结肠炎均属于炎症性肠病，溃疡性结肠炎临床症状以腹泻、黏液脓血便为主，直肠炎症刺激时可出现里急后重及大便失禁。结肠镜检查病变多呈连续性、弥漫性分布，黏膜血管纹理模糊、紊乱、充血、水肿，亦可见黏膜粗糙，呈细颗粒状，慢性病变者可见结肠袋囊变浅、变钝或消失。钡剂灌肠 X 线检查可见肠管边缘呈锯齿状或毛刺样，肠管短缩，结肠袋囊消失呈铅管样。病理检查表现为固有膜全层弥漫性炎性反应、隐窝脓肿、隐窝结构明显异常、杯状细胞减少。

4. 肠阿米巴病

肠阿米巴病临床表现以果酱样便为主，好发于盲肠和升结肠，主要累及结肠，少数累及末端回肠，一般无肛门直肠病变，无瘘管，胃肠外可见阿米巴肝脓肿。内镜下早期为针尖样溃疡，后为火山口样溃疡，可见阿米巴肉芽肿和阿米巴瘤。阿米巴肉芽肿内可找到阿米巴滋养体，无节段性全壁炎及淋巴细胞聚集。抗阿米巴治疗有效。

5. 直肠癌、结肠癌

患者年龄多在 40 岁以上，病程呈渐进性发展。钡剂灌肠 X 线检查显示肠段充盈缺损，纤维结肠镜和活组织检查可发现肿瘤证据。

（七）克罗恩病的中医诊断与辨证标准

现代中医认为此病多属"腹痛""泄泻""肛瘘""肠澼"等范畴，所以本病的中医诊断多根据其主要临床症状来确定。中医认为本病主要发病诱因是感受外邪、饮食劳倦、情志内伤、素体虚弱等。本病的病变部位在肠道，涉及脾、胃、肝、肾。湿阻肠道是本病的基本病机。病理性质为本虚标实，临床多以脾气虚损、脾肾阳虚为本，肠道湿热、瘀血为标。病理因素主要有湿热、寒湿、气滞、血瘀等。本病活动期的主要病机为湿邪困阻，气滞血瘀；缓解期的主要病机为脾胃虚弱，阳气下陷，湿邪留恋。

辨证标准：

1）湿热内蕴证：腹痛拒按，大便黄褐而臭，或下痢赤白，肛门胀痛灼热，烦渴喜冷饮，小便短黄，舌红苔黄腻，脉弦滑或滑数。

2）气滞血瘀证：为腹部积块软而不坚，胀痛不移，腹痛拒按，胃纳不佳，舌质紫暗，脉弦或脉细涩。

3）肝郁乘脾证：右少腹或脐周胀痛，腹痛即泻，泻后痛减（常因恼怒或精神紧张而发作或加重）；少腹拘急疼痛；大便溏薄，舌淡红，脉弦。

4）脾虚湿困证：腹痛急，大便溏薄，或清稀如水样，或下痢赤白黏冻，头身困重，舌淡苔白腻，脉濡缓。

5）脾胃虚寒证：腹痛隐隐，时作时止，痛时喜温喜按，肛周脓液稀薄，肛门隐隐作痛，大便稀溏，或黎明即泻，食欲不振，神疲肢冷，腰酸多尿，舌质淡，或胖有齿印，苔白，脉沉或细无力。

二、克罗恩病的治疗

（一）克罗恩病的西医药物治疗

1. 氨基水杨酸类药物

包括柳氮磺胺吡啶、巴柳氮、奥沙拉秦等。这类药物主要适用于结肠型的轻、中度患者。本类药物主要是抑制局部和全身炎症反应，抑制免疫反应，清除氧自由基，抑制肠黏膜的脂肪酸氧化，降低肠上皮通透性，减轻肠道炎症。

2. 类固醇皮质激素

包括泼尼松、氢化可的松、甲泼尼龙等。这类药物是中度活动性克罗恩病治疗的首选，而对于轻度活动性克罗恩病使用氨基水杨酸类药物治疗无效的患者，多应用激素治疗。其中布地奈德用于病变局限在回肠末段、回盲部或升结肠者治疗效果较好。布地奈德用法为口服 3mg/ 次，3 次 /d，一般在 8~12 周临床缓解后改为 3mg/ 次，2 次 /d。延长疗程可提高疗效，但疗程超过 6~9 个月则再无维持作用。该药为局部作用激素，全身不良反应显著少于全身作用激素。本类药物的主要作用机制为降低血管通透性，稳定细胞和溶酶体酶，调节免疫功能，抑制巨噬细胞及中性粒细胞进入炎性区，并使炎症反应的介质减少。

3. 免疫抑制剂

包括氨甲蝶呤、硫唑嘌呤、环孢素、他克莫司等。这类药物毒性大，仅在下列情况下考虑应用：氨基水杨酸类药物、类固醇皮质激素治疗无效的慢性活动性病变者；出现高血压、骨质疏松和骨塌陷、糖尿病、精神病等类固醇激素毒性者；持续用皮质类固醇 > 15mg/d 长达 6 个月者；有慢性瘘管者，包括肛周、直肠、阴道、腹壁及肠道瘘等；广泛性手术如全结肠切除术等术前准备；缓解后的维持治疗。

4. 生物制剂

包括英夫利昔单抗、阿达木单抗等。1998 年抗肿瘤坏死因子（抗 TNF）疗法被批准用于克罗恩病，它改变了传统的治疗模式，提高了患者的反应率和生存率。目前，英夫利昔单抗仍然是我国唯一批准用于克罗恩病治疗的生物制剂。英夫利昔单抗用于激素及上述免疫抑制剂治疗无效或激素依赖者，或不能耐受上述药物治疗者。其作用机制包括拮抗 TNF-α 活性，抑制 TNF-α 引起的免疫及炎症反应。也可用于使用该药诱导缓解后的维持治疗。目前，我国对英夫利昔单抗诱导和维持缓解本病的推荐使用方法如下：①在第0、2、6周以5mg/kg剂量诱导缓解，随后每隔8周给予相同剂量的长程维持治疗。②原来对治疗有反应、之后反应下降或失去治疗反应者，可将剂量增至10mg/kg或保持原有给药剂量但给药间隔时间缩短至4～7周。③推荐定期给药的长期规律维持疗法。对英夫利昔单抗维持治疗达1年、保持临床无激素缓解、黏膜愈合、C反应蛋白正常者，可考虑停用英夫利昔单抗，继以免疫抑制剂维持治疗。

5. 抗生素

肛门瘘管应用抗生素为第一线治疗。合并感染者予广谱抗菌药物或环丙沙星和（或）甲硝唑。甲硝唑可抑制肠内厌氧菌，并有免疫抑制、影响白细胞趋化作用。

6. 益生菌

近年来，肠道微生物成为研究的热点，被证实在克罗恩病发病机制和肠道炎症活动中发挥重要作用。益生菌制剂主要通过调节肠道菌群组成、分化和诱导抗炎因子、改善肠上皮屏障功能、调节营养物质代谢和减少细菌黏附，进而维持肠道微生物平衡和改善肠道免疫防御屏障。然而益生菌对克罗恩病是否有治疗作用仍备受争议，因此益生菌不作为对克罗恩病的常规治疗用药。

（二）克罗恩病的西医外科治疗

手术治疗为治疗的最后选择。适用于克罗恩病内科治疗无效且病情危及生命或严重影响生存质量者，以及有并发症（穿孔、梗阻、腹腔脓肿等）需外科治疗者。克罗恩病的不可治愈性决定了手术治疗的角色只是解除当前存在的并发症而非治愈克罗恩病。术前与患者的充分沟通对于患者了解自身疾病特点、理解手术的作用、调整预期值具有重要的意义。手术方法包括：

1. 节段性结肠切除吻合术

适用于局限性的结肠病变者，如有狭窄、炎性包括或肠瘘形成等。手术方法主要是将病变肠段游离切除，再行端—端结肠吻合。该术式可直接切除病变肠段，术式简单，但并不能治愈本病，且术后易出现腹腔感染，因此要严格把握适应证。

2. 狭窄成形术

适用于多个或扩散性近端肠管狭窄（跳跃性病变）者；曾做过小肠切除，剩下的肠管长度有限者。手术方法是将病变的肠管原位保留，通过类似的幽门成形术方案行狭窄肠腔的扩大，也可采用球囊扩张术，狭窄部位扩张到直径2cm即可。该术式治疗克罗恩病合并肠腔狭窄已经逐渐得到了认可，其安全性和有效性在国内外也得到了证实，但手术的成功与否与术者操作熟练程度也有很大关系，故需术者规范操作。

3. 结肠次全切除 + 回肠直肠吻合术

适用于结肠多段受累而直肠无明显症状者。手术方法为游离病变结肠及回肠末端，距回盲部 3~4cm 切断回肠末端，在骶骨岬水平切断直肠，移去标本，行端—端回肠吻合，可用管状吻合器吻合，也可用徒手吻合。该术式切除病变部位，可快速缓解患者的临床症状，但并不能治愈本病，存在术后复发及出现并发症的风险，术后有 25% 的患者可出现早期并发症如感染与梗阻；其晚期并发症的发生率更是高达 50%，主要为继发于活瓣破裂或功能失调的大便失禁和肠梗阻。

虽然大部分患者有大于 1m 长的肠管即可维持生理需要，但伴随着时间的推移，这部分 CD 患者最终需行多次肠段切除，每一次切除都会增加患者出现短肠综合征以及代谢性相关并发症的风险。因此为了避免短肠综合征的发生，应尽可能地保留 CD 患者肠管。而保留肠管需遵循以下几个原则：保留有功能的肠管；缩小切缘；手术记录中描述肠管切除前后长度；尽量使用狭窄成形术；术后药物预防复发。

（三）克罗恩病的中医内治法

1. 辨证论治

目前，克罗恩病还没有规范的中医辨证方法及各证型的具体方药。近年来，国内外学者医家多从湿热内蕴、气滞血瘀、肝郁乘脾、脾虚湿困、脾胃虚寒 5 个主要证型进行辨证论治。

（1）湿热内蕴证

治法：清热化湿，行气导滞。

主方：白头翁汤、芍药汤加减治疗，也有关于薏苡附子败酱散、乌梅丸等治疗本证型的研究。

药物：白头翁、黄连、黄檗、秦皮、马齿苋、白芍、赤芍、当归、槟榔、煨木香、陈皮、焦山楂、甘草。热毒壅盛者加蒲公英、连翘、生地黄，黏液血便较多者加薏苡仁、苍术，腹痛较盛者加枳壳、延胡索，腹部坚块加莪术、三棱。

（2）气滞血瘀证

治法：理气活血，通络消积。

主方：膈下逐瘀汤、少腹逐瘀汤加减治疗。

药物：五灵脂、当归、川芎、桃仁、赤芍、乌药、延胡索、甘草、香附、红花、枳壳。腹部有包块者加炮山甲、皂角刺，呕吐者加生赭石、半夏、生姜，腹胀甚者加枳实、厚朴，热甚便秘者加大黄、厚朴、金银花等，痛甚者加白芍。

（3）肝郁乘脾证

治法：疏肝理气，健脾化湿。

主方：痛泻要方、四逆散加减治疗。

药物：白术、白芍、陈皮、防风、茯苓、枳壳、乌药、白扁豆、木瓜、薏苡仁、炙甘草。便溏薄、倦怠乏力者加党参，胁胀痛者加香附、柴胡，排便不畅、矢气频作者加枳实、槟榔。

（4）脾虚湿困证

治法：健脾益气，升阳除湿。

主方：胃苓汤加减治疗，也有关于醒脾益胃汤、加减八味丸的研究，临床均有效。

药物：苍术、厚朴、陈皮、炙甘草、泽泻、茯苓、猪苓、炒白术、桂枝、白豆蔻、生姜、大枣。腹痛怕凉喜暖者加炮姜，久泻不止者加薏苡仁、山药、赤石脂、诃子等。

（5）脾胃虚寒证

治法：温补脾肾，固涩止泻。

主方：参苓白术散合四神丸加减治疗，也可选用芪杞固本汤、人参黄芪汤、神应异功散等加减治疗。

药物：党参、茯苓、白术、山药、莲子肉、白扁豆、薏苡仁、砂仁、炙甘草、陈皮、附子、炮姜。小腹胀满者加乌药、枳实、小茴香，食欲不振者加山楂、神曲、麦芽，腹痛甚者加白芍，虚寒盛、腹泻如水样者，可用理中汤加附子、肉桂。

2. 常用中成药

（1）加味香连丸

清热祛湿、化滞止痢。适用于湿热内蕴证。

（2）香砂养胃丸

温中和胃。适用于脾虚气滞证。

（3）补脾益肠丸

健脾和胃，涩肠止泻。适用于脾胃虚弱证。

（4）参苓白术丸

健脾益气，利水渗湿。适用于脾虚湿蕴证。

（5）大黄蟅虫丸

活血祛瘀，通络止痛。适用于瘀血内停证。

（6）人参健脾丸

健脾益气，和胃止泻。适用于脾胃气虚证。

（7）致康胶囊

清热凉血，化瘀止血。适用于肠络血瘀证。

（8）肠炎清

清热利湿，行气止泻。适用于湿热内蕴兼气虚血瘀证。

（四）克罗恩病的中医外治法

1. 针刺疗法

针刺具有疏通经络、抗炎镇痛、促进气血运行的功效。临床治疗本病多选取中脘、气海、足三里、天枢、大肠俞、上巨虚等穴，可根据不同症状临证加减，脾胃虚弱型加脾俞，湿热蕴结型加水分，肝郁脾虚型加肝俞、脾俞，气滞血瘀型加三阴交。有学者则直接用火针点刺神阙穴治疗克罗恩病，发现可有效降低 CRP 和升高 ALB 而起作用。

2. 艾灸疗法

艾灸具有温通经络、温散寒邪、消肿散结、活血逐瘀、引热外行等功效。主要艾灸的部位包括神阙、天枢、中脘、足三里等。具体艾灸方法的选择多样，可用艾炷做无瘢痕灸；也可用艾炷做隔药灸，所用药物可根据患者体质辨证选择。

3. 贴敷疗法

穴位贴敷通过刺激穴位以疏通机体经络，调节脏腑及全身气血功能，以达到治疗疾病的目的。穴位贴敷作为急性期的辅助疗法和缓解期预防复发的方法，被众多临床医家所接受，贴敷所需药物可根据证型来确定。

4. 灌肠疗法

灌肠疗法也是本病的辅助疗法，多与其他治法及药物联合应用以快速缓解患者的临床症状。灌肠药物同溃疡性结肠炎。

（五）特殊克罗恩病的处理

1. 广泛性小肠病变的治疗

存在广泛性小肠病变（累计长度＞100cm）的活动性克罗恩病常导致营养不良、小肠细菌过度生长、因小肠多处狭窄而多次手术造成短肠综合征等严重而复杂的情况，因此早期即应予积极治疗。如早期应用免疫抑制剂（硫唑嘌呤、巯嘌呤、氨甲蝶呤），对病情重或复发者早期考虑予 IFX。营养治疗应作为重要辅助手段。轻度患者可考虑试用全肠内营养作为一线治疗。

2. 食管和胃十二指肠病变的治疗

食管、胃、十二指肠克罗恩病可单独存在，亦可与其他部位克罗恩病同时存在，其治疗原则与其他部位克罗恩病相仿，不同的是：加用质子泵抑制剂对改善症状有效；该类型的一般预后较差，宜早期应用免疫抑制剂（硫唑嘌呤、巯嘌呤、氨甲蝶呤），对病情重者早期考虑予生物制剂。

（六）克罗恩病并发症的处理

1. 肠内并发症的处理

（1）中毒性巨结肠

临床表现常有全身中毒症状及全结肠或节段性结肠扩张的症状。多在急性活动期发生，病情凶险，中毒症状明显，由于炎症波及结肠及肌间神经丛，可导致肠壁张力低下，呈节段性麻痹，肠内容物和气体大量积聚，从而引起急性结肠扩张。本并发症的治疗包括内科治疗和外科治疗，其中内科治疗包括一般治疗（早期需要严密监护，密切观察患者生命体征）、支持治疗（大量补液、输血以纠正低蛋白血症，有条件尽量给予肠外全营养）、禁食、胃肠减压、体位转动疗法（间断地转动体位或肘膝卧位，有利于结肠气体排除和减压）、高压氧治疗、激素与相关治疗（针对不同病因可给予糖皮质激素，以减轻全身中毒症状和局部炎症反应）、抗生素的应用（需静脉应用广谱抗生素，以减少败血症及结肠穿孔所致的腹膜炎）。

（2）肠梗阻

为最常见的并发症。临床多表现为腹部阵发性绞痛、食欲减退、呕吐、无法排气或排便。多为病变引起肠管狭窄，形成部分或完全性肠梗阻。对于肠梗阻的处理，由纤维狭窄所致的肠梗阻可行肠段切除术或狭窄成形术；短段狭窄肠管可行内镜下球囊扩张术；炎性狭窄引起的梗阻可先药物治疗，若药物治疗无效可选择外科手术治疗。

（3）腹腔脓肿

其典型的临床表现有寒战、发热、中性粒细胞升高等，但这些表现也可能因激素、抗生素等药物的应用而被掩盖。对于发生腹腔脓肿的患者，可先行经皮脓肿引流及抗感染处理，必要时再行手术处理病变肠段。

（4）肠穿孔

以突发剧烈腹痛、腹胀、腹膜刺激征为主要临床表现，部分伴恶心、呕吐等消化道症状，重者可有发热、寒战、心率加快、血压下降等中毒性休克的表现。多在中毒性结肠扩张基础上发生，需急诊手术处理。

2. 肠外并发症的处理

（1）吸收不良综合征

以乏力、消瘦、贫血为主要临床表现。慢性消耗、吸收不良是造成本病的主要原因。可予肠外营养支持。

（2）肛瘘

多数患者表现为反复发生的肛旁流脓，有时肛旁可触及条索状物，也有部分患者无明显表现。无症状的单纯性肛瘘无须处理，有症状的单纯性肛瘘以及复杂性肛瘘首选抗菌药物如环丙沙星和（或）甲硝唑治疗。存在活动性肠道克罗恩病者必须积极治疗活动性克罗恩病。肛瘘病情复杂时可由肛肠外科医师根据病情决定是否需要手术以及选择术式。

（3）其他

对于其他肠外并发症，如皮肤黏膜损害、关节损害、眼部病变、肝胆疾病、血栓性疾病等相关病变，与溃疡性结肠炎并发这些疾病的处理相似，具体参考溃疡性结肠炎并发症处理部分。

第三章 其他常见结直肠炎性疾病的诊治

第一节 憩室炎

结肠憩室是因先天性或后天性因素导致结肠壁黏膜层和黏膜下层通过肌层的薄弱区向外膨隆形成的囊袋状突起。先天性憩室又称真性憩室，是结肠壁的所有层均薄弱，疝出的憩室壁为肠壁各层，肌层完整；后天形成的憩室又称获得性憩室，肌层多伴不同程度缺损，多见于肠管内压力增高，使肠壁从肌层薄弱点疝出，多是由于粗纤维摄入不足导致粪便体积小密度大、肠道蠕动慢，使食物在肠道内停留过久而对肠壁压力升高，迫使黏膜经肠壁肌肉的薄弱区向外突出。老年人群憩室发生率较高，男女发生率无明显差异。西方国家左结肠憩室发生率较高，而亚洲国家右结肠憩室发生率高于左结肠。结肠憩室合并炎症时称为结肠憩室炎，10%～25% 的憩室疾病患者会发生憩室炎，憩室炎的病理生理机制尚不清楚，一般认为是由微穿孔和细菌感染所引起。憩室炎好发于乙状结肠，常见首发症状为腹痛，疼痛位置可见于左下腹或右下腹，其临床表现常类似于其他外科急腹症，如急性阑尾炎等，临床上常容易误诊。随着我国人口老年化和饮食结构的改变，结肠憩室炎发病率有增高趋势。

本病属中医学"腹痛""便秘"范畴。

一、病因病理

憩室炎往往是由于口小腔大的憩室被食物残渣堵塞导致开口不通畅，从而引起憩室内食物存留时间过长，引起憩室黏膜感染而发生炎症。因此，结肠壁肌层薄弱，或长期食入低纤维食物，缺少纤维素导致便秘，使肠腔内压力增高，憩室形成，以及食物残渣、粪便、气体长期反复刺激憩室黏膜，以致微穿孔或细菌感染，是憩室炎发病的根本原因。

从中医角度看，憩室炎的发病机制为：忧思气结、情志不畅，或久坐不动，导致气机郁滞，不能宣达。因此，大肠传导失职，糟粕内停。或因阳气亏虚、不得温煦而阴寒内生，寒滞肠中，致使大肠传导无力、津液不行而引起排便困难。

其病变部位在大肠，但又与脾、胃、肝、肾等脏腑的功能失调有关。饮食入胃，经脾胃运化其精微，吸收其精华之后，所剩糟粕最后由大肠传送而出成为大便。若脾胃运化功能失常，则大肠的传送功能可因之而受影响，以致形成便秘。肝能助脾胃消化水谷，且能调畅气机。若肝气郁滞，则可使脾胃消化功能障碍，通降失常，终致大肠传导失职而发生便秘。肾为水火之脏，内寄元阴元阳。肾阴不足，津液缺乏，肠道干涩；或肾阳不足，不能蒸化水津，肠道失于温润，而致大便秘结不通。

二、临床表现

（一）腹痛

常见的首发症状为腹痛。因憩室炎好发于乙状结肠，疼痛位置常位于左下腹，若乙状结肠过于冗长，疼痛也可位于右下腹，疼痛常呈阵发性绞痛或胀痛，下腹部有压痛、反跳痛。急性憩室炎时，除下腹部疼痛外，还可有恶心、呕吐、发热等症状，血液白细胞增高。急性发作虽易自行缓解，或经治疗后易消散，但有复发倾向。

（二）排便异常

常表现为便秘。因大便留积而造成肠内压增高是本病发生的主要原因，也有一小部分患者表现为腹泻或便秘与腹泻交替出现的情况。总而言之，长期严重的便秘是大多数慢性憩室炎患者的主要症状，病程越久，便秘治疗越困难。

（三）并发症

可并发憩室或结肠壁穿孔、肠周脓肿、瘘管形成、肠梗阻、肠出血和门静脉积气。

三、诊断与鉴别诊断

（一）诊断依据

1.临床表现

腹痛，疼痛部位常局限于左下腹，也可位于右下腹。急性憩室炎常表现为左下腹（或右下腹）疼痛，伴发热，疼痛部位可触及包块，有压痛，恶心、呕吐、寒战，临床表现酷似阑尾炎。憩室炎也可呈慢性或反复发作，以致肠壁组织及其周围器官之间有明显增厚与广泛粘连，而形成慢性梗阻现象，患者常有顽固性便秘，或便秘与腹泻交替出现，其左腹部常有胀痛或沉重感，若病变位于横结肠及升结肠等部位，上腹部及右下腹也可感到不适。

2.辅助检查

（1）X线检查

钡剂灌肠造影是结肠憩室最基本的检查方法。单纯憩室壁光滑，合并急性炎症的憩室边界欠规整，憩室口部的黏膜水肿，憩室口狭窄，存在激惹伴局部压痛。合并脓肿或炎性肿块时，可表现为腔内或腔外肿块压迫征象。肠腔外出现走行似破棉线状钡影时提示存在瘘管。慢性憩室炎反复发作，局部粘连及纤维化，表现为憩室壁及相邻肠壁僵硬及收缩功能差，结肠袋边缘欠光滑，甚至可伴发粘连性肠梗阻表现。

（2）结肠镜检查

不仅能直观反映黏膜状态，如明确观察憩室腔内有无黏膜充血、水肿、出血等表现，还可拍照、录像及活检，有利于憩室炎的诊断及鉴别诊断。结肠镜下可见憩室周围炎症征象及结肠黏膜周围结构组织病变。

（3）超声检查

直接征象：腹部压痛点或其周围肠壁向外凸出的圆形或卵圆形非均质包块，呈小囊样或烧瓶样，可见肠壁结构，通过一细颈与肠腔相通，包块腔内通常为点状低回声，可伴有少量气体样强回声、液性回声、强回声光团（粪石）或它们的混合回声。

间接征象：憩室周围脂肪组织和网膜系膜组织不同程度增厚，回声增强；憩室周围淋巴结肿大；髂窝少量积液。

（4）CT

具有高灵敏度和特异度、低假阳性率的优点。结肠憩室炎在CT上最常见的两个征象是结肠壁增厚（96%）和脂肪坠积（95%），另外，相对少见但具有较高特异性的CT征象有筋膜增厚（50%）、游离性液体（45%）及感染性囊腔（43%）。若病情较重，可见伴随的蜂窝织炎和小脓肿形成；若并发穿孔，则可见穿孔所致的局限的或膈下游离气体。如果发现较大的脓肿可及时行CT引导下经皮穿刺引流术。CT对判断预后也有帮助，如果患者症状首次发作时CT结果显示病情较重，随后的并发症发生率也会比较高。

（5）实验室检查

实验室检查可见血白细胞计数增多，C反应蛋白水平升高，血沉加快。

（二）鉴别诊断

1. 急性阑尾炎

急性阑尾炎典型腹痛发作是从上腹部开始，逐渐转向脐周，最后转移并局限在右下腹，这种腹痛称为转移性右下腹痛，此过程中可能伴有恶心、呕吐、发热。麦氏点有明显压痛，右下腹肌紧张。或有部分患者从发病开始，腹痛就局限在右下腹部，不会出现转移。一般来说，急性憩室炎表现为急性的左下腹痛，下腹压痛和反跳痛，两者疼痛部位及疼痛最早出现的部位不同。若为右结肠憩室炎时，与急性阑尾炎鉴别点有：没有转移性右下腹痛，右下腹疼痛时间更长，一般没有脓毒症表现，压痛点位于麦氏点上方。

2. 急性肠梗阻

急性机械性肠梗阻的主要临床表现为腹部绞痛、呕吐、腹胀及便秘与排气停止。腹部疼痛表现为急性发作、呈阵发性、波浪式绞痛，多位于脐周围或下腹部；而急性憩室炎疼痛呈持续性，位于耻骨上偏左下腹部，下腹部压痛、反跳痛，或有炎性肿块。急性肠梗阻绞痛时伴有肠蠕动增加。腹部检查常隐约可见膨胀的肠轮廓，甚至可见肠型，无腹膜炎性触痛，肠鸣音亢进，肠胀气时肠蠕动音呈高调的金属音。绞窄性肠梗阻表现为腹痛发作较急而剧烈，呈持续性而有阵发性加剧，呕吐出现较早，且为持续性。病程进程较快，有明显腹膜刺激征，经胃肠减压处理后，腹胀减轻。

四、治疗

治疗目的主要是改善症状，防止复发，预防并发症的发生，以非手术治疗为主。若并发穿孔、出血、脓肿形成、梗阻或有恶变可能时，则应手术治疗。中医治疗作为辅助手段，主要以润肠通便为治疗原则。

（一）非手术治疗

急性憩室炎无并发症时主要采用非手术治疗，70%~80%的患者病情可得到缓解。治疗原则是保持肠道休息、控制感染和预防并发症的发生。包块禁食、胃肠减压、静脉输液以维持正常血容量、供给足够热量、维持水与电解质平衡、应用广谱抗生素和严密临床观察等。有腹痛症状的也可应用溴丙胺太林、阿托品等解痉止痛药，注意密切观察病情，包括腹部体征、实验室检查和放射学检查，以了解治疗效果及有无并发症发生。

（二）手术治疗

手术治疗的目的是切除有病变的结肠、瘘管，引流脓肿，消除感染病灶以及血源感染。手术治疗分为两种：一类为择期手术，另一类为憩室炎引起各种并发症的急诊手术。

1. 择期手术

一般行病变肠管切除和一期肠吻合，切除肠道的长度应尽可能包括所有憩室，以防止憩室炎的复发。择期手术的患者术前应强调做全面检查和充分准备，包括肠道清洁和抗生素应用，做到无粪渣残留、肠腔空虚、肠壁水肿不明显。对于肠道准备不充分者可分期手术如 Hartmann 手术，或采用术中近端结肠灌洗清洁后一期端端吻合，而不做结肠造口，近年来的发展更倾向于选做一期吻合。

适应证：①反复发作的结肠憩室炎。②合并结肠膀胱等瘘的形成。③持续的慢性结肠狭窄引起部分梗阻且不能排除肿瘤者。④其他：如长期应用免疫制剂且无法激起足够炎性反应的憩室炎患者，以防止各种并发症的发生。

2. 急诊手术

急诊手术的并发症发生率和死亡率均较高，以往多行二期和三期切除术，近年来均倾向于一期或二期手术。手术具体方法视患者全身情况和局部炎症严重程度而定。手术方法主要有：①穿孔缝合引流，现已较少使用。②脓肿切开引流或加做横结肠造口。③切除病变结肠，近侧切端造口，远侧切端缝闭或造口，以后再做二期结肠吻合术。④切除病变肠段后一期结肠端缝合术。右半结肠的憩室炎或穿孔可根据情况行憩室单纯切除、回盲部切除或右半结肠切除术。

适应证：①急性憩室炎经非手术治疗无效者。②并发脓肿形成者。③并发穿孔者。④并发弥漫性腹膜炎者。⑤并发大出血者。

五、预防调护

1）缓解便秘症状。可用麻仁软胶囊或麻仁滋脾丸类缓泻剂，增加饮水量，增加高纤维食物摄入，养成每天定时排便的习惯。

2）防止暴饮暴食或过量饮酒及咖啡等，也要注意劳逸适度，适量运动有益于排便，但同时应避免过度劳累或过于激烈的体力活动。

3）忌用强泻剂及反复灌肠，以避免引起穿孔。

第二节　肠结核

肠结核是由结核分枝杆菌侵入肠道组织引发的一种慢性特异性感染。该病主要有经肠源性传染、血行播散和直接蔓延 3 种传播途径，当人体出现免疫功能异常、肠道功能紊乱，引起局部抵抗力较弱时，若结核杆菌数量多，毒力大，则易引起本病的发生。绝大多数的肠结核继发于肺结核。肠结核可发生于肠道的任何部位，其中以回盲部最多见。

本病属中医学"泄泻""腹痛"及"积聚"范畴。

一、病因病理

本病病因明确，90% 以上的肠结核由人型结核分枝杆菌感染引起。

（一）感染途径主要有 3 种

1. 肠源性感染

90% 以上肠结核是通过肠道感染的。其中，绝大多数是开放性肺结核患者吞下含有结核菌的痰液，致使病菌感染肠道；健康人与肺结核患者共同进餐或共享餐具，未采取消毒措施而使结核菌直接进入肠道，也可引起感染；少部分病患则是由于饮用未经消毒的牛奶或乳制品而发生牛型结核分枝杆菌感染。

2. 血行感染

多见于粟粒性结核患者。结核原发灶的病原菌可经由血液播散至肠壁。

3. 直接蔓延

由结核性腹膜炎或盆腔结核直接蔓延至肠道所致。

（二）病理分型

1. 溃疡型肠结核

是肠壁的集合淋巴组织和孤立的淋巴滤泡样受累表现为充血水肿，进一步发展为干酪样坏死形成边缘不规则，深浅不一的溃疡。

2. 增生型肠结核

常见于盲肠和升结肠。初期局部水肿，淋巴管扩张。慢性期有大量的结核性肉芽肿和纤维组织增生，主要在黏膜下层，呈大小不等的结节，严重者呈瘤样肿块突入肠腔并形成肠狭窄，甚则引起肠梗阻。病变肠段变窄增厚，或与周围组织粘连形成肿块。

3. 混合型肠结核

表现为溃疡性和增生性两种病变，此型需要做消化内镜检查以明确诊断。

中医学将肠结核归属于"痨瘵"范畴。本病病位在肠腑，与脾、肾关系密切。发病原因是正气亏虚，再感染"痨虫"所致。患者脾胃气虚，邪毒入侵，而引发本病。脾胃为后天之本、气血生化之源，脾胃弱则饮食运化不利，水湿内生、气滞血瘀，易致脘痛、便秘，久之则脾阳亏虚、机体失养。其病理产物是因气血受阻与毒邪互相积聚而成。气滞血瘀致肠内痰湿积聚，湿盛则腹泻，聚久化热，肠道失润，大便干结。湿热之邪相互为害，导致肠道排泄功能失调，因而出现腹痛、腹泻、便秘、肿块形成等症状。总之，痨虫感染和正气虚弱两种病因互为因果，痨虫是发病的原因，正虚是发病的基础。

二、临床表现

（一）腹痛

因为病变常累及回盲部，故疼痛常见于右下腹，常为进食后疼痛，排便后缓解。触诊时可发现局限性压痛，增生性肠结核并发肠梗阻时，腹痛主要为绞痛，并伴有肠梗阻的相应症状。

（二）腹泻与便秘

腹泻是肠结核的主要症状之一，这是因为肠道炎症和溃疡的刺激使肠蠕动加速，排空过快以及继发性吸收不良所致。腹泻次数较多，每天3~6次，便质呈黏糊状或水样。后期结核病变浸润结肠，便次可更多，便中可混有黏液或脓血。此外，还可见出现便秘的症状，粪便呈羊粪球状。其中溃疡型患者以腹泻为主，增生型患者则常有便秘或仅有短期腹泻。

（三）腹部肿块

主要见于增生型肠结核。由于肠粘连，肠或肠系膜淋巴结肿大，或肠壁局部增厚形成肿块，或当溃疡型肠结核与周围组织粘连，或伴有肠系膜淋巴结核等，均可形成肿块。并发不完全性肠梗阻时，可见肠型及蠕动波，并可闻及肠鸣音亢进。

（四）结核毒性反应

溃疡型肠结核常有结核毒血症表现，如午后低热，呈不规则热或弛张热，伴盗汗、消瘦、乏力或贫血、营养不良等症状。部分患者或可引发结核性腹膜炎。若渗出严重，可引发腹腔积液。

三、诊断与鉴别诊断

（一）诊断依据

1. 临床表现

肺结核患者常有右下腹疼痛，回盲部可触及肿块及压痛，或出现不明原因的肠梗阻表现；有长期腹泻，或是腹泻与便秘交替出现的消化道症状；同时伴随出现有潮热盗汗、消瘦、乏力等结核毒性反应。

2. 辅助检查

（1）结肠镜检查

肠结核的诊断通常需要先进行结肠镜检查。若发现回盲部黏膜充血、水肿、炎性溃疡、炎性息肉，或肠腔环形狭窄，同时取活检组织送病理检查，发现 Langerhans 细胞及干酪性肉芽肿，具有确诊意义。发现抗酸染色阳性杆菌有助于诊断。

（2）X 线检查

X 线钡剂造影显示病变部位呈激惹征象，排空快，充盈差，病变两侧有钡剂停留，称为 X 线钡影跳跃征象。病变肠段如能充盈，则显示黏膜皱襞错乱，肠壁边缘有时呈锯齿状，可见溃疡，也可见肠腔狭窄，肠腔缩短变形，回肠、盲肠正常角度消失。

（3）病理检查

病灶组织有结核结节及干酪样肉芽肿；病变组织切片标本可见结核抗酸杆菌；细菌培养见结核杆菌生长；肠系膜淋巴结组织活检病理学检查可见结核病理改变。

3. 对高度怀疑肠结核的病例

若抗结核治疗 2～6 周，症状明显改善，2～3 个月后肠镜检查病变明显改善或好转，可做出肠结核的临床诊断。

（二）鉴别诊断

1. 克罗恩病

克罗恩病是一种病因不明的慢性肠道炎症性肉芽肿性疾病，以回肠末端最为多见，也可见其他肠段受累，并呈节段性分布。临床表现为腹痛，位置常在右下腹，腹泻，少有脓血，发热等，易并发肛周病变，有缓解与复发倾向，病程一般更长。与肠结核相比，无结核病史，病变范围多局限于回肠，较少超过回盲瓣，抗结核治疗无效；而肠结核病变范围较广泛，抗结核治疗有效。

2. 右侧结肠癌

本病比肠结核发病年龄大，常在40岁以上。一般无发热、盗汗等结核毒血症表现。X线检查主要见钡剂充盈缺损，病变局限在结肠。结肠镜检查及活检可确定结肠癌诊断。

3. 阿米巴病或血吸虫病性肉芽肿

既往有相应感染史。脓血便常见。粪便常规或孵化检查发现有关病原体。结肠镜检查多有助鉴别诊断。相应特效治疗有效。

4. 其他感染性肠病

有时还应与肠恶性淋巴瘤、耶尔森杆菌肠炎及一些少见的感染性肠病如非结核性杆菌（多见于艾滋病患者）、性病性淋巴肉芽肿、梅毒侵犯肠道、肠放线菌病等鉴别。以发热为主要表现者需与伤寒等长期发热性疾病鉴别。

四、治疗

肠结核治疗方案以抗结核治疗为主，治疗原则主要是早期诊断，联合用药，规律治疗及足够疗程。中医治疗以补虚抗结核为主要原则，根据临床表现进行辨证论治，其中医证型可与病理分型相对应：脾肾阳虚证常见于溃疡型肠结核，瘀血阻滞证常见于增生型肠结核，而正虚邪实证可见于各型肠结核病程后期。

（一）非手术治疗

1. 辨证论治

（1）脾肾阳虚证

证候：腹痛隐隐，阵发性加剧，大便稀薄，或五更泄泻，乏力倦怠，形寒肢冷，纳差食少，腰酸膝软，面色苍白，苔薄舌淡，脉细弱无力。本证多见于溃疡型患者。

治法：益气温阳，健脾补肾。

方药：附子理中丸合四神丸加减。

药物：附子、干姜、党参、白术、山药、白扁豆、补骨脂、吴茱萸、肉豆蔻、百部、陈皮、甘草。加减：潮热盗汗甚者，加青蒿、知母、鳖甲，以养阴清虚热；见寒性秘结者，可加肉苁蓉、肉桂、当归、升麻，以温阳通便。

（2）瘀血阻滞证

证候：右下腹刺痛拒按，腹内结块，推之固定不移，可有便秘，舌紫黯或有瘀斑，脉细涩。本证多见于增生型患者。

治法：化瘀消积，行气化滞。

方药：少腹逐瘀汤加减。

药物：当归、川芎、赤芍、五灵脂、蒲黄（包煎）、没药、枳壳、延胡索、干姜、小茴香、百部、甘草。加减：肿块明显者，加象贝母、三棱、莪术，以软坚散结；腹部胀气甚者，加槟榔、川楝子、木香，以理气畅腑。

（3）正虚邪实证

证候：乏力倦怠，潮热盗汗，纳差食少，大便时溏时干，右下腹刺痛拒按，腹内结块，推之固定不移，苔薄舌红，脉细弱或细数。本证可见于各型患者病程后期。

治法：益气养阴，化瘀祛邪。

方药：异功散合秦艽鳖甲散加减。

药物：黄芪、党参、白术、茯苓、鳖甲、知母、白芍、当归、秦艽、青蒿、地骨皮、百部、乳香、没药、三棱、莪术、陈皮、甘草。加减：阴虚甚者，加生地、天门冬，以养阴；大便溏薄，食少者，去鳖甲加白扁豆、薏苡仁，以健脾止泻；便秘者，加火麻仁、生首乌，以润肠通便。

2.西医治疗

（1）对症治疗

腹痛者给予解痉、止痛治疗。对于长期、大量腹泻的患者除给予止泻药物治疗外还应给予补充液体、维持水电解质平衡和酸碱平衡。

（2）药物治疗

应用抗结核药物是本病治疗的关键。异烟肼、利福平、吡嗪酰胺以及乙胺丁醇（或链霉素）4种药物联合用药。强化期，异烟肼300mg每天1次，利福平600mg每天1次，吡嗪酰胺500mg每天3次，乙胺丁醇750～1000mg或链霉素750mg每天1次，共2～3个月，必要时延长疗程；继续期，异烟肼、利福平每天1次顿服，总疗程1～1.5年，若治疗效果欠佳，考虑耐药的情况，可应用二线抗结核药物。注意早期、规律、足够疗程用药。

（二）手术治疗

1.肠粘连松解术

松解粘连的肠管，避免肠管狭窄发生肠梗阻。

2.病变肠段切除术

切除结核杆菌感染的肠段，避免感染进一步扩散。

3.肠段切除吻合

肠道因瘢痕狭窄导致梗阻者，应做肠段切除吻合，多发性病变可做分段切除吻合，应避免广泛切除。

4.病灶清除术

回盲部增生型病变可行回盲部或右半结肠切除，如病变浸润固定而不能一次性切除，需要再次手术的情况，可在病变的近侧切断回肠，缝闭后行短路手术或造口，待病变控制后再次进行手术，切除病变肠襻。

5.腹腔冲洗、引流术

目的是引流腹腔积液、缓解腹胀，避免腹腔感染。

（三）其他治疗

在不完全肠梗阻时，放置胃肠减压管，目的是减轻胃肠道压力，缓解腹胀、腹痛，也可在一定程度上避免感染扩散。

五、预防调护

1）结核病的防治措施重在预防。着重预防肺结核，避免与活动性肺结核患者共居，尽量少去人流量密集场所，室内注意通风，新生儿注射卡介苗，增强免疫力等。

2）结核病患者应注意避免吞咽痰液，尽早规律联合用药进行抗结核治疗。

3）避免饮用未经消毒的牛奶或奶制品，共餐时不用公筷。

4）注意休息，保证充足睡眠；加强饮食营养；适当锻炼，增强免疫力。

第三节　结直肠息肉

结直肠息肉是指高于周围结肠黏膜，并突向肠腔的隆起性病变，息肉仅体现其形态学外观，不表明其病理性质。结直肠息肉包括肿瘤性息肉和非肿瘤性息肉，其中肿瘤性息肉与癌发生关系密切，尤以绒毛状腺瘤癌变率最高，非肿瘤性息肉则与癌发生关系较小。

本病属中医学"珊瑚痔""息肉痔"范畴。

一、病因病理

（一）病因

结直肠息肉的病因较多，主要分为内因和外因两个方面。

1. 内因

与遗传因素及基因异常有关。部分肠息肉有一定遗传性，如父母等长辈患结肠息肉，子女患结肠息肉的概率则高于常人，特别是家族性腺瘤性息肉病，为常染色体显性遗传病，且恶变概率很高。

2. 外因

（1）炎症刺激

如肠炎引起息肉和溃疡性结肠炎或者克罗恩病等非特异性肠道疾病引起的息肉。这些疾病引起的息肉有一定癌变率，需要引起警惕。

（2）饮食因素

如高蛋白饮食、低纤维素饮食，或因粪便或食物中刺激性物质损伤肠黏膜，都有可能因肠道炎症导致本病的发生。

（3）排便习惯

如长期便秘，致使肠腔里积存有毒物质，长期刺激肠道黏膜，也会引起息肉发生。

（二）病理分型

1. 幼年性息肉

约90%发生于10岁以下儿童，以男孩为多见。外观为圆形或卵圆形，表面光滑。90%生长于距肛门25cm的范围内，直径多数小于1cm，绝大多数有蒂，约25%为多发性，组织学上表现为分化好而大小不规则的腺体，有的形成囊性扩张，中贮黏液，间质增生，并有较多炎性细胞浸润，有时表面有溃疡形成。此类息肉一般不发生恶变。

2. 增生性息肉

增生性息肉是最常见的一种息肉，又名化生性息肉。分布以远侧大肠为多，一般均较小，直径很少超过1cm，其外形为黏膜表面的一个小滴状凸起，表面光滑，基底较宽，多发性亦常见，组织学上此种息肉是出增大而规则的腺体形成，细胞核排列规则，其大小及染色质含量变化很小，核分裂相对少见。其重要特点是肠腺隐窝的中、下段都有成熟的细胞出现。增生性息肉很少发生恶变。

3. 淋巴性息肉

淋巴性息肉亦称良性淋巴瘤，多见于20~40岁成人，亦可发生于儿童，男性略多，多发于直肠，尤其是下段直肠，多数为单发，亦可多发，大小不等，直径可自数毫米至

2~5cm。表面光滑或分叶状，或有表浅溃疡形成。多数无蒂，有蒂时亦短粗。组织学上表现为分化良好的淋巴滤泡组织，局限于黏膜下层内，表面覆盖正常黏膜。可以看到生发中心，往往较为扩大，有核分裂象，但周围淋巴细胞中无核分裂象，增殖的滤泡与周围组织分界清楚。淋巴性息肉一般不发生癌变。较少见的是良性淋巴性息肉病。表现为数量很多的淋巴性息肉。呈5~6cm的小球形息肉，多发病于儿童。

4. 炎症性息肉

炎症性息肉又名假息肉，是肠黏膜长期慢性炎症引起的息肉样肉芽肿，这种息肉多见于溃疡性结肠炎、慢性血吸虫病、阿米巴痢疾及肠结核等病的病变肠道中。常为多发性，多数较小，直径常在1cm以下，病程较长者，体积可增大。外形多较窄、长、蒂阔而远端不规则。有时呈桥状，两端附着于黏膜，中段游离。组织学表现为纤维性肉芽组织，上皮成分亦可呈间叶样变，尚不能确定。

5. 腺瘤

腺瘤是大肠的良性上皮肿瘤。根据组织学结构分成三种类型，即管状腺瘤、绒毛状腺瘤及混合型腺瘤。

（1）管状腺瘤

是圆形或椭圆形的息肉，表面光滑或有分叶，大小不一，但大部分直径在1cm以下。80%有蒂。组织学表现为多数管腺状腺体，未成熟细胞分布于腺体的所有水平。可有不同程度的间叶样变，有时亦有少量乳头增生。其癌变率在1%~5%（图3-1）。

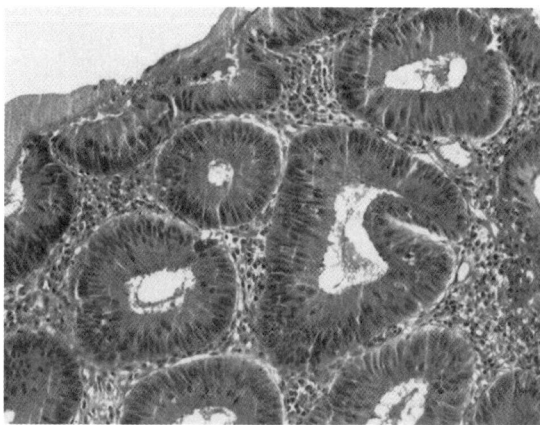

图3-1　管状腺瘤病理图片

（2）绒毛状腺瘤

较管状腺瘤少见，绝大多数为单发。一般体积都较大，直径大多在1cm以上，大部分为广基，10%~20%可以有蒂。表面呈暗红色，质地粗糙或呈绒毛状突起或小结节状，质软易碎，触之能活动，若触及硬结或固定，则表示有癌变可能。分布以直肠最多，其次为乙状结肠。组织学表现为上皮呈乳头样生长，中心为血管结缔组织间质，亦伴随上皮一起增生。其癌变率较管状腺瘤大 10 倍以上（图 3-2）。

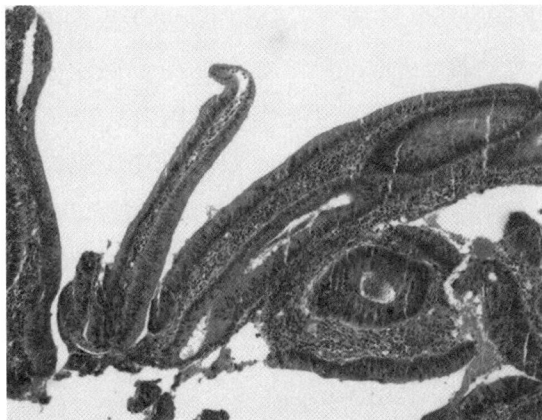

图 3-2　绒毛状腺瘤病理图片

（3）混合型腺瘤

是同时具有上述两种结构的腺瘤。其癌变率介于管状腺瘤与绒毛状腺瘤之间（图 3-3）。

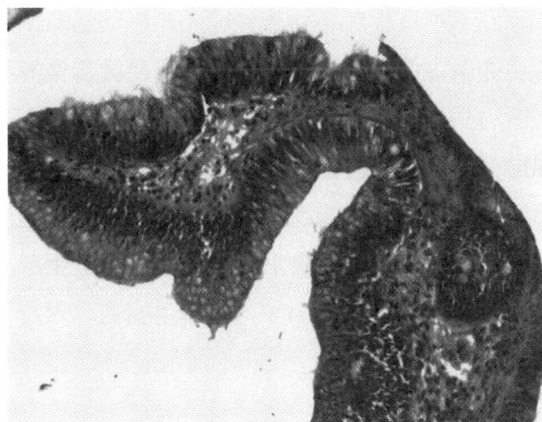

图 3-3　绒毛管状腺瘤病理图片

6. 家族性结肠息肉病

家族性结肠息肉病归属于腺瘤性息肉综合征，是一种常染色体显性遗传性疾病，偶见于无家族史者。全结肠与直肠均可有多发性腺瘤，多数腺瘤有蒂，乳头状较少见，息肉数从 100 左右到数千个不等，自黄豆大小至直径数厘米，常密集排列，有时成串，其组织结构与一般腺瘤无异。

二、临床表现

结直肠息肉较小时通常并无任何症状出现，因此患者很难在早期发现。若息肉逐渐增大，则可能出现包括大便性状发生改变及排便的时间、次数发生变化等一系列排便习惯的改变，以及便血、腹痛、肛门坠胀感等症状。如果息肉数量较多，如家族性腺瘤性息肉病，肠道内息肉的数量可能超过 100 枚，且症状比较严重，患者可能会出现腹泻、黏液血便、消瘦等症状。

（一）排便习惯改变

由于息肉在肠腔内对粪便的压迫，排出的便条往往会变细，甚至变扁。还可出现排便时间或排便次数改变，如大便时间延长、大便次数增加等。腹泻与便秘交替出现亦常见于结直肠息肉患者，乙状结肠较大息肉可引起便秘、排便不畅，而部分绒毛状息肉可有大量黏液分泌排出，引起腹泻。

（二）便血

若为单个直径较大的结直肠息肉，或息肉的数量较多，可引起间断性的便血或者粪便表面带血，血液大多为鲜红色，量较少。如果伴有细菌感染，则可见黏液脓血便，可伴有里急后重感。便血严重时或可导致贫血发生。

（三）腹痛

结直肠息肉一般不引起明显腹痛症状，部分患者可见弥漫性非特异性腹痛，在排便时或便后加重。若息肉较大，可能引起肠腔阻塞，造成肠套叠或肠梗阻，则出现腹部绞痛；或合并结直肠炎症发作时期，可出现腹痛甚至黏液血便。

（四）肛门坠胀

直肠具有长蒂的息肉可引起排便时或便后肛门坠胀感，甚至脱出肛门外。

三、诊断与鉴别诊断

（一）诊断依据

1. 临床表现

结直肠息肉较小或数量较少时，常无任何症状出现。随息肉逐渐增大或增多，则可见排便习惯改变，如便条变细、变扁，排便时间延长，便次增多等，同时亦可见便血、腹痛、肛门坠胀等临床表现。

2.辅助检查

（1）直肠指检

直肠指检是检查低位肠息肉最简便可靠的方法。可触及直肠腔内柔软的球形肿物，表面光滑，活动度大，有蒂或无蒂。

（2）结直肠镜检查

结直肠息肉的诊断主要依据结肠镜检查。发现息肉后根据息肉的大小、表面凹凸程度、活动度、内镜下触及硬度等，结合内镜观察对其良恶性进行初步判断，最后通过病理确诊（图 3-4）。

（3）病理检查

病理切片可明确诊断。除在结直肠镜下观察息肉一般情况外，还可直接取活组织行病理切片检查，明确息肉的组织学类型，为后续的治疗提供准确的依据。

（4）X 线检查

X 线钡剂灌肠可有充盈缺损。

（5）粪便隐血试验

是目前临床上应用最广泛的筛查方法。因患者首发症状常有便中带血或血便，且息肉大小也与出血相关，直径＞1cm 的息肉粪便隐血检出率高于 40%，而对于＜1cm 的息肉常因无出血而粪便隐血阴性，需经镜检进一步排查。

（6）肿瘤标志物检测

应用单克隆抗体和免疫组化技术测定相关组织中 CA19-9、CEA 等肿瘤标志物，早期异常指标虽达不到诊断标准，但具有一定预警作用，可用于早期癌变、癌进展和早期复发的监测。

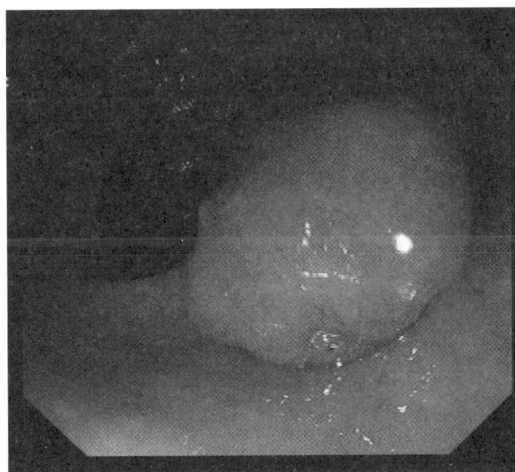

图 3-4 肠镜下乙状结肠息肉

（二）鉴别诊断

1. 内痔

内痔与本病都可出现肿物脱出及便血，但内痔出血量较多，甚或呈喷射状出血。内痔常出现在齿状线上方，多位于截石位的 3、7、11 点位，大便时可以脱出，基底较宽而无蒂，质地较息肉柔软。

2. 肛乳头肥大

肥大的肛乳头常是在齿状线下面，呈黄白色圆锥体状或三角状，质地较硬，表面光滑，或呈光滑椭圆形，有压痛或无压痛，呈白黄色，一般不出血，乳头过大脱出频繁致炎症时可产生嵌顿而出现红肿痛的现象。患者可能在排便时有憋胀感，也有便血，但是往往通过指诊或看到肿物在齿状线以下即可鉴别。

3. 慢性痢疾

慢性痢疾也有腹痛、腹泻、脓血便、里急后重等症状，但大便时无肿物脱出，大便次数较多而无大便性状改变。多有急性痢疾病史。

4. 结直肠癌

结直肠息肉与结直肠癌都可出现排便次数增加、大便变细变扁、便血及腹痛等临床表现，临床上常难以依据症状学做出鉴别。临床上诊断结直肠癌的首选方法是肠镜检查，镜下可观察结直肠浅表隆起及黏膜水肿，还可确定肿瘤位置，显示肿瘤情况，如周围浸润、范围、黏膜及色泽等，对肿瘤大体形态分型进行初步判断，镜下取组织进行活检，以明确肿瘤良恶性，从而提高结直肠癌及癌前病变早期诊断率。

四、治疗

结直肠息肉的治疗以手术治疗为主，结直肠息肉切除术是处理结直肠癌前病变的重要手段，能有效预防结直肠癌的发生。中医治疗则以益气健脾温阳治其本，理气散瘀、化浊祛痰、软坚散结治其标，共奏扶正而散瘀结之效。

（一）非手术治疗

1. 辨证论治

（1）脾虚湿困证

证候：多为水泻，反复发作，舌质淡红，边有齿痕，苔厚腻，脉濡。

治法：健脾渗湿。

方药：参苓白术散加减。

药物：人参、白术、茯苓、白扁豆、陈皮、山药、甘草、莲子肉、薏苡仁。加减：口淡乏味、纳呆者，加砂仁、厚朴；胃脘胀闷者，加大腹皮、炒枳壳；久泄不愈，气虚甚者,加升麻、黄芪、葛根。

（2）气滞血瘀证

证候:腹胀腹痛,痛处拒按,入夜尤甚,善太息,舌质青紫有瘀斑,苔薄白,脉弦涩。

治法:祛瘀攻积。

方药:桃红四物汤合失笑散加减。

药物:熟地黄、当归、白芍、川芎、桃仁、红花、蒲黄（包煎）、五灵脂（包煎）、牛膝、柴胡、甘草。加减:痛引少腹者,加橘核、川楝子;气机不畅甚胀痛剧烈者,加枳实、乌药。

（3）气血两伤证

证候:大便带血,便血色淡,肛门坠胀,或便时见肿物脱出不能回纳,面色无华,气短懒言,心悸倦怠,舌质淡红,苔白,脉细弦。

治法:益气养血。

方药:八珍汤加减。

药物:当归、川芎、熟地黄、白芍、人参、甘草、茯苓、白术、黄芪。加减:久泻不愈者,加五味子、乌梅;便血量多者,加五倍子、槐花。

2.外治法

可用乌梅、贯众、五倍子、夏枯草、半枝莲、槐角,水煎浓缩至80~100mL,每晚睡前保留灌肠,10天为一疗程。或6%明矾液50mL保留灌肠,10天为1疗程。

（二）手术治疗

结肠息肉的治疗以手术治疗为主。目前研究已明确结直肠癌的发生常经"腺瘤–癌"的发展模式演变而来。因此,对结肠息肉尤其是腺瘤性息肉,早期检出和及时治疗可明显减少结直肠癌的发生。本病的诊治以内镜下检查和治疗为主。在内镜下治疗中,应根据结肠息肉的生长部位、大小及形态选择合适的切除方法,尽可能做到整块、完全地切除,减少复发率及并发症发生率。对于多发性息肉、较大息肉或家族性肠息肉病,建议开腹手术,行部分肠切除术或全结肠切除,回肠腹部造瘘或回肠贮袋成形直肠吻合术,定期随诊,检查直肠残端黏膜情况。

五、预防调护

1）多吃水果、蔬菜和全谷食物;清淡饮食,忌寒凉生冷。结肠息肉患者在日常饮食上多吃富含纤维素的食物对于辅助治疗结肠息肉有好处,另外水果蔬菜富含抗氧化剂,可帮助患者有效预防结肠癌变。

2）保持良好心态。此病发生原因与精神压力也有一定关系，压力可导致精神紧张引起气滞血瘀、毒火内陷等。

3）定期复查。结肠镜检查对于本病的预防调护至关重要。一般建议 50 岁以上人群进行结肠镜筛查，而对于有家族史的人群，则建议 40 岁起进行结肠镜筛查。结肠息肉患者肠镜复查时间依据息肉严重程度及其癌变风险而定，一般为半年至一年复查一次。

第四节　肠道易激综合征

肠道易激综合征（Irritable Bowel Syndrome，IBS）是临床上常见的一种肠道功能性疾病，主要表现是腹痛、腹泻、便秘或腹泻与便秘交替，有时粪便中带有大量黏液。临床上根据患者排便异常时的主要粪便性状，可将 IBS 分为腹泻型肠易激综合征（IBS-D）、便秘型肠易激综合征（IBS-C）、混合型肠易激综合征（IBS-M）和未定型肠易激综合征（IBS-U）4 种亚型。本病以中青年多见，女性稍多于男性。

本病属于中医学中"腹痛""便秘""泄泻""肠郁"等范畴。

一、病因病理

肠道易激综合征的病因和发病机制尚未阐明。西医认为是胃肠动力、内脏高敏感、感染、精神等多种因素和多种发病机制共同作用的结果。

（一）胃肠动力学异常

胃肠道动力异常是 IBS 的重要发病机制，但不同 IBS 亚型患者的胃肠道动力改变有所不同。主要表现在结肠，但食管和胃、小肠、肛门、直肠等也存在一定程度的动力学异常，可能与饮食、社会文化背景和遗传因素等有关。

（二）内脏高敏感

内脏高敏感是 IBS 的核心发病机制，在 IBS 发生、发展中起重要作用。内脏高敏感即内脏组织对于刺激的感受性增强，包括痛觉过敏（由伤害性刺激导致）和痛觉异常（由生理性刺激导致），涉及肠道感染、肠道菌群紊乱、心理应激、炎症和免疫、肠—脑互动、饮食和基因等多方面因素，是导致腹痛、腹部不适等症状的核心机制。由于 IBS-D 患者的肠道通透性增加更为显著，故其内脏高敏感更为普遍。

（三）肠道感染

肠道感染是 IBS 重要发病因素。部分 IBS 患者在发病前有肠道感染史，在由各种病原（包括细菌，病毒，寄生虫）感染引起的胃肠炎患者中有部分发生肠功能紊乱，有肠道感染史的患者的 IBS 发病率比无肠道感染史的患者高 4 倍。约 10% 的肠道感染会发展为 IBS。

（四）精神心理因素

精神心理因素是中至重度 IBS 患者决定求医的一个重要因素。IBS 患者在情感、学习、认知行为能力、精神心理方面存在能力障碍与缺陷。相当比例的 IBS 患者伴有不同程度的精神情绪障碍，包括焦虑、紧张、抑郁、压力、失眠和神经过敏等，其中抑郁或焦虑障碍是 IBS 的显著危险因素。

（五）脑—肠轴功能异常

大脑和肠道通过脑—肠轴紧密联系，精神心理因素可与肠道症状相互作用，证据如下：①仅有焦虑、抑郁而无肠道症状的功能性胃肠病患者大约在 12 年后出现 IBS 肠道症状，发病前仅有 IBS 症状的患者随访发现其焦虑、抑郁的风险明显增加，因此说明中枢神经系统及外周存在互相作用及影响。②在合并心理异常的 IBS-D 患者中，腹痛或腹部不适的频次及严重程度的比例均高于无心理异常的患者。

（六）肠道低度炎症

肠道低度炎症可通过激活肠道免疫—神经系统参与部分 IBS 的发病。低度炎症导致肠黏膜内细胞结构发生变化，IBS 肠黏膜肥大细胞、肠嗜铬细胞、T 淋巴细胞、中性粒细胞等炎症—免疫细胞黏膜浸润增多，增多的炎症—免疫细胞释放多种生物活性物质，诱发全身和肠道局部免疫炎症细胞因子反应。这些细胞因子作用于肠道神经和免疫系统，削弱肠黏膜的屏障作用，引发 IBS 症状。神经系统神经生长因子通过与肥大细胞和感觉神经的相互作用介导内脏过敏和肠黏膜屏障功能障碍。IBS-D 患者的黏膜神经生长因子升高与肥大细胞和感觉神经纤维相互作用，导致内脏过敏和肠黏膜屏障功能受损。

（七）肠道微生态失衡

肠道微生态失衡在 IBS 发病中发挥重要作用。IBS 患者存在肠道微生态失衡，包括肠道菌群构成比例和代谢产物活性的改变。IBS-D 患者还存在肠道真菌失调。IBS 患者肠道菌群种类的相对丰度与健康人群不同，主要表现为菌群多样性、黏膜相关菌群种类和菌群比例改变。与健康人群相比，IBS 患者的菌群多样性有降低趋势，厚壁菌门比例增加，拟杆菌门比例降低，且厚壁菌与拟杆菌之比上升。代谢产物是肠道微生物发挥作用的重要方式，与 IBS 症状产生相关。此外，IBS 患者存在明显的小肠细菌过度生长。

（八）急性和慢性应激

急性和慢性应激均可诱发或加重 IBS 患者的症状，导致肠道敏感性增加、炎症水平升高、下丘脑—垂体—肾上腺轴紊乱、生活质量降低。应激可引起痛觉相关的高级中枢、脊髓通路和内脏传入神经的致敏，在多个水平上促使肠道对正常刺激的高敏感反应。在应激状态下，健康人和 IBS 患者的肠黏膜固有层中的活化肥大细胞数量均增多，活性物质释放增加，出现肠黏膜通透性增加和菌群移位；应激状态下的肠道微生态环境发生改变，肠菌间信号传递异常，粪便中产丁酸细菌增多。

（九）饮食因素

饮食因素是诱发或加重 IBS 症状的主要因素。饮食因素主要包括免疫性（食物过敏）和非免疫性（食物不耐受）两方面。有食物过敏史者患 IBS 的危险性增加，大多数研究倾向于食物不耐受是 IBS 的主要危险因素。IBS 患者症状的发生与饮食有关，如摄入不能被完全吸收的碳水化合物类食物、富含生物胺的食物、刺激组胺释放的食物、油炸类和高脂肪食物。

中医认为 IBS 的发病原因多为先天禀赋不足和（或）后天失养，情志失调、饮食不节、感受外邪等。其病位在肠，主要涉及肝、脾（胃）、肾等脏腑，与肺、心亦有一定的关系。其病机主要是在于肝脾气机不调，运化失常，大肠传导失司，日久及肾，致肝、脾、肾、肠胃诸脏功能失调。早期多属肝郁脾虚；后期累及肾，表现为脾肾阳虚。

二、临床表现

（一）症状

1. 腹痛

程度不一，表现为绞痛或不适感，部位不定，以下腹和左下腹多见，发作和持续时间缺乏规律，腹痛常在排便或排气后缓解、消失，进餐可诱发。

2. 腹泻

患者常排便较急，为持续性或间歇性腹泻，粪量少，糊状且含大量黏液，严重时便次频。

3. 便秘

患者常有排便困难，粪便干结、量少，呈羊粪状或细杆状，表面可附黏液，常伴腹胀、排便不尽感，25%～40% 的患者腹泻与便秘交替发生。

4. 胃肠胀气和消化不良

上腹胀满，频繁嗳气，餐后加重，伴口干、口苦等。

5. 其他症状

失眠、焦虑、抑郁、头晕、头痛、心悸、气短、手足多汗、尿频、尿急及痛经等。

（二）体征

多无阳性发现，盲肠和乙状结肠常可触及，盲肠多呈充气肠管样感觉；乙状结肠常呈索条样痉挛肠管或触及粪块。所触肠管可有轻度压痛，但压痛不固定，持续压迫时疼痛消失。部分病人肛门指诊有痛感，且有括约肌张力增高的感觉。

（三）临床分类

IBS 亚型分类标准：根据患者排便异常时的主要粪便性状，IBS 可分为 4 个主要的亚型。

1）便秘型 IBS（IBS-C）：硬便或块状便占大便量 ≥ 25%，稀便（糊状便）或水样便占大便量 < 25%。

2）腹泻型 IBS（IBS-D）：稀便（糊状便）或水样便占大便量 ≥ 25%，硬便或块状便占大便量 < 25%。

3）混合型 IBS（IBS-M）：稀便（糊状便）或水样便占大便量 ≥ 25%，硬便或块状便占大便量 ≥ 25%。

4）未定型 IBS（IBS-U）：粪便的性状不符合上述 IBS-C，D，M 之中的任一标准。

三、诊断与鉴别诊断

（一）诊断依据

1. 诊断标准

（1）根据罗马 IV 标准

IBS 典型的临床表现为反复发作的腹痛，最近 3 个月内每周至少发作 1 天，伴有以下 2 项或 2 项以上：

1）与排便有关。

2）发作时伴有排便频率改变。

3）发作时伴有粪便性状（外观）改变。

诊断前症状出现至少 6 个月，近 3 个月持续存在。

（2）支持诊断的常见症状

1）排便频率异常：每周排便少于 3 次，或每日排便多于 3 次。

2）粪便性状异常：干球粪、硬粪、糊状粪或稀水粪。

3）排便费力。

4）排便急迫感、排便不尽、排黏液以及腹胀。

2. 辅助检查

（1）实验室检查

血、尿、粪常规检查，肝脾肾功能，血沉，电解质，甲状腺功能检测，大便隐血，血清酶学检查，寄生虫实验等检查有无异常。

（2）影像学检查

乙状结肠镜或纤维结肠镜检查，通过结肠镜检查观察肠道黏膜是否有异常，结肠黏膜活检来排除消化道的器质性疾病，必要时行腹部 CT 检查、腹部 B 超检查及 X 线钡灌肠检查。

（3）结肠功能测定

可行结肠内置管测压或吞下微型传感器和胃肠肌电图等方法测定肠运动功能。

（二）鉴别诊断

1. 溃疡性结肠炎

溃疡性结肠炎与肠易激综合征均有反复发作的腹痛，腹泻，黏液便等症状，但肠易激综合征一般不会影响全身情况，而溃疡性结肠炎往往伴有不同程度的消瘦、乏力、贫血、发热、虚弱等全身症状；溃疡性结肠炎结肠镜下可见黏膜出血，溃疡和糜烂等，而肠易激综合征行结肠镜检查可见肠道内无器质性病变。

2. 结肠癌

结肠癌的主要症状是腹痛，腹泻，常伴有里急后重或排便不畅等表现，常伴有便血，后期恶性消耗症状明显，结肠镜检查可见肠道内有器质性病变。肠易激综合征一般不伴有便血的症状，结肠镜检查可见肠道内无器质性病变。

3. 克罗恩病

克罗恩病的主要症状是腹痛，腹泻，便血，可并发肠梗阻，严重的患者还会出现发热、贫血、消瘦等全身症状。肠道易激综合征主要以腹痛表现为主，一般不会影响全身情况；克罗恩病结肠镜检查可见病变肠段有溃疡，溃疡周围黏膜正常，可见鹅卵石样增生改变。肠易激综合征结肠镜检查可见肠道内无器质性病变。

四、治疗

IBS 的治疗目标是改善症状、提高生活质量，需采取个体化综合治疗策略。在 IBS 诊疗实践中，应首先建立良好的医患沟通和信任关系。医患之间良好的沟通和信任关系是准确把握 IBS 症状产生病因和病理生理的关键环节，是正确选择治疗策略、取得满意疗效的前提。

1. 辨证论治

（1）腹泻型肠易激综合征（IBS-D）分为 5 个证型。

1）肝郁脾虚证

证候：腹痛即泻，泻后痛减，急躁易怒，两胁胀满，纳呆，身倦乏力，舌淡胖，也可有齿痕，苔薄白，脉弦细。

治法：抑肝扶脾。

方药：痛泻要方加减。

药物：白术、白芍、防风、陈皮。加减：腹痛甚者，加延胡索、香附；嗳气频繁者，加柿蒂、豆蔻；泻甚者，加党参、乌梅、木瓜；腹胀明显者，加槟榔、大腹皮；烦躁易怒者，加牡丹皮、栀子。

中成药：痛泻宁颗粒。

2）脾虚湿盛证

证候：大便溏泻，腹痛隐隐，劳累或受凉后发作或加重，神疲倦怠，纳呆，舌淡，边可有齿痕，苔白腻，脉虚弱。

治法：健脾益气，化湿止泻。

方药：参苓白术散加减。

药物：莲子肉、薏苡仁、砂仁、桔梗、白扁豆、茯苓、人参、甘草、白术、山药。加减：舌白腻者，加厚朴、藿香；泻下稀便者，加苍术、泽泻；夜寐差者，加炒酸枣仁、夜交藤。

中成药：参苓白术丸（颗粒）、补中益气丸（颗粒）、人参健脾丸、补脾益肠丸。

3）脾肾阳虚证

证候：腹痛即泻，多晨起时发作，腹部冷痛，得温痛减，腰膝酸软，不思饮食，形寒肢冷，舌淡胖，苔白滑，脉沉细。

治法：温补脾肾。

方药：附子理中汤合四神丸加减。

药物：附子、人参、干姜、甘草、白术、补骨脂、肉豆蔻、吴茱萸、五味子。加减：忧郁寡欢者，加合欢花、玫瑰花；腹痛喜按、怯寒便溏者，加重干姜用量，另加肉桂。

中成药：固本益肠片、肉蔻四神丸、附子理中丸、理中丸、四神丸（片）。

4）脾胃湿热证

证候：腹中隐痛，泻下急迫或不爽，大便臭秽，脘闷不舒，口干不欲饮，或口苦，或口臭，肛门灼热，舌红，苔黄腻，脉濡数或滑数。

治法：清热利湿。

方药：葛根黄芩黄连汤加减。

药物：葛根、甘草、黄芩、黄连。加减：苔厚者，加石菖蒲、藿香、肉豆蔻；口甜、苔厚腻者，加佩兰；腹胀者，加厚朴、陈皮；脘腹痛者，加枳壳、大腹皮。

中成药：葛根芩连片（丸）、枫蓼肠胃康颗粒。

5）寒热错杂证

证候：大便时溏时泻，便前腹痛，得便减轻，腹胀或肠鸣，口苦或口臭，畏寒，受凉则发，舌质淡，苔薄黄，脉弦细或弦滑。

治法：平调寒热，益气温中。

方药：乌梅丸加减。

药物：乌梅、细辛、干姜、黄连、附子、当归、黄檗、桂枝、人参、花椒。加减：少腹冷痛者，去黄连，加小茴香、荔枝核；胃脘灼热或口苦者，去花椒、干姜、附子，加栀子、吴茱萸；大便黏腻不爽、里急后重者，加槟榔、厚朴、山楂炭。

（2）便秘型肠易激综合征（IBS-C）分为5个证型。

1）肝郁气滞证

证候：排便不畅，腹痛或腹胀，胸闷不舒，嗳气频作，两胁胀痛，舌暗红，脉弦。治法：疏肝理气，行气导滞。

方药：四磨汤加减。

药物：枳壳、槟榔、沉香、乌药。加减：腹痛明显者，加延胡索、白芍；肝郁化热见口苦或咽干者，加黄芩、菊花、夏枯草；大便硬结者，加麻仁、杏仁、桃仁。

中成药：六味安消胶囊、四磨汤口服液。

2）胃肠积热证

证候：排便艰难，数天一行，便如羊粪，外裹黏液，少腹或胀或痛，口干或口臭，头晕或头胀，形体消瘦，舌质红，苔黄少津，脉细数。

治法：泄热清肠，润肠通便。

方药：麻子仁丸加减。

药物：火麻仁、白芍、枳实、大黄、厚朴、杏仁。加减：便秘重者，加玄参、生地黄、麦冬；腹痛明显者，加延胡索，原方重用白芍。

中成药：新清宁片。

3）阴虚肠燥证

证候：大便硬结难下，便如羊粪，少腹疼痛或按之胀痛，口干，少津，舌红苔少根黄，脉弱。

治法：滋阴泻热，润肠通便。

方药：增液汤加减。

药物：玄参、麦门冬、生地黄。加减：烦热或口干或舌红少津者，加知母；头昏脑涨者，加枳壳、当归。

中成药：滋阴润肠口服液。

4）脾肾阳虚证

证候：大便干或不干，排出困难，腹中冷痛，得热则减，小便清长，四肢不温，面色晄白，舌淡苔白，脉沉迟。

治法：温润通便。

方药：济川煎加减。

药物：当归、牛膝、肉苁蓉、泽泻、升麻、枳壳。加减：舌边有齿痕、舌体胖大者，加炒白术、炒苍术；四肢冷或小腹冷痛者，加补骨脂、肉豆蔻。

中成药：芪蓉润肠口服液。

5）肺脾气虚证

证候：大便并不干硬，虽有便意，但排便困难，便前腹痛，神疲气怯，懒言，便后乏力，舌淡苔白，脉弱。

治法：益气润肠。

方药：黄芪汤加减。

药物：黄芪、陈皮、白蜜、火麻仁。加减：气虚明显者，可加党参、白术；久泻不止、中气不足者，加升麻、柴胡、黄芪；腹痛喜按、畏寒便溏者，加炮姜、肉桂；脾虚湿盛者，加苍术、藿香、泽泻。

2.外治法

（1）针灸治疗

泄泻取足三里、天枢、三阴交，实证用"泻法"，虚证用"补法"，脾虚湿盛加脾俞、章门；脾肾阳虚加肾俞、命门、关元，也可用灸法；脘痞纳呆加公孙；肝郁加肝俞、行间。便秘取背俞穴和腹部募穴及下合穴为主，一般取大肠俞、天枢、支沟、丰隆，实证宜泻，虚证宜补，寒证加灸，肠燥加合谷、曲池；气滞加中脘、行间，用泻法；阳虚加灸神阙。

（2）"调神针法"联合电针治疗 IBS-D

"调神针法"针刺。取穴：百会、神庭、本神。每穴施小幅度、高频率捻转（捻转角度为 90°~180°，频率＞200r/min）2 分钟，留针 30 分钟，起针前再捻转 1 次。电针：取穴：关元、中脘、天枢、大肠俞、足三里、上巨虚、合谷、太冲。针刺后连接脉冲针灸治疗仪，选用断续波治疗，频率为 1Hz，电流强度为 4~6mA，时间设定为 30min。

（3）神阙穴穴位贴敷疗法

1）虚性体质：当归、升麻、党参等药物。

2）实性体质：大黄、黄芪、牡丹皮等药物。

3）贴敷时间及疗程：每天 1 次，每次 2~4 小时，7 天 1 个疗程。

3.西医治疗

（1）解痉剂

IBS 患者存在肠道平滑肌痉挛，与疼痛等症状相关。可以选择肠道平滑肌解痉剂如匹维溴铵、奥替溴铵、阿尔维林、曲美布汀进行治疗，从而缓解肠道平滑肌痉挛。

（2）止泻剂

洛哌丁胺可显著降低 IBS-D 患者的排便频率，增加粪便硬度，减轻排便失禁症状；双八面体蒙脱石可减少 IBS-D 患者水样泻和黏液便的排便次数，降低排便不尽感频率，且可改善腹痛症状。

（3）肠道不吸收的抗生素

肠道不吸收的抗生素（主要是利福昔明）可改善肠道菌群失调，调节肠道炎症，增强肠黏膜屏障功能。

（4）渗透性泻剂

渗透性泻剂中，聚乙二醇可显著改善 IBS-C 患者排便频率、粪便硬度等便秘症状，但对腹痛、腹胀无效。

（5）促分泌剂

促分泌剂（包括鸟苷酸环化酶 -C 激动剂和选择性氯离子通道激动剂）可改善 IBS-C 便秘症状，其中鸟苷酸环化酶 -C 激动剂（利那洛肽及鲁比前列酮）同时对腹痛的治疗效果明显。

（6）益生菌

益生菌对改善 IBS 患者腹胀、腹痛、腹泻、便秘及总体症状有一定疗效。

五、预防调护

1）保持生活起居规律，养成良好的饮食习惯。

2）要规律饮食，以饮食清淡、易消化、少油腻，避免冷食、辛辣刺激食物、生食。每天三餐定时定量，不过饥过饱，不暴饮暴食。

3）消除患者紧张心理，保持良好的心理环境，建立乐观情绪，树立战胜疾病的信心。

4）低 FODMAP（短链碳水化合物）饮食，即减少难吸收的短链碳水化合物如果糖、乳糖、多元醇、果聚糖、低乳半聚糖的摄入。

5）IBS-C 患者可适量补充水果、蔬菜、谷类、玉米等富含植物纤维食物。

6）IBS-D 患者尽量避免纤维素含量丰富的食物，可能会促进肠道蠕动进一步加重腹泻症状。

第五节　肠白塞病

白塞病（Behcet's disease，BD）又称白塞综合征、贝赫切特综合征、口—眼—生殖器三联征等，是一种病因不明的以细小血管炎为病理基础的慢性进行性、复发性、多系统损害疾病。临床上主要表现为复发性口腔溃疡、生殖器溃疡、眼炎及皮肤损害，也可累及心脏、血管、神经系统、消化道、关节、附睾等器官。白塞病累及消化道者又称为肠白塞病，从口腔到肛门的全消化道均可受累，发病率为白塞病的 10%～50%，为白塞病的特殊类型。

本病属于中医学中"狐惑病"范畴。

一、病因病理

其病因目前尚不十分清楚。可能与遗传、免疫、感染、生活环境有关。本病好发年龄为 20～40 岁，男女比例为 1.4∶1，其中男性患者病情常较重。

病理检查主要表现为血管炎，基本病变为小血管渗出性病变，以静脉为主，动脉可无明显受累，镜下主要表现为血管炎性改变，血管内皮肿胀，纤维素样坏死和血栓形成，血管周围淋巴细胞及单核细胞浸润，免疫荧光显微镜下可见免疫球蛋白和补体沉积。患者活动期可有红细胞沉降率增快，C 反应蛋白升高，促炎因子 IL-2、IL-4、IL-6、IL-10 及 IL-12 升高，部分患者出现 HLA-B51 阳性。

中医学认为本病主要病因病机为湿邪浸淫、湿聚热蕴，湿热毒邪弥漫三焦，流注五官七窍。历代医家大多以湿毒蕴火立论，亦有脏腑虚损论者，也有医者认为与气滞血瘀有关，或以脾肝肾三脏功能失调为主导致本病。

二、临床表现

（一）一般特点

肠白塞病一般在白塞病发病 4～5 年以后出现，其临床表现复杂多样，缺乏特异性，常见的首发症状为阵发性腹痛，部位可以是上腹、右下腹、全腹和脐周等，其中以右下腹疼痛最常见，部分患者可出现腹部包块、腹部胀满、腹泻、便秘、恶心、食欲缺乏、嗳气、呕吐、便血等症状。严重者表现为肠出血、肠麻痹、肠穿孔、腹膜炎、瘘管形成等。内镜下主要表现为溃疡，以回盲部最多见，多为圆形或类圆形，边界清楚，周围黏膜基本正常。

（二）伴有全身症状

1. 口腔溃疡

主要表现为反复口腔溃疡、疼痛，单发或多发。边缘清楚，圆形或类圆形，深浅不一，底部有黄色覆盖物，周围为出血带，1~2周后自行消退而不留瘢痕。

2. 眼炎

最为常见的眼部病变是葡萄膜炎或称葡萄膜炎，也有因血管炎而造成的视网膜炎。上述情况的反复发作，可以导致严重的视力障碍甚至失明。男性患者有眼炎者多于女性。

3. 皮肤病变

皮损发生率高，表现多种多样，有结节性红斑、斑疹、丘疹、痤疮样皮疹、多形红斑、坏死性结核疹样损害、大疱性坏死性血管炎等。

4. 复发性外阴溃疡

病变与口腔溃疡基本相似。但出现次数少，溃疡深大，疼痛剧烈、愈合慢。受累部位为外阴、阴道、肛周、宫颈、阴囊和阴茎等处。

5. 心血管病变

基本病变为血管炎，可累及循环系统中所有大小的动静脉血管。血管周围和血管内炎症可导致出血、管腔狭窄、静脉血栓、动脉扩张或动脉瘤。动脉受累后可出现狭窄和动脉瘤，静脉受累后除管壁炎症外尚有明显的血栓形成。

6. 神经系统病变

主要表现为脑实质血管炎病灶和静脉窦血栓，多见于长病程患者。神经系统损害患者多数预后不佳，脑干和脊髓受累是本病致残致死的主要原因之一。

7. 关节炎

表现为相对轻微的局限性、非对称性关节炎，常累及大、中关节，包括膝、踝和腕关节。HLA-B27阳性患者可累及骶髂关节，需与强直性脊柱炎鉴别。

8. 其他症状

可有发热、乏力和不适感等全身症状。部分患者可出现附睾炎、输卵管炎、肺部损害、肾脏损害、心脏损害等。

三、诊断与鉴别诊断

(一) 诊断依据

1. 采用 1989 年国际白塞氏病综合征研究小组制定的国际诊断标准

(1) 反复口腔溃疡

1 年内反复发作至少 3 次。由医生观察到或患者诉说有阿弗他溃疡。

(2) 反复外阴溃疡

由医生观察到或患者诉说外阴部有阿弗他溃疡或疤痕。

(3) 眼病变

前和 (或) 后葡萄膜炎、裂隙灯检查时玻璃体内有细胞出现或由眼科医生观察到视网膜血管炎。

(4) 皮肤病变

由医生观察到或患者诉说的结节性红斑、假性毛囊炎或丘疹性脓疱；或未服用糖皮质激素的非青春期患者出现痤疮样结节。

(5) 针刺试验阳性

试验后 24 ~ 48 小时由医生评估结果。

有反复口腔溃疡并有其他 4 项中 2 项以上者，可诊断为白塞氏综合征，但须排除其他疾病。其次，在符合白塞病诊断标准的前提下，内镜发现患者回盲部存在典型或不典型的圆形或椭圆形溃疡或小肠及结肠出现炎性病变，则可进一步诊断为肠白塞病。

2. 辅助检查

(1) 实验室检查

无特异血清学检查。C 反应蛋白升高，血沉轻、中度增快。低白蛋白、贫血、白细胞抗原 HLA-B51 可阳性。

(2) X 线检查

以龛影为主要表现，可伴有局部肠管狭窄。

(3) CT 检查

一般可见到肠壁的炎性增厚，严重者可见肠腔狭窄。

(4) 乙状或纤维结肠镜检查

内镜下可见单发或多发、深浅不一的溃疡，常常累及全消化道，但以回盲部为主 (图 3-5)。

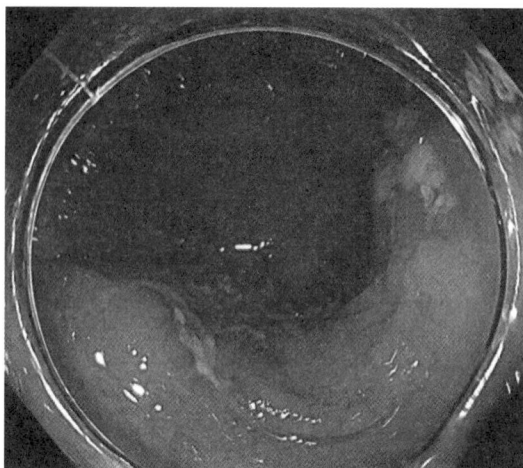

图 3-5　肠白塞病肠镜下表现

（二）鉴别诊断

1. 慢性非特异性溃疡性结肠炎

两者均有腹痛、腹泻，黏液血便，食少，消瘦等症状。但慢性非特异性溃疡性结肠炎无全身合并症如口、眼、生殖器、皮肤、心血管、泌尿、神经等系统损害。实验室检查白细胞常不增多。

2. 克罗恩病

两者的消化系统症状均无特异性，均以腹痛最常见。均好发于回肠末端及回盲部。克罗恩病内镜典型表现为纵行溃疡和卵石征，且病变呈节段性分布。肠白塞病的典型内镜表现回盲部和（或）其他肠段溃疡，食管溃疡具有典型性，即溃疡面积较大，创面较深，形态呈圆形或椭圆形，边界分明。

3. 急性阑尾炎

急性阑尾炎为急性腹痛起病，常有转移性右下腹痛，压痛限于麦氏点，血象白细胞计数增高显著，一般无白塞氏综合征的口腔溃疡、外阴溃疡、眼炎等临床特异性表现。

四、治疗

本病目前尚无公认的有效根治方法，多种药物均可能有效，但停药后容易复发，治疗的目的在于诱导并维持临床缓解及黏膜愈合，控制症状，减缓疾病进展，防治并发症，改善患者生活质量。除急症需手术外，氨基水杨酸制剂和糖皮质激素是目前治疗肠型白塞病的一线药物。

（一）非手术治疗

1.一般治疗

急性活动期应卧床休息，以减少精神和体力负担，并予流质饮食，待病情好转后改为高营养少渣饮食。发作间歇期应注意预防复发，合理调节饮食，避免进食刺激性食物。重症患者应住院治疗，及时纠正水、电解质平衡紊乱，病情严重者应禁食，并予完全胃肠外营养。同时，患者的情绪会对病情有影响，应予以心理疏导。

2.辨证论治

（1）肝郁脾虚证

证候：少腹或脐周胀痛，痛则欲泻，便后痛减，大便稀溏，胸肋胀闷，暖气食少，抑郁恼怒或情绪紧张时腹痛、腹泻复发或加重，矢气频作，眼部充血明显，虹膜肿胀，瞳孔缩小，眼痛，口干溃烂，头痛，前后阴溃烂，舌质淡，苔薄，脉弦。

治法：疏肝理气，健脾化湿。

方药：痛泻要方加减。

药物：白术、白芍、陈皮、防风等。

（2）脾胃虚寒证

证候：腹部隐痛，喜温喜按，肠鸣，久泻不愈，呕吐清水，食欲不振，面色萎黄，神疲乏力，四肢畏寒，少寐头晕，眼部轻度充血，虹膜轻度水肿，纹理不清，自觉眼球胀痛干涩，有飞蚊症，口干溃烂，前后阴干痛，舌质淡，苔薄白，脉沉迟。

治法：温阳散寒，健脾和胃。

方药：参苓白术散合附子理中汤加减。

药物：人参、白术、茯苓、甘草、莲子肉、山药、薏苡仁、砂仁、白扁豆、桔梗、附子、干姜等。

（3）湿热蕴结证

证候：肠鸣腹痛，大便量多稀薄臭秽，或蛋花状，或夹有鲜血，口苦口腻，胃脘痞胀，恶心纳呆，眼部中度睫状充血，虹膜肿胀，瞳孔呈菊花状，伴头痛，口干不欲饮，二阴溃烂红肿，小便短赤，舌红苔黄腻，脉濡数。

治法：清化湿热，理气和胃。

方药：白头翁汤加减。

药物：白头翁、黄连、黄檗、秦皮等。

3.西医治疗

（1）糖皮质激素

是控制病情活动性最有效的药物，适用于中、重度患者或对氨基水杨酸制剂无效的轻型患者。常规以口服给药为主，病重患者可静脉用药。可以减轻各种症状，改善黏膜溃疡和关节疼痛，大剂量用于急性起病或多器官受累，如眼部受损、中枢神经受损者，而小剂量用于亚急性起病或病情较轻者。

(2) 免疫抑制剂

重要脏器损害时应选用此类药物，常与糖皮质激素联用。常用药物有硫唑嘌呤、氨甲蝶呤、环磷酰胺、环孢素、柳氮磺砒啶。

(3) 氨基水杨酸类

氨基水杨酸类中柳氮磺吡啶（SASP）是治疗肠白塞病的常用药物，口服后经肠菌可分解为5-氨基水杨酸（5-ASA）和磺胺吡啶，前者为主要治疗成分，在肠内与肠上皮接触，通过影响花生四烯酸代谢而发挥抗炎作用。

(4) 肿瘤坏死因子（TNF-α）拮抗剂

被称为肠型白塞病的新靶向治疗，重复治疗可取得长期缓解，包括：英夫利昔单抗、依那西普和阿达木单抗等。此类药物优点是起效迅速，但停药后容易复发，复发患者重新应用仍然有效。过敏反应为该药常见不良反应，感染为其禁忌证。

（二）手术治疗

若肠白塞病并发急腹症（如肠穿孔、肠梗阻及胃肠大出血等），往往需要采用手术治疗。病变肠段切除及腹腔冲洗引流是基本的手术方法，常用术式为小肠部分切除、回盲部或右半结肠切除术；术后吻合口易出现肠道渗漏、穿孔和瘘管形成，可予以造瘘；待白塞氏综合征控制稳定3个月后可考虑行造瘘回纳术。术后糖皮质激素和免疫抑制剂治疗对于术后促进切口愈合和预防复发是必要的。术后可使用对厌氧菌有抑制作用的抗生素，以及柳氮磺吡啶控制肠道炎症，可长期维持治疗以减少复发。

五、预防调护

1) 注意饮食、忌食辛辣油腻、避免摄入温度高、硬、刺激性的食物。

2) 保持会阴部及肛周皮肤清洁，便后用温开水擦洗。

3) 加强锻炼，增强体质，适当参加体育运动。

第六节 腹泻

腹泻（Diarrhea）是一种常见症状，是指排便次数增多（＞3次/d），或粪便量增加（＞200g/d），或粪质稀薄（含水量＞85%）。腹泻常伴有排便急迫感、肛门不适、失禁等症状。临床可分为急性腹泻和慢性腹泻两类，病程短于4周者为急性腹泻，超过4周或长期反复发作者为慢性腹泻。

本病中医学属于"泄泻"范畴。

一、病因病理

（一）病因

1. 急性腹泻

是常见的消化道疾病，其中以感染性腹泻为主，多由感染性因素所致，如病原体包括病毒、细菌、真菌和寄生虫等。常由于感染、中毒或胃肠道基础病变导致。

2. 慢性腹泻

可由胃源性疾病、肠源性疾病、肝胆胰源性疾病、内分泌疾病、神经内分泌肿瘤及其他病因所致。

（1）胃源性疾病

如慢性萎缩性胃炎、胃癌等。

（2）肠源性疾病

如痢疾、肠结核、肠血吸虫病、溃疡性结肠炎和克罗恩病、肠易激综合征、放射性肠炎、肠道肿瘤等。

（3）肝胆胰源性疾病

如肝硬化、肝癌、慢性胆囊炎、胆囊切除术、胰腺癌等。

（4）内分泌疾病

如甲亢、糖尿病、慢性肾上腺皮质功能减退等。

（5）神经内分泌肿瘤

如胃泌素瘤、嗜铬细胞瘤、血管活性肠肽瘤等。

（6）其他病因

如艾滋病、化疗相关性腹泻、钩虫感染、抗生素相关性腹泻等。

（二）病理

根据病理生理机制，腹泻可分为以下 4 种：渗透性腹泻、分泌性腹泻、渗出性腹泻、肠动力紊乱性腹泻。

1. 渗透性腹泻

渗透性腹泻是由于肠腔内含有大量的高渗食物或药物，导致肠腔内有效渗透压升高，体液水分大量进入肠腔所致。临床特点：①禁食或停药后腹泻停止。②肠腔内的渗透压超过血浆渗透压。③大便中含大量未完全消化或分解的食物成分。④粪中电解质含量不高。

2. 分泌性腹泻

是由于肠黏膜受到刺激而致水、电解质分泌过多或吸收受抑，导致分泌、吸收失衡而引起的腹泻。临床特点：①每天排出大量水样粪便，无脓血。②粪便中含大量电解质，且其渗透压与血浆渗透压基本相同。③一般无腹痛。④禁食 48 小时后腹泻仍不停止。⑤肠黏膜组织学检查基本正常。

3. 渗出性腹泻

肠道因炎症致渗出过多引起腹泻。包括肠道感染、全身性感染和非感染性炎症等。临床特点：①粪便常含有渗出液和血液，结肠尤其是左半结肠炎症多肉眼黏液脓血便。②腹泻和全身情况的严重程度取决于肠道的受损程度。③粪便量少。

4. 动力异常性腹泻

肠道蠕动过快，肠内容物快速通过肠腔，与肠黏膜接触时间过短，影响消化和吸收，水电解质吸收减少，发生腹泻。临床特点：①排便急，粪便性状多为水样或稀烂，无渗出物。②腹泻大多伴有腹痛或肠鸣音亢进，排便后症状缓解。

中医认为泄泻的主要病位在脾、胃、大小肠，病变主脏在脾。其致病源因有感受外邪、饮食所伤、情志失调、劳倦伤脾、禀赋不足、久病体虚等，但关键在于脾胃运化功能失调。六淫之邪伤人，肠胃功能失调，皆能使人发生泄泻，但以湿为主，可夹寒、夹热、夹暑。饮食所伤可以导致脾胃运化失常，传导失司，升降失调，水谷内停为湿滞而发生泄泻。因情志影响，忧思恼怒，精神紧张，导致肝气郁结，肝疏泄功能失常，肝木横逆，克犯脾土，脾失健运而致泄泻。久泻脾虚，脾虚日久亦可累及肾脏，导致肾阳不足，脾肾阳虚，不能腐熟水谷，完谷不化，而发为泄泻。或年老体衰，阳气不足，脾失温煦，运化失常，而致泄泻。

二、临床表现

（一）急性腹泻

起病急，病程较短，多为感染或食物中毒所致。每天排便 3 次或 3 次以上，总量超过 250g，持续时间不超过 2 周。粪便性状可为稀便、水样便、黏液便、脓血便或血样便，可伴有恶心、呕吐、腹痛或发热等全身症状。

（二）慢性腹泻

起病缓，病程较长，排便次数过多，每天超过 3 次，粪质稀薄，水分增加。排便量超过 200g 或含有未消化食物，或带有黏液、脓血，常伴有腹痛排便急迫感等症状。且以上表现大于 4 周（通常 6~8 周以上）或间歇 2~4 周反复发作。

三、诊断与鉴别诊断

（一）诊断依据

1. 临床表现

（1）典型表现

排便次数增加，有时每天排便可达十几次以上，大便性状有改变，呈稀便、水样便、黏液便或脓血便。

（2）伴随症状

1）胃肠症状：伴有腹痛多见于炎症性肠病，脐周或右下腹痛提示小肠性腹泻，左下腹或中下腹痛提示结肠性腹泻。

2）全身症状：如是否伴有发热、食欲减退或亢进、消瘦、休克、贫血、出血倾向等。

3）肠外表现：如皮肤、关节、眼部或胆胰病变等，可能与炎症性肠病或其他全身疾病有关。

（3）粪便性状

水样便见于各种分泌性腹泻，如肠毒素大肠杆菌、胃泌素、金黄色葡萄球菌食物中毒，如大便量 > 5L/d，则应考虑霍乱（米泔水样大便）或内分泌肿瘤等引起的分泌性腹泻。洗肉水样大便见于某些急性出血性肠炎或重症溃疡性结肠炎。蛋花汤样大便见于艰难梭菌等引起的伪膜性肠炎。果酱样大便见于阿米巴痢疾或升结肠癌。脓血便见于渗出性腹泻，如脓血仅附着于粪便表面，则提示直肠或乙状结肠病变。酸臭的糊状便见于糖吸收不良，有油滴的糊状便见于脂肪吸收不良，恶臭大便见于蛋白质消化不良。大便中带有不消化的食物，粪便有恶臭且伴有中上腹或脐周腹痛，常提示慢性胰腺炎以及小肠吸收不良，其中白陶土样大便并有泡沫见于脂肪泻和慢性胰腺炎。急性坏死性小肠炎引起的腹泻大便多为浓臭血水样大便。

2. 辅助检查

（1）粪便检查

包括粪便常规（白细胞、吞噬细胞、原虫、虫卵、脂肪滴）检查、隐血试验、粪便培养、病原学检测、粪便电解质等。对腹泻患者具有重要的诊断价值。

（2）血常规和血生化

血常规和电解质、肝肾功等检查结果常可提示是否存在感染、病情严重程度以及营养状态。

（3）影像学检查

如腹部超声、CT、MRI 等可了解肝胆胰等病变；X 线钡餐、钡剂灌肠等可以观察胃肠道功能状态；肠道 CT、MRI 可了解肠壁及周围情况，初步判断有无器质性病变。

（4）内镜检查及组织学检查

内镜检查对于消化道疾病的诊断具有重要意义。

（5）呼气试验

有助于诊断碳水化合物吸收不良和小肠细菌过度增长。

（6）小肠吸收功能试验

粪便定量检测、维生素 B_{12} 吸收试验、D- 木糖吸收试验、胰腺外分泌功能试验、呼气氢试验等。

（7）降钙素、生长抑素、甲状旁腺激素、VIP、5- 羟色胺、血胃泌素、肾上腺皮质激素异常提示神经内分泌系统疾病。

（二）鉴别诊断

大便失禁：指反复发生的、不能控制的粪质排出，症状持续至少 3 个月，包括患者无意识的粪便外漏、患者有意识但主观无法控制和紧随一次正常排便后的粪便漏出。

四、治疗

泄泻的中医治疗大法为运脾化湿。急性泄泻多以湿盛为主，重在化湿，佐以分利小便。久泻以脾虚为主，当以健脾。暴泻不可骤用补涩，以免"关门留寇"；久泻不可分利太过，以防"劫其津液"。西医的治疗目标为缓解症状，恢复正常排便次数、性状，纠正其他伴随症状。强调个体化的综合治疗。

（一）非手术治疗

1. 辨证论治

（1）寒湿内盛证

证候：泄下清稀，甚如水样，有时如鹜溏，脘闷食少，腹痛肠鸣，或兼外感风寒，则恶寒发热，头痛，肢体酸痛，舌苔白或白腻，脉濡缓。

治法：芳香化湿，解表散寒。

方药：藿香正气散加减。

药物：藿香、苍术、茯苓、半夏、陈皮、厚朴、大腹皮、紫苏、白芷、桔梗、木香。加减：恶寒重者，加荆芥、防风；发热、头痛者，加金银花、连翘、薄荷。

（2）湿热伤中证

证候：泄泻腹痛，泻下急迫，或泻而不爽，粪色黄褐，气味臭秽，肛门灼热，烦热口渴，小便短黄，舌质红，苔黄腻，脉滑数或濡数。

治法：清热燥湿，分利止泻。

方药：葛根芩连汤加减。

药物：葛根、黄芩、黄连、甘草。加减：肛门灼热重者，加金银花、地榆、槐花；嗳腐吞酸、大便酸臭者，加神曲、山楂、麦芽。

（3）食滞肠胃证

证候：腹痛肠鸣，泻下粪便臭如败卵，泻后痛减，脘腹胀满，嗳腐酸臭，不思饮食，舌苔垢浊或厚腻，脉滑。

治法：消食导滞，和中止泻。

方药：保和丸加减。

药物：神曲、山楂、莱菔子、半夏、陈皮、茯苓、连翘。加减：脘腹胀满重者，加大黄、枳实；兼呕吐者，加砂仁、紫苏叶。

（4）肝气乘脾证

证候：泄泻肠鸣，腹痛攻窜，矢气频作，伴有胸胁胀闷，嗳气食少，每因抑郁恼怒，或情绪紧张而发，舌淡红，脉弦。

治法：抑肝扶脾。

方药：痛泻要方加减。

药物：白芍、白术、陈皮、防风。加减：情志抑郁者，加合欢花、郁金、玫瑰花；性情急躁者，加牡丹皮、炒栀子、黄芩；伴失眠者，加酸枣仁、远志、煅龙骨、珍珠母。

（5）脾胃虚弱证

证候：大便时溏时泻，反复发作，饮食减少，食后脘闷不舒，稍进油腻食物，则大便次数明显增加，面色萎黄，神疲倦怠，舌质淡，苔白，脉细弱。

治法：健脾益气，化湿止泻。

方药：参苓白术散加减。

药物：人参、白术、茯苓、甘草、砂仁、陈皮、桔梗、白扁豆、山药、莲子肉、薏苡仁。加减：泻势严重者，加赤石脂、诃子、陈皮炭、石榴皮炭；肛门下坠者，加黄芪、党参；畏寒重者，加炮姜。

（6）肾阳虚衰证

证候：黎明之前，脐腹作痛，肠鸣即泻，完谷不化，泻后则安，腹部喜暖，形寒肢冷，腰膝酸软，舌淡苔白，脉沉细。

治法：温肾健脾，固涩止泻。

方药：四神丸加减。

药物：补骨脂、吴茱萸、肉豆蔻、五味子、大枣、生姜。加减：中气下陷、久泻不止者，加黄芪、党参、诃子、赤石脂；小腹冷痛者，加炮附片、肉桂；面色黧黑、舌质瘀斑者，加蒲黄、五灵脂。

2. 外治法

（1）针灸治疗

主穴：气海、中脘、天枢、足三里、阴陵泉。寒湿困脾加神阙、三阴交、阴陵泉；肠道湿热加合谷、下巨虚；食滞胃肠加建里；肝郁加期门、太冲；脾气亏虚加脾俞；肾阳亏虚加命门、关元。

（2）艾灸治疗

艾灸以温和灸和隔物灸多见，常选用神阙、足三里、关元、天枢等穴位。

（3）穴位贴敷

穴位选取神阙、天枢、气海、关元、脾俞、足三里进行贴敷，脾肾阳虚加命门、肾俞；肝郁脾虚加章门、肝俞。用姜汁将中药粉调成糊状备用，取适量药物置于穴位敷贴中心位置进行贴敷。

（4）脐疗

将中药的不同剂型（如丸、散、膏等）通过贴脐、敷脐、涂脐、蒸脐等方法治疗。常用丁香、艾叶、肉桂、麝香、吴茱萸等药物。

（5）贴足心法

以大蒜捣贴两足心，引热下行，治泄泻暴痢。

3. 西医治疗

（1）病因治疗

感染性腹泻需针对病原体进行治疗。过敏或药物相关性腹泻应避免接触过敏原和停用有关药物。抗生素相关性腹泻须停止抗生素或调整原来使用的抗生素，可加用益生菌。乳糖不耐受和麦胶性肠病需分别剔除食物中的乳糖或麦胶成分。胆盐重吸收障碍引起的腹泻可用考来烯胺吸附胆汁酸而止泻。高渗性腹泻应停止服用高渗的药物或饮食。炎症性肠病可选用氨基水杨酸制剂、糖皮质激素及免疫抑制剂等治疗。慢性胰腺炎可补充胰酶等消化酶。消化道肿瘤应手术切除或化疗生。长抑素及其类似物可用于类癌综合征及胃肠胰神经内分泌肿瘤的辅助治疗。

（2）对症治疗

1）纠正腹泻所引起的水、电解质紊乱和酸碱平衡失调。

2）对严重营养不良者，应给予肠内或肠外营养支持治疗。

（3）药物治疗

1）解痉剂：解痉止痛类药是治疗功能性慢性腹泻的重要药物，可以调节胃肠道的动力。包括动力调节药曲美布汀、胃肠道解痉药匹维溴铵、复方枸橼酸阿尔维林等。

2）止泻药物：功能性腹泻或 IBS 患者症状严重者可给予止泻药物以有效缓解腹泻症状，也可用于其他慢性腹泻的对症处理。

3）益生菌：益生菌可以调节肠道的正常菌群，减少致病性菌群的过度生长，目前常用的活菌制剂有多种乳杆菌和双歧杆菌，非致病性大肠杆菌，地衣芽孢杆菌，以及枯草杆菌二联活菌、双歧杆菌四联活菌等复合制剂。

4）抗菌药物：短期内使用利福昔明可改善非便秘型 IBS 总体症状及腹胀、腹泻症状。

5）肠黏膜保护剂和吸附剂：蒙脱石、果胶和活性炭等，有吸附肠道毒素和保护肠黏膜的作用。蒙脱石对消化道内的病毒、细菌及其毒素有固定和抑制作用；对消化道黏膜有覆盖能力，并通过与黏液糖蛋白相互结合，提高肠黏膜屏障对损伤因子的防御能力，促进肠黏膜修复。

（二）手术治疗

腹泻一般以非手术治疗为主，但如致病因素为肿瘤，则需根据病情进行手术切除。

五、预防调护

1）加强锻炼，增强体质，注意调畅情志，保持乐观心态。

2）加强食品卫生及饮用水的管理，防止污染。

3）饮食应有节制，饮食宜清淡、新鲜、易于消化而富有营养，忌食辛辣、油腻，不暴饮暴食，不吃腐败变质的食物，养成饭前便后洗手的习惯。

4）生活起居应有规律，防止外邪侵袭，应注意腹部保暖。

第七节 肛隐窝炎

肛隐窝炎又称肛窦炎，是肛隐窝、肛门瓣发生的急、慢性炎症性疾病，常并发肛乳头炎、肛乳头肥大。其临床特征是肛门部胀痛不适和肛门部潮湿有分泌物。

本病中医学属于"脏毒"范畴。

一、病因病理

肛隐窝是直肠黏膜形成的向上开口的袋状小窝，容易积存腺体的分泌物和粪便。一般情况下，当肛隐窝成闭合状态时，粪便不易进入。但当腹泻时，稀便易进入肛隐窝储存，可导致肛隐窝炎；当干硬粪块或粪块内夹有异物，通过肛管时，可损伤肛瓣或肛乳头，引起隐窝炎和乳头炎。当局部组织充血水肿后产生刺激反应如：肛门不适、疼痛等症状，会反过来刺激肛门括约肌痉挛，加重局部血液循环障碍。同时组织充血水肿时通透性会升高，减弱对病菌的抵抗力而引起感染，并降低组织韧性而易被擦伤。因此若其有损伤易造成细菌感染。此外由于其开口向上，若引流不畅，可使感染向深部扩展或发展为慢性感染。

中医认为该病是由于湿热下注、脾虚肝郁、阴虚内热、热毒炽盛所致。尤其是饮食不节，过食醇酒厚味、辛辣炙煿，或虫积骚扰，湿热内生，下注肛部；或郁热邪毒灼伤津液，阴液亏损而成。中医辨证论治多以清热利湿、解毒消肿、活血化瘀为主。

二、临床表现

自觉肛门部不适，伴排便不尽感、肛内异物感和下坠感。排便时可感觉肛门疼痛，一般不甚剧烈，数分钟内可消失。若括约肌受刺激而挛缩则疼痛加剧，常可出现不排便时的短时间阵发性刺痛，并波及臀部和股后侧。急性期常会出现肛管灼热、肛门坠胀、排便时疼痛加重，肛窦分泌物增多，渗出少量脓性或脓血性黏液。肛门伴肛乳头红肿、触痛明显。便后因括约肌痉挛而持续疼痛，疼痛向会阴、骶尾部放散。若并发肛乳头肥大并从肛门脱出，可使肛门潮湿瘙痒。

三、诊断与鉴别诊断

（一）诊断依据

1.临床表现

肛隐窝炎主要表现为肛门内间歇性疼痛，肛门坠胀感、排便不尽感或肛内异物感以及肛门瘙痒和潮湿等，部分患者还有肛门蚁行感以及里急后重感。

2.辅助检查

（1）肛门直肠指诊

肛管括约肌紧张，或灼热，肛窦区可触及疼痛或可及较硬的隆起或凹陷，指套可有少许分泌物。

（2）肛门镜检查

肛门镜下可见病变肛隐窝深陷，肛窦区和肛门瓣充血、水肿，可同时伴有黏液或者脓性分泌物。

（3）探针检查

探针探查肛隐窝，从肛门内向外倒钩，常可探入病变肛隐窝较深的部位，并伴有少量的脓液排出。

（二）鉴别诊断

1.肛裂

肛裂可见到肛管皮肤有全层感染性裂创或哨兵痔，疼痛性质呈周期性，常有便秘，便后带有鲜血，尤因肛门狭窄而排便时疼痛剧烈。

2.肛周脓肿

肛周脓肿是肛隐窝炎进一步发展的结果，主要表现为肛周疼痛，逐渐加重，酿脓时呈鸡啄样痛，伴恶寒发热等症，血常规检查白细胞明显增多，中性粒细胞亦升高。

3.肛瘘内口

肛瘘内口多在肛隐窝处，触诊时内口下可摸到条索状物。

4.直肠息肉

若并发肛乳头肥大时，则需和直肠息肉鉴别。直肠息肉是齿线以上的黏膜隆起，色鲜红或紫红，易出血。

四、治疗

本病应以清热利湿为治疗原则。肛窦内已成脓者，或伴有肛乳头肥大、隐性瘘（内盲瘘者），宜行手术治疗。

（一）非手术治疗

1. 辨证论治

（1）湿热下注证

证候：肛门坠胀不适，或可出现灼热刺痛，便时加剧，粪便夹有黏液，肛门湿痒，伴口干、便秘，舌质红，苔黄腻，脉滑数。

治法：清热利湿，活血止痛。

方药：止痛如神汤、四妙丸加减。

药物：秦艽、防风、泽泻、苍术、当归、皂角仁、桃仁、大黄、黄芩、槟榔、甘草等。

中成药：二妙丸。

（2）阴虚内热证

证候：肛门不适，隐隐作痛，便时加重，肛门黏液溢出，伴盗汗、口干、大便秘结，舌质红，苔黄或少苔，脉细数。

治法：滋阴清热，凉血止痛。

方药：凉血地黄汤加减。

药物：地黄、当归、地榆、槐角、黄连、天花粉、甘草、升麻、赤芍、枳壳、黄芩、荆芥等。

中成药：知柏地黄丸。

2. 外治法

（1）针灸治疗

此法可疏导经气、消瘀散滞。选用次髎、长强为主穴，会阳、承山、二白为配穴，每次留针20~30分钟，每天1次，10天为1疗程。

（2）耳针治疗

此法可消散肛门瘀滞。选用大肠、直肠下段、交感、三焦等穴，每次留针20~30分钟，每天1次，10天为1疗程。

（3）耳穴压豆

复方黄檗液保留灌肠配合耳穴贴压，每次选3~4个耳穴，取肛门穴、脾穴、大肠穴、肺穴、直肠穴、肾穴、神门、交感等耳穴贴压能显著提高肛隐窝炎的治疗效果。

（4）药物肛门熏洗

马齿苋，大黄，苦参，大血藤，紫草，地榆，芒硝。煎汤约2000mL，趁热先熏蒸，待水温适中，然后坐浴，同时用毛巾向上托举肛门按摩，坐浴时间约20分钟，早晚各1次。或用苦参汤等煎汤，先熏后洗，每天2次。

（5）塞药法

马应龙麝香痔疮栓等，每天坐浴后塞入肛内，每天 2 次，或用红油膏、九华膏、熊胆消痔灵等搽入肛内。

（6）灌肠法

可用金黄散调制成糊状保留灌肠，通常在排便后进行，每天 1~2 次。

（7）物理疗法

除急性期以外，均可用红外线、微波、小功率激光等做局部照射，抑制细菌生长，促进血液循环，改善和缓解症状。如能进入肛门内部治疗，疗效更佳。

3. 西医治疗

抗生素如甲硝唑、诺氟沙星、庆大霉素等，经静脉或肛门给药，常有一定效果。

（二）手术治疗

1. 肛窦切开引流术

1）适用于单纯肛隐窝炎，或已成脓，或伴有隐性瘘管者。

2）操作方法：肛周局部消毒，在局麻或腰俞麻醉下，取截石位或侧卧位，在双叶肛门镜下，暴露病灶，沿肛窦作纵行切口，使引流通畅，创口用黄连膏纱条或红油膏纱条压迫止血。患者术后每天便后坐浴、换药。

2. 肛乳头切除术

1）适用于肛隐窝炎伴有肛乳头肥大者。

2）操作方法准备同上，在双叶肛门镜下，暴露病灶，将肛窦、肛门瓣作纵行切口至肛乳头根部，用止血钳夹住肛乳头基底部，贯穿结扎切除，创口用黄连膏纱条压迫。患者术后每天便后坐浴、换药。

五、预防调护

1）保持良好的排便习惯，防止便秘、腹泻等疾病。

2）保持肛门部清洁，便后温水清洗肛门。

3）肛门有痔疮、肛裂、肛瘘病变时应及时治疗。

4）避免精神紧张、暴怒忧思、烦躁不安等现象。

5）自行作提肛运动，每次做提肛运动 50 次左右，持续 5~10 分钟即可。

第八节　慢性萎缩性直肠炎

直肠内的肠腺及其间质萎缩改变者，称为慢性萎缩性直肠炎。

一、病因病理

肠腺及其间质有萎缩改变，黏膜变薄、变干、无弹性，易成裂口，常有小块上皮坏死，杯状细胞减少。黏膜下层有纤维组织增生，偶尔肌层内亦有此类病变。

二、临床表现

长期便秘，有时也表现为间歇性腹泻，感觉直肠发胀不适，排粪时尤甚，粪便内含有血及黏液，便秘时粪便干硬成块，腹内胀气，食欲不振，身体瘦弱。

三、诊断与鉴别诊断

（一）诊断依据

黏膜干燥，无弹性，表面粗糙不平，有糜烂及溃疡。如溃疡过多，有时可成脓肿、瘘管和直肠狭窄。肛门周围因分泌刺激，可有瘙痒症。乙状结肠镜可以见到黏膜下血管的网状结构，有时纤维组织增生，表面粗糙不平，可有糜烂或溃疡形成。

（二）鉴别诊断

溃疡性直肠炎

溃疡性直肠炎和慢性萎缩性直肠炎均可有腹泻，脓血便的表现。但溃疡性直肠炎还有腹痛表现，疼痛性质为阵发性痉挛性绞痛，局限于左下腹或下腹部，疼痛后可有便意，排便后疼痛可暂时缓解。肠镜检查急性期可见黏膜呈细颗粒状，并有弥漫性充血、水肿，质脆易出血、糜烂，可见多数形状不规则大小深浅不一的溃疡，覆盖有黄白色或血性渗出物。晚期有肠壁增厚、肠腔狭窄、假息肉形成。慢性萎缩性直肠炎肠镜可以见到黏膜下血管的网状结构，有时纤维组织增生，表面粗糙不平，可有糜烂或溃疡形成。

四、治疗

常灌洗直肠，不存积粪便，保持肛门部清洁。溃疡涂 5% ~ 10% 硝酸银溶液，每晚直肠内注入 0.5% 薄荷脑状石蜡，使粪便润滑。

五、预防调护

1）多吃富有营养的食物，如水果、蔬菜。
2）加强锻炼，增强体质和抗病能力。

第九节 药物及治疗导致的肠炎

一、药物性肠炎

药物性肠炎是由药物引起的各种肠道损害。随着临床药物应用的广泛而多样化，药物性肠病也呈现多发和不同特点。根据药物的使用类型可大致分为应用抗生素所致腹泻和非抗生素性肠炎两大类型。其发病率男性多于女性。其中以应用抗生素所致腹泻为临床常见类型，故本文着重介绍抗生素性腹泻的特点及治疗。

应用抗生素药物所导致的腹泻，根据其临床表现和发病机理可分为难辨性梭状芽孢杆菌肠炎（伪膜性肠炎 Pseudomembranous colitis，PMC）和出血性肠炎。目前研究发现除抗生素外，质子泵抑制剂（Proton pump inhibitor，PPI）的应用也与社区获得性难辨性梭状芽孢杆菌相关。

（一）难辨性梭状芽孢杆菌肠炎

1. 病因病理

部分健康人的粪便中可存在少量的梭状菌，但正常情况下不具有致病性。患者应用抗生素药物后，药物可对其肠道产生一定的影响，目前其作用机制尚未明确，一般认为与肠道菌群失调有关，正常肠道菌丛被使用的抗菌素所抑制，而对抗菌素不敏感的产毒细菌过度繁殖，其中以难辨梭状芽孢杆菌为典型，可产生肠毒素与细胞毒素，其中肠毒素可刺激肥大细胞等炎症细胞释放炎症因子，引起黏膜损伤。细胞毒素可在肠毒素作用的基础上加重黏膜损害，从而出现肠道症状。

普赖斯认为其病理诊断可分为三型：I型病理表现为局限于黏膜和腺体表面的黏膜充血、糜烂及坏死；Ⅱ型病理表现为黏膜腺体的破坏，可有伪膜形成，以中性多形核白细胞排列成行为特征；Ⅲ型病理表现为固有膜腺体完全破坏，有厚层纤维蛋白、黏液及炎性碎屑覆盖于坏死面上，形成伪膜。主要以乙状结肠受累为主。伪膜形成是PMC的特征性病变，伪膜呈黄白色或黄绿色，圆形或椭圆形，1~10mm大小，微微隆起，周围有充血的红晕围绕，类似口腔鹅口疮样病变。

本病证属中医"泄泻"、"脏毒"的范畴。主要责之于"湿热内阻，复感外邪"，以致脾胃升降失司，清浊不分。气机不畅升降失司，不通则痛出现腹痛；传化失司，清浊不分而致腹泻、腹部不适感。

2. 临床表现

本病临床表现差异较大，感染难辨性梭状芽孢杆菌可以没有症状，或者只有轻到中度的症状。严重的病例可以发生爆发性结肠炎，甚至进展成中毒性巨结肠，导致穿孔。

（1）症状

症状常在应用抗生素后4~10天开始，也有停药后1周甚至1个月后发生该病。典型的临床症状为腹泻、腹痛，发热。腹泻是最主要的症状，呈海水样或米汤样，腹泻程度和次数不一，轻者大便每天2~3次。重者有大量水样泻，每天可达30次，部分患者可排出斑块状伪膜。腹痛多在下腹部，呈钝痛、胀痛或痉挛性疼痛，可伴有腹胀、恶心及呕吐等全身中毒症状。患者多有不同程度的发热，除发热外，患者可以出现不同程度的脱水。

（2）体征

查体一般无特异性发现，下腹部可以出现压痛，如果出现反跳痛，需要考虑有无结肠穿孔，有无腹膜炎等。

3. 诊断与鉴别诊断

（1）诊断依据

1）临床表现：患者若出现腹泻，多呈海水样或米汤样，伴伪膜排出，腹痛、发热时，应考虑该病，及时询问患者有无抗生素应用史，考虑与用药的因果关系，为正确诊断还需结合难辨梭状芽孢杆菌毒素测定、结肠镜检查或大便培养等进一步明确诊断。

2）辅助检查：①粪内芽孢杆菌毒素检测：在PMC患者粪便中检测出难辨性梭状芽孢杆菌毒素，是诊断伪膜性肠炎的金标准。但因其培养时间较长，故临床应用较少。②内镜诊断：结肠镜检查可作为PMC早期诊断的有效手段，其在内镜下可见病变肠段散见充血斑，伴有点状伪膜覆盖，继而伪膜可相继融合成片覆盖黏膜表面。特征性黄色突起斑块、伪膜是 PMC 的特征之一，对临床诊断有重要意义（图 3-6）。③粪便直接涂片检查法：连续直接涂片是一种简单、方便的方法。通过对比革兰阳性球菌与革兰阴性杆菌的菌群比例，可在一定程度上反映患者的疾病情况。

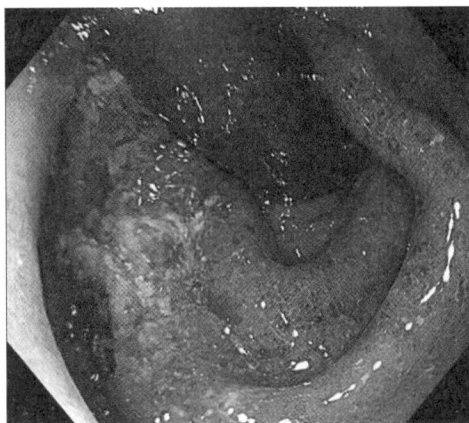

图 3-6　伪膜性肠炎肠镜下表现

（2）鉴别诊断

1）溃疡性结肠炎：溃疡性结肠炎往往有长期腹泻史，其病变以结肠、直肠为主，内镜下可见弥漫性多发糜烂或溃疡，缺少伪膜性肠炎的致病源因，且有反复发作的趋势，粪便检查没有伪膜及相关病原体，X 线检查和结肠镜检有助于做出鉴别。

2）克罗恩病：克罗恩病多见于 20～40 岁，病程较长，症状时轻时重，呈间歇性发作，腹泻不严重，大便常为不成形稀便，且无伪膜形成，病情与使用抗生素药物无关。二者鉴别可依据钡灌肠、结肠镜检查和组织活检进行分辨。

4. 治疗

对于确诊或高度怀疑 PMC 的患者，首先要立即停服抗菌药物，若必须应用抗菌药，则需更换为针对性更强的窄谱抗菌药。原则上停药，在多数情况下均能自愈。

（1）一般治疗

加强补液及维持电解质平衡，对于病重患者充分的支持治疗更为重要。对症治疗过程中避免使用抑制肠管蠕动药物，如抗胆碱药等，防止毒素滞留于肠内，延缓毒素排泄而加重病情。

（2）辨证论治

1）**热毒炽盛证**

证候：泄泻，腹痛，高热，烦渴，衄血，小便短赤，舌红苔黄，脉滑数。

治法：清热解毒，分利清浊

方药：白头翁汤加减

药物：白头翁、黄连、黄檗、秦皮。加减：热盛者，加蒲公英、败酱草；湿盛者，加车前子、薏苡仁；伤阴重者加西洋参。

2）脾虚湿盛证

证候：腹泻，腹胀痛，食欲缺乏，体倦乏力，舌体淡胖，苔白腻，脉濡。

治法：健脾利湿，升清降浊

方药：参苓白术散加减

药物：人参、茯苓、白术、甘草、白扁豆、砂仁、山药、薏苡仁、桔梗、莲子肉、大枣。加减：脾阳虚衰者，加干姜、附子。

3）脾肾虚衰证

证候：腹泻，腹部冷痛，遇暖则舒，腰膝酸软，肢倦乏力，甚者可见神昏，舌淡苔白，脉沉细或脉微欲绝。

治法：温补脾肾，回阳救逆

方药：附子理中汤加减

药物：附子、干姜、党参、白术、甘草。病情危重者，可配合独参汤、西医急救措施进行抢救。

（3）西医治疗

1）甲硝唑：可作为首选用药，主要用于治疗轻型患者（白细胞计数 $< 15 \times 10^9/L$），用量为 250mg 口服，每天 4 次，连续应用 10～14 天。

2）万古霉素：主要用于治疗严重的 PMC 患者（白细胞计数 $> 15 \times 10^9/L$ 或肌酐增加到其基础值的 1.5 倍以上）推荐使用量为 125mg 口服，每天 4 次，连续应用 10 天。若出现暴发型 PMC，推荐大剂量万古霉素 500mg 口服，每天 4 次。大多患者可迅速退热，腹泻逐渐停止，平均时间约 3 天。需要强调的是，用药疗程要足，一般需治疗 2 周左右，过早停药可导致病情复发。

3）微生态治疗药物：如乳酸杆菌、双歧杆菌等微生态制剂，调节肠道菌群的平衡。

（4）手术治疗

对可能出现的并发症如肠穿孔、肠梗阻等，进行急症手术治疗。

5. 预防调护

1）卧床休息，减少运动，防止运动刺激造成肠道蠕动增加，加重腹泻。

2）进食易消化的食物，禁食辛辣刺激，防止刺激胃肠道。

3）嘱患者保持正常睡眠和休息，以增加抵抗力。

（二）出血性肠炎

与梭状菌无关的腹泻主要以服用抗生素后导致的出血性肠炎为主。

1. 病因病理

出血性肠炎主要是由于口服抗生素，特别是使用青霉素，出现剧烈出血性腹泻。出血性肠炎较为少见，目前其发病机制尚不明确。有部分学者认为该病可能由于青霉素组成成分导致特异的毒性反应而引起；或青霉素及其衍生物作为抗原，介导变态反应而出现内在的血管损害，肠壁黏膜下血肿形成；亦有研究认为抗生素相关性出血性肠炎与产酸克雷伯菌过度繁殖相关，但它与难辨梭菌不同，不产生外毒素，故该菌致病机制尚不清楚。

2. 临床表现

（1）症状

急性发作的血性腹泻伴腹绞痛或腹部不适，以肉眼血性大便为主要临床特点，体温多正常。

（2）体征

检查仅有轻度的腹部及下腹部压痛，没有腹膜刺激症状。

3. 诊断与鉴别诊断

（1）诊断依据

本病无特异的诊断手段，在排除感染性腹泻、坏死性小肠结肠炎、缺血性结肠炎、炎症性肠病、Henoch-Schonlein 紫癜、牛奶过敏等疾病的基础上，结合用药史、临床表现和结肠镜等检查进行确诊。

1）临床表现：急性发作的血性腹泻伴腹绞痛或腹部不适，有近期青霉素衍生物服用史。

2）结肠镜检查：肠镜下可见边界清楚的弥漫性表层出血、水肿，很少看见溃疡和假膜形成。

3）X 线检查：检查时如出现以升结肠为中心的肠腔狭窄、拇指压痕现象及锯齿状边缘不整三个特点，即可诊断。

（2）鉴别诊断

主要与溃疡性结肠炎（UC）进行鉴别，二者均可见血性腹泻，而 UC 有长期反复发作的病史，抗生素出血性肠炎多为急性发作，有抗生素类药物服用史，进行内镜检查可有助于协助鉴别。

4. 治疗

本病虽起病较急，但预后良好，停用抗生素 1 周后即可痊愈。故本病患者治疗以停服抗菌药物为主。再酌情予以对症治疗，主要针对脱水和腹痛严重的患者。

5. 预防调护

1）必须停用病因性抗生素，如果原有疾病必须使用抗生素时，应尽量选用不引起肠炎的抗菌药物。

2）养成良好的饮食习惯，进食易消化的食物，禁食辛辣刺激，防止刺激胃肠道。

3）适当运动，如慢跑、太极等，可增强体质，预防疾病的发生。

二、放射性肠炎

放射性肠炎（Radiation enteritis，RE）常发生于宫颈癌、直肠癌等盆腹腔肿瘤的放射治疗之后，按照发病部位可分为放射性小肠炎、放射性结肠炎和放射性直肠炎，临床以放射性直肠炎较为多见。依据发病缓急，一般将放射性肠炎分为急性放射性肠炎（Acute radiation enteritis，ARE）与慢性放射性肠炎（Chronic radiation enteritis，CRE）两种。

（一）病因病理

放射性肠炎可损伤黏膜、腺体、细胞及各种微小血管等，部分可由放射线直接损伤，受损后坏死的细胞、组织又可引起新的损伤，因此，造成放射性肠炎的损害因素较为复杂。

ARE 特征性表现往往局限于黏膜，黏膜糜烂、水肿，黏膜下层有较多组织细胞、中性粒细胞及嗜酸性细胞浸润，上皮细胞凋亡，血管通透性增加。CRE 组织学变化以黏膜和黏膜下的显著变化为特征，黏膜萎缩、肉芽组织增生；隐窝结构扭曲消失；进行性闭塞性小动脉炎，黏膜下层间质纤维化。

本病证属中医"肠风""便血""久泻"的范畴。病机总属本虚标实之证，以气虚、阴虚为主，感受特殊之毒射线为标实。中医认为射线乃火毒之邪，热毒直中胃肠，损伤肠络，以致脾胃功能失常，水谷不化，留而为滞，传化失司而致泄泻；火毒蕴于肠道，灼伤脉络，热盛肉腐而见腹痛、便血。

（二）临床表现

1. 症状

ARE 一般出现在放疗后第 2 周，CRE 则多发生于放疗后 6 个月到 5 年，持续时间 3 个月以上。患者可出现腹泻、黏液便或血便、腹痛、恶心、呕吐、里急后重等。ARE 多可自行缓解。慢性患者日久可有贫血，严重者可见狭窄、穿孔、瘘管及梗阻等。

2. 体征

直肠指诊可有肛门括约肌痉挛和触痛；或可触及溃疡、狭窄或瘘道。退出时可有指套染血。

（三）诊断与鉴别诊断

1. 诊断依据

该病诊断主要依赖于病史、内镜检查、影像学检查及组织学检查。

（1）临床表现

可出现腹泻、黏液便或血便、腹痛、恶心、呕吐、里急后重等症状，患者有放射线治疗史。

（2）辅助检查

1）内镜检查：结肠镜下可见黏膜充血、血管扩张、质脆、自发或接触出血、糜烂、溃疡形成等。

2）X线检查：钡剂灌肠可见黏膜皱襞不规则，呈细小的锯齿样边缘，或可见突出至肠腔外的龛影；肠壁僵硬或痉挛。有时可见狭窄和瘘管形成；少数溃疡的边缘隆起，与正常肠段间逐渐移形而无截然的分界线。

3）超声检查：直肠内超声检查中最常发现是肠壁增厚、黏膜异常、蠕动消失、肠系膜增厚、淋巴结肿大、血管改变和肠外并发症。

2. 鉴别诊断

（1）溃疡性结肠炎

溃疡性结肠炎与放射性肠炎均有腹痛，腹泻，黏液血便等症状，溃疡性结肠炎患者无放射治疗史，X线下其表现为结肠带消失；而放射性肠炎有放射治疗史，X线下可见肠黏膜皱襞不规则，可有龛影。

（2）肠结核

肠结核一般无便血以及放射性治疗病史，X线下可见肠腔狭窄龛影以及激惹征象，并伴有结核症状。

（3）大肠憩室

两者症状上可均有便血，大肠憩室病X线下可见圆形或烧瓶状憩室，无放射物治疗史。

（四）治疗

以保守治疗为主，仅在出现危及生命的严重并发症且经系统正规的保守治疗无效时，方可考虑手术治疗。

1. 非手术治疗

（1）一般治疗

RE疾病程度较轻的患者出现腹胀、消化不良、慢性腹泻等症状，主要以对症治疗为主，包括运用止血药物、抗生素对出血和肠道症状进行控制等。

（2）辨证论治

1）湿热内蕴证

证候：便次增多，便血，色暗红或黏液便，肛门灼热，里急后重，小便短赤，舌红苔黄腻，脉滑数。

治法：清热化湿，行气调血。

方药：白头翁汤加减。

药物：白头翁、黄檗、黄檗、秦皮。加减：腹痛甚者加白芍、甘草；脓血重者加赤芍、当归；出血量多者加炒槐角、地榆炭。

2）脾肾阳虚证

证候：久泻不止，大便带黏冻样物和少量血液，或虚坐努责，里急后重，畏寒肢冷，腰膝酸软，舌淡，苔白，脉濡缓。

治法：温补脾肾，固肠止泻。

方药：扶阳固脾汤加减。

药物：党参、黄芪、焦白术、炒山药、莲子肉、制附子、干姜、煨肉豆蔻、诃子肉、益智仁、补骨脂、吴茱萸。加减：阳虚甚者，加炮姜、肉豆蔻、附子；气血虚甚者，加人参、黄芪。

3）脾胃虚弱证

证候：便溏，便血，色暗红，或有黏液便，食少，脘腹胀闷，面色萎黄，舌淡苔薄白，脉细弱。

治法：补益脾胃，扶助正气。

方药：参苓白术散加减。

药物：人参、茯苓、白术、甘草、白扁豆、砂仁、山药、薏苡仁、桔梗、莲子肉、大枣。加减：便溏甚者，加车前子、芡实；腹胀甚者，加陈皮、木香、薤白。

4）寒热错杂证

证候：脘腹痞满，恶心呕吐，肠鸣下利，水谷不化，舌红，苔薄黄而腻，脉弦数。

治法：调和肠胃，辛开苦降。

方药：半夏泻心汤加减。

药物：半夏、黄连、黄芩、干姜、炙甘草、人参、大枣。加减：呕恶甚者，加陈皮、苏梗、藿梗；肠鸣甚者，加桂枝、防风；热象明显者，加白花蛇舌草、红藤、败酱。

（3）外治法

1）针灸治疗

穴位：取中脘、气海、神阙、天枢、足三里、三阴交、公孙、大肠俞、胃俞、脾俞。应用毫针，施平补平泻法，留针15分钟，每天1次，12次为1疗程，疗程间隔3~5天。

2）耳穴治疗

患者一耳贴敷胃、贲门、脾、大肠、小肠、直肠、脾7穴，另一耳贴敷神门、交感、皮质下3穴，每日轮换。嘱患者每天于早中晚按压3次，每次2~3分钟，按压力度以穴位局部有酸胀感为准。

3）灌肠治疗

中药保留灌肠为治疗放射性肠炎最常用的外治法，灌肠药物主要以清热解毒、健脾益气、敛疮生肌药物为主。灌肠中成药可选用锡类散、康复新、云南白药等。患者排空二便，侧卧，将一次性导尿管插入肛门 7cm 以上，然后用 50mL 注射器分次注入 37～39℃药液 100～200mL，灌肠后取半卧位与半坐卧位交替，保留药液 1 小时以上为佳，5～7 天为 1 个疗程。

4）高压氧治疗

高压氧能够促进缺血组织正常血管生成，促进损伤组织恢复。

（4）西医治疗

1）谷氨酰胺

谷氨酰胺属于胃肠道细胞代谢所必须的营养物质，在受到射线刺激时，胃肠道谷氨酰胺需求量增加，起到改善胃肠黏膜屏障，促进修复，以及防止肠道细菌移位的作用。亦有研究表明提前给予放疗患者谷氨酰胺干预，可有效推迟胃肠道症状出现的时间，为临床预防放射性肠炎提供了思路。

2）甾体类药物

类固醇类药物作用得到肯定，用药途径包括肌注、口服、灌肠，但用药剂量需要进一步定量分析。

3）益生菌

益生菌可以改善放疗后腹痛腹泻的发生率、严重程度，平衡失调的肠道菌群。但均为不同菌株组合作用，目前仍需标准化研究。

4）肠黏膜保护剂

黏膜保护剂是常见的治疗方法之一，疗效好，不良反应小。

2. 手术治疗

（1）内镜下氩离子束凝固术（APC）

是目前首选的出血性 CRE 的内镜治疗方法，但是 APC 的并发症发生率可高达 47%，目前针对 APC 功率设置和应用时间设置以降低并发症发生率和保证治疗效果的研究较少。

（2）射频消融（RFA）

是目前有望取代 APC 的内镜治疗方式之一，可明显改善贫血程度、直肠毛细血管扩张及内镜下肠炎严重程度，不良事件发生率低，但目前有关射频消融多为回顾性分析，需要进一步研究。

（3）传统手术

放射性损伤导致的肠瘘是最常见的手术指征，肠梗阻也常需手术治疗。远端结肠病变可做横结肠造口术。手术方式通常有以下五种：闭瘘、切除、旁路、旷置、流转。

（五）预防调护

1）需要放射治疗的患者，应积极辅以中医药治疗及免疫调节疗法治疗，尽可能减少放射量。

2）放置内照射源时，应采取最佳位置，即对肿瘤有最大杀伤而尽量减少邻近组织的照射。

3）发生放射直肠炎等并发症时，急性期应积极治疗，如卧床休息，减少或停止放射，调摄饮食，以易消化的流食为主，防止病情进展恶化。

第十节　显微镜性结肠炎

显微镜性结肠炎（Microscopic colitis, MC）是一种以反复发作的水样腹泻为主要临床表现，结肠镜下黏膜基本正常，而组织学异常的综合征。好发于中老年女性。其主要包括淋巴细胞性结肠炎（Lymphocytic colitis, LC）和胶原性结肠炎（Collagenous colitis, CC）两种类型。多数学者倾向于认为两者是有联系的相对独立的疾病，两种疾病的临床表现相似，主要依据病理结肠黏膜活检有无胶原带增生而进行区别。目前，亦有研究表明，药物应用的持续增长，与显微镜性结肠炎亦有密切关系，如 NSAIDS、雷尼替丁、青霉素、阿卡波糖等常用药物。

一、病因病理

显微镜性结肠炎的病因和发病机制尚不明确。

（一）病因

下列多因素在 MC 的发病中可能扮演了重要的角色。

（1）遗传因素

MC 可能具有遗传易感性，国外研究发现 MC 与 HLA-DQ2、DQ1/3 之间存在一定关联证据，人类白细胞抗原 HLA-DR3DQ2 单体型和 TNF2 等位基因携带者与对照组相比，MC 的发现率更高。但目前遗传研究数据尚少，证据支持尚不充分。

（2）胆汁酸吸收障碍

在 LC 患者中有 60%，CC 患者中则有 44% 存在有胆汁酸吸收障碍，虽尚未明确胆汁酸吸收障碍与 MC 之间的因果关系。但通过研究口服结合胆汁酸治疗 MC 的临床试验中显示，口服结合胆汁酸可有效治疗 MC。

（3）吸烟

研究表明，在吸烟人群中 MC 的发病率高于非吸烟人群，但其致病机制尚不明确。

（4）药物

药物可为 MC 的触发或为致病因素之一，但具体致病机制仍未明确。非甾体消炎药、质子泵抑制剂以及他汀类等药物均可诱发 MC。

（5）自身免疫

多项研究认为自身免疫反应异常也是 MC 的重要发病因素之一，在 MC 患者中存在较高比例的自身免疫性疾病，如麸质过敏症、类风湿性关节炎、甲状腺炎、1 型糖尿病等。

（6）细菌感染

铋剂、考来烯胺（消胆胺）等具有抑菌作用的药物对治疗 MC 有效，提示 MC 与细菌感染有关，但目前尚未发现 MC 的明确病原体。

（二）病理

（1）LC 病理组织学特征：表层上皮内淋巴细胞及（或）隐窝上皮内淋巴细胞增生、浸润，免疫组织化学显示为 CD8、CD3、CD45 阳性的 T 淋巴细胞增多，每 100 个表层上皮细胞内淋巴细胞数 > 20 个。固有层淋巴细胞、浆细胞、嗜酸性细胞、肥大细胞、单核细胞、中性粒细胞等炎性细胞浸润。上皮变扁平、缺失或分离，表面完整性破坏。隐窝结构轻度变形或正常，继发的黏蛋白缺失和黏膜萎缩，通常不累及直肠。

（2）CC 病理组织学特征：表层上皮内淋巴细胞增生、浸润和固有层炎性细胞浸润均与 LC 类似，但每 100 个表层上皮细胞间淋巴细胞数不一定 > 20 个。其特征性的表现为上皮下胶原带呈弥漫性、不连续分布增厚，上皮下胶原带增厚厚度多 > 10μm（正常为 7.0 ~ 8.0μm），以近端结肠为主，胶原带内可见炎性细胞和成纤维细胞浸润及蜷曲的毛细血管。免疫组织化学显示上皮下胶原带为 Ⅵ 型胶原和黏蛋白组成。

二、临床表现

临床表现为渐进性或急性发作的水样腹泻，有时可伴有腹部绞痛和体重减轻。有部分患者可伴发腹痛、夜间肠蠕动增加、恶心、疲劳、体重减轻、关节痛等非特异性临床表现，极少数患者可出现较严重的脱水、黏液便、血便表现。

三、诊断与鉴别诊断

（一）诊断依据

目前，MC 的相关临床表现、结肠镜诊断、病理组织学诊断及治疗标准尚未达成统一共识。MC 的诊断主要基于结肠黏膜病理组织学特征性改变，但并非诊断的"金标准"。

1. 临床表现

临床表现为渐进性或急性发作的水样腹泻，有时可伴有腹部绞痛和体重减轻。

2. 辅助检查

（1）内镜检查：结肠镜检查结肠黏膜通常完全正常或轻度异常。

（2）组织病理学：

1）表面上皮内淋巴细胞占表面上皮细胞的 20% 以上。

2）上皮的损伤如变平、黏液分泌明显减少。

3）固有层的炎症，主要为单核细胞浸润。

4）其中 LC 表皮下的胶原层厚度 < 10μm；CC 有异常增厚的上皮下胶原带 > 10μm。

结肠镜检查和结肠黏膜典型的病理组织学特征性改变，通常是诊断 MC 的重要的 2 个依据。MC 的病灶可能是呈跳跃性的，单一结肠黏膜的活检极难获得 MC 的 100% 阳性组织学特征。建议随机从全结肠各部位取 2 块活组织检查，提高 MC 的诊断率。且右半结肠较左半结肠更易发生 MC 特征病理性改变，活检诊断价值更大。

（二）鉴别诊断

1. 缺血性结肠炎

二者均有腹泻、腹痛现象，而缺血性结肠炎可伴有便血，其典型表现为突发性下腹部拘挛性疼痛，常局限于左侧，24 小时内排出红色血便。结肠镜检查可见黏膜充血、水肿、纵行溃疡，表面脓性分泌物，假憩室，重者可见肠腔狭窄。可资鉴别。

2. 肠易激综合征

两者容易误诊，因此建议诊断肠易激综合征的患者应在结肠镜检查时，随机从结肠各肠段部位取 2 块活组织检查，除外 MC 可能。

四、治疗

本病预后良好，属自限性疾病，以保守治疗为主，仅在出现危及生命的严重并发症且经系统正规的保守治疗无效时，方可考虑手术治疗。

（一）非手术治疗

1. 一般治疗

要避免诱发因素，停用非甾体抗炎药等可疑药物。避免咖啡、吸烟等因素刺激。饮食上可采用要素饮食为人体提供营养，合并有乳糜泻者需无麸质饮食。

2. 西医治疗

（1）止泻剂

适用于症状较轻患者。对症状轻的患者咯哌丁胺（易蒙停）2～16mg/d，可作为一线治疗，但其组织学改善不明显。若止泻剂无效，可予次水杨酸铋，2～3片/次，3～4次/d，疗程2～4周，腹泻症状可得到改善。对次水杨酸铋无效者，可选用5-氨基水杨酸类药物。

（2）激素

MC患者经上述治疗后若症状仍不能控制，可考虑使用糖皮质激素。布地奈德是唯一经随机对照研究证实对MC有效的药物。欧洲MC学会建议采用布地奈德治疗活动性MC，9mg/d，可诱导临床缓解，之后以6mg/d继续服用，若MC症状缓解，剂量可减少至3mg/d。患者经6～12个月治疗获得缓解后，可尝试中止布地奈德治疗，如短时间内再次复发，应给予最低有效剂量布地奈德治疗。

（3）免疫抑制剂

适用于不能耐受激素或激素治疗无效的患者。

（4）抗肿瘤坏死因子

抗肿瘤坏死因子，如阿达木单抗等可用于治疗难治性MC患者。

（二）手术治疗

外科手术干预是最后的治疗手段，适用于患者有严重症状，对药物治疗无反应的患者，包括次全结肠切除、乙状结肠切除、分流回肠切开术。

五、预防调护

1）保持良好的饮食习惯，避免吃油腻、生冷、高敏的食物，这样有利于肠道消化吸收的平衡，避免肠道功能紊乱。

2）应注意日常护理，规律作息，保证充足的睡眠时间，同时应积极配合治疗，增加体育锻炼。

3）自身免疫性疾病患者应积极治疗，同时避免诱发或加重其危险因素，预防该病的发生。

第十一节　嗜酸性粒细胞性胃肠炎与肥大细胞性肠炎

一、嗜酸性粒细胞性胃肠炎

嗜酸性粒细胞性胃肠炎（Eosinophilic gastroenteritis，EGE）是一种少见的慢性消化系统疾病，可分为黏膜型、肌层型和浆膜型，以胃肠道嗜酸性粒细胞浸润、胃肠壁水肿增厚为特点。该病比较少见，儿童和老年人均可患病，以中青年多见。临床表现以腹痛最为常见，部分患者有过敏性疾病史或过敏性疾病家族史。目前病因和发病机制尚不明确。

（一）病因病理

EGE 的病因和发病机制尚不明确。近年来，研究表明 IgE 介导的过敏反应和 2 型辅助性 T 细胞（type 2 helper T cell，Th2）参与的迟发性变态反应在发病机制中发挥重要作用，其中嗜酸性粒细胞参与的免疫炎症反应日益受到重视。生理状态下嗜酸性粒细胞参与维持胃肠道黏膜免疫耐受。病理状态下嗜酸性粒细胞脱颗粒，释放颗粒蛋白，包括主要碱性蛋白（MBP）、嗜酸性粒细胞源神经毒素（EDN）、嗜酸性粒细胞阳离子蛋白（ECP）、嗜酸性粒细胞过氧化物酶（EPO）等，损伤胃肠道黏膜组织，在 EGE 的发病机制中发挥重要作用。

病理活检是诊断 EGE 的关键，但因病变范围散在、消化道各部位嗜酸性粒细胞计数不一，EGE 病理诊断切点值仍有争议，目前多以嗜酸性粒细胞计数 ≥ 20 个 /HPF 作为标准。有研究学者认为建议减少对嗜酸性粒细胞数量的重视，而更多地关注其他病理改变，如嗜酸性粒细胞脱颗粒、嗜酸性粒细胞腺体或隐窝脓肿、小肠微绒毛萎缩等。

EGE 根据症状可归属于"腹痛""泄泻"等范畴。本病病理因素以湿邪为主，湿为阴邪，损伤脾胃正气，湿邪久恋，脾胃运化及升清功能失司，发为泄泻。气机升降失常，郁而不通，可致腹痛。

（二）临床表现

EGE 患者临床表现无特异性，与病变累及的部位及浸润深度有关。

腹痛是较常见的症状，儿童及青少年可有生长发育迟缓、青春期延迟、闭经等表现。黏膜型多表现为腹痛、恶心、呕吐、腹泻、消化道出血、贫血、低蛋白、营养不良、体质量下降等；肌层型可见肠壁增厚、幽门或小肠梗阻而出现肠梗阻症状；累及浆膜时，患者多有腹水，腹水嗜酸性粒细胞明显升高为浆膜型的特征性表现。

（三）诊断与鉴别诊断

1.诊断依据

EGE 可反复、多次发作，是自限性疾病。目前 EGE 诊断并无统一标准，先后有学者提出如下诊断标准：

1）进食特殊食物（牛奶、海鲜、豆类等）后出现恶心呕吐、腹痛腹泻等胃肠道症状。

2）患者外周血嗜酸性粒细胞升高。

3）胃肠道活检一处或多处可见嗜酸性粒细胞浸润。

4）需排除寄生虫感染和消化道以外的嗜酸性粒细胞增多性疾病。

5）内镜或手术活检发现嗜酸性粒细胞浸润，且嗜酸性粒细胞计数 ≥ 20 个 /HPF 是确诊 EGE 的关键。对高度疑似 EGE 的患者需行胃肠道多点活检（至少 6 点），上消化道黏膜嗜酸性粒细胞计数 ≥ 20 个 /HPF，下消化道黏膜嗜酸性粒细胞计数 > 60 个 /HPF，可以诊断 EGE。值得注意的是，即使胃肠道多部位活检均未见嗜酸性粒细胞浸润也不能排除该病，因为部分患者的黏膜病变可呈不连续的散状分布。

亦有研究发现超声检查若可见消化道各个板层萎缩或有假肾征（靶点高亮征）时可支持 EGE 临床诊断。

2.鉴别诊断

（1）肠道寄生虫感染

肠道寄生虫感染可引起各种非特异性消化道系统症状，同时出现外周血嗜酸性粒细胞增多，反复检查粪便虫卵可资鉴别。

（2）嗜酸性肉芽肿

嗜酸性肉芽肿主要发生在胃、大小肠，呈局限性包块，外周血嗜酸性粒细胞一般不升高，病理学特点为嗜酸性肉芽肿混于结缔组织基质中。

（四）治疗

EGE 的预后较好，目前尚无出现肿瘤倾向的报道，但该病易反复，可影响患者的生活质量，而且长期未得到控制的炎性反应可导致消化道管壁增厚及慢性纤维化，从而引起消化道狭窄梗阻。

1.非手术治疗

1）一般治疗：患者首先须避免食用以下 7 种过敏原食物（牛奶、豆类、小麦、蛋、坚果、海鲜、花生）。对急性活动期患者应限制活动、卧床休息，给予流质或半流饮食。重症患者应入院治疗，及时纠正水、电解质、酸碱平衡紊乱。肠道狭窄、梗阻患者应禁食，并予全胃肠外营养使肠道充分休息。

2）辨证论治：中医药治疗的报道较少，可能与误诊率高及治疗的胃肠病中已包含而性质未明确有关，故目前针对该病尚未形成系统的中医证型，临床治疗时多根据患者主证、舌脉进行辨证论治。目前中医临证研究样本量较少，故列举以下临证思路以供参考。①张惠臣教授治疗该病时，针对腹痛明显，腹胀欲呕，发热，胸脘痞满，纳呆乏力，口干口苦，尿短赤，大便结，舌红苔黄，脉滑数等上述症状患者，辨证为湿热中阻证。治以清利湿热，方用蒿芩清胆汤加减，临床收到良好疗效。②林晓绚医师临床对腹泻，日解溏便 10 余次，食后则泻，且伴有腹痛、恶心、纳呆、乏力、眠差，舌质暗淡，苔白腻，脉弦滑等上述症状患者，辨证为脾虚湿困证。治以健脾渗湿止泻，方用五苓散合痛泻要方加减，临床反馈良好。③陈淑妮教授临床对腹痛，腹泻，泻未消化食物，呕吐，双上肢温热，双下肢较凉，舌质淡红，苔薄白，脉沉细等症状患者，辨证为下元虚寒，阳气上越之证。治以引火归元，方药选用傅青主之引火汤加减，临床疗效良好。④单兆伟教授临床对胃脘部疼痛，伴胀满，偶有烧灼感，不欲饮食，痛甚时呕吐白色黏痰样液体，干咳，偶见气短，舌淡红，苔白腻，脉弦细等症状患者，辨证为情志不遂、肝胃不和、脾虚气滞、痰浊蕴肺。治以疏肝、和胃、健脾、肃肺，方药选用柴胡疏肝散加减。

3）西医治疗：①糖皮质激素：是治疗 EGE 的主要方法。多数患者的临床症状可在用药后 7～14 天缓解，外周血嗜酸性粒细胞恢复正常。而以腹水为主要临床表现的患者，用药 7～10 天腹水可完全消退。用药方法：泼尼松 20～40mg/d，连续应用 1～2 周作为一个疗程，治疗 2 个月后逐渐减量，治疗效果好且并发症较少。EGE 虽是自限性疾病，但未接受激素治疗的患者易复发，因此建议对无激素治疗禁忌证的患者应常规使用激素治疗。对于激素治疗后症状不能完全缓解的患者，可联用硫唑嘌呤（50～100mg/d）。②色甘酸二钠：该药可发挥稳定肥大细胞膜的作用，抑制炎症介质的释放。该药也可抑制巨噬细胞与嗜酸性粒细胞介导的炎性反应。色甘酸二钠的用药方法是 200mg/ 次，4 次 /d。③白三烯受体拮抗剂：该类型药物可阻止或逆转因白三烯 C3、D4、E4 引起的炎性反应，具有抗氧化和缓解细胞损伤的作用。如孟鲁司特钠通常剂量为 5～10mg/d。④免疫调节剂：如硫唑嘌呤等，可应用于激素依赖性和难治性 EGE 患者，通常在 50mg/d 的剂量。

2. 手术治疗

（1）内镜治疗：EGE 患者发生胃肠道狭窄梗阻的并发症时，可根据患者特点选择在内镜引导下扩张狭窄。

（2）手术治疗：对于病变局限、以肌层浸润为主或有幽门梗阻 / 肠梗阻的患者，可采取手术治疗；对术后仍有胃肠道症状或外周血嗜酸性粒细胞升高的患者，可口服泼尼松 2.5～5mg/d 直至完全缓解。

（五）预防调护

1）保持良好的饮食习惯，避免吃油腻、生冷、高敏的食物，有利于肠道消化吸收的平衡，避免肠道功能紊乱。

2）应注意日常护理，规律作息，保证充足的睡眠时间，同时应积极配合治疗，增加体育锻炼。

3）积极治疗过敏性疾病，同时避免诱发或加重其危险因素，预防该病的发生。

二、肥大细胞性肠炎

肥大细胞（Mast cell）是分布于结缔组织和黏膜上皮内的嗜碱性粒细胞，其特征是胞浆内有大量强嗜碱性颗粒。在正常情况下，肥大细胞主要分布于机体与外界环境相通的地方，如皮肤、呼吸道和消化道黏膜，具有参与免疫调节、抗原呈递、释放过敏介质和弱吞噬的功能。

一部分学者将部分腹泻型肠易激综合征（D-IBS）患者肠道内的肥大细胞数明显高于正常人的状态称为肥大细胞性肠炎（Mastocyte enterocolitis 或 Mast cell colitis）。这些患者除有肠黏膜肥大细胞数量增多外，其肥大细胞脱颗粒产物组胺、白介素等的水平亦见增高。D-IBS 患者的心理或生理压力可能通过中枢神经系统激活肠神经系统，随后吸引和激活肥大细胞，激活的肥大细胞释放产物可能影响肠道蠕动，从而引发腹泻。肥大细胞还可见于溃疡性结肠炎、胶原性结肠炎、谷蛋白过敏性结肠炎和所有 IBS。因此，多数文献认为肥大细胞性肠炎可能不是一个特定的诊断，肥大细胞的增加更可能是胃肠道潜在的炎症介质扩散的结果。

需要注意的是，对于一个慢性腹泻患者，当在其十二指肠或结肠活检标本中未见特征性病变或明显的炎症细胞浸润时，需仔细查找间质有无肥大细胞的浸润。若患者伴有肥大细胞浸润，则临床上用肥大细胞稳定剂等可缓解其腹泻和腹痛症状。

第十二节　自身免疫性肠炎

自身免疫性肠病（Autoimmune enteropathy，AIE）是一种病因不明，临床上较为罕见的以小肠黏膜上皮绒毛萎缩为主的自身免疫性疾病。可以分为婴幼儿发病和成年人发病两种类型。由于其临床较为罕见，对其病因、发病机制、临床诊断与治疗等均还缺乏深入系统的研究。

一、病因病理

AIE 的病因及发病机制目前还不清楚。目前认为小肠作为机体黏膜免疫的重要器官，小肠黏膜免疫系统在防御外源致病性病原体，防止异源性抗原引起变态反应中有重要作用。小肠的黏膜免疫功能也参与全身的免疫调节。一旦小肠黏膜免疫功能失调或有缺陷，就可能引起消化道甚或全身性的病理改变和疾病发生。该病病变主要累及小肠，严重时可累及结肠或消化道其他部位。

AIE 患者小肠黏膜活检组织病理学改变主要有绒毛萎缩、隐窝脓肿及增生、隐窝上皮内凋亡小体和黏膜固有层的淋巴细胞弥漫性浸润、数量增多，可有隐窝脓肿及增生，上皮内淋巴细胞相对少等。

患儿病理学检查可见小肠绒毛严重的萎缩、黏膜固有层中度的炎性改变、凋亡小体增多、隐窝脓肿、杯状细胞消失，与 AIE 的常见病理表现非常类似，不同之处在于隐窝脓肿仅见于重度的 AIE 患儿。

二、临床表现

患儿以顽固性腹泻（对无谷蛋白饮食无反应），通常在出生后 6 个月内出现，症状通常在 2~4 周大时出现。严重、高输出量腹泻是这种情况的标志性特征之一，患者可能出现严重的吸收不良、生长衰竭和电解质异常。营养不良为主的患儿往往因营养吸收障碍常导致发育不良，体质量多低于同龄正常儿童。

在成人 AIE 中，患者多表现为无明显诱因的间断性反复性腹泻，腹泻次数平均每天可达 10 次以上，多为水样便，很少表现为黏液便、脓血便或脂肪泻。部分患者可伴有腹部不适、腹胀、肠鸣，少数病例可有脐周、上腹或全腹部的间歇性隐痛。非特异性临床表现有消瘦，乏力，贫血，低蛋白血症等。

三、诊断与鉴别诊断

（一）诊断依据

自身免疫性肠病的诊断是基于临床体征和症状、血清学检测和小肠活检组织学变化来进行诊断。实验室检查结果，尤其是肠上皮自身抗体的存在，有助于支持诊断。

1. Unsworth&Walker-Smith 等最初提出的正确诊断 AIE 患儿的诊断标准

1）持续性腹泻和伴有小肠绒毛萎缩的严重肠病。

2）对排除饮食没有反应。

3）易患自身免疫性疾病的证据（存在循环肠细胞抗体或相关自身免疫性疾病）。

4）无严重免疫缺陷。

2. 成人 AIE 的诊断

目前主要依据 Akram 等于 2007 年根据对临床数据的研究分析所提出诊断标准：

1）成年发病且慢性腹泻持续时间＞ 6 周。

2）有吸收不良综合征临床表现。

3）小肠黏膜特征性病理学改变：即部分或完全的黏膜上皮绒毛粗大、深部淋巴隐窝增多、隐窝细胞凋亡增多和内皮下的淋巴细胞浸润增多。

4）排除其他可引起小肠上皮绒毛萎缩的疾病，如 CD、小肠淋巴瘤及难治性腹泻等。

5）AE 和 / 或 AG 抗体阳性。

上述前 4 项是成人 AIE 确诊的必要条件，而 AE 和（或）AG 抗体阳性仅对诊断起支持作用，即抗体阴性也不能排除成人 AIE。

从实用角度来看，自身抗体的存在或不存在不是诊断自身免疫性肠病所必需的，但可能有助于缩小诊断范围。

（二）鉴别诊断

1. 乳糜泻

二者较难区分。但隐窝细胞凋亡的存在可能是自身免疫性肠病的一个显著特征。必要时可以完善小肠外活检，AIE 小肠外活检结果多有异常，但乳糜泻中小肠外活检异常被认为是不常见的。此外，食物敏感型肠病患者通常在去除饮食中有害因素后症状就会消失，这也对二者的鉴别提供了参考。

2. 克罗恩病

克罗恩病的临床和病理表现均与自身免疫性肠病类似，但克罗恩病的黏膜损伤常伴有明显的急性炎性反应，而不是淋巴细胞和浆细胞浸润。此外，肉芽肿的存在也有利于克罗恩病的诊断。

四、治疗

目前对于 AIE 的治疗尚无共识。AIE 一经诊断，即需要在营养支持治疗基础上予以类固醇皮质激素和（或）免疫抑制剂治疗。AIE 治疗难点在于如何预防复发，至少 50% 患者在用药后出现 1 次至数次反复。目前尚无内科之外的方法包括内镜、手术等治疗的报道。

（一）非手术治疗

1. 一般治疗

（1）营养支持治疗：儿童 AIE 患者需进行营养支持和维持水电解质平衡，以保证最佳生长和发育的需要；

（2）对于轻症者，可给予全要素肠内营养或低碳水化合物肠内营养，以避免长期肠外营养治疗相关的并发症；

（3）对于重症 AIE 患者，建议早期给予全肠外营养治疗。治疗过程中，也应重点考虑肠外营养相关的并发症，特别是肠外营养相关肝损害（Parenteral nutrition-associated liver disease，PNALD）。预防 PNALD 的措施之一是从小剂量的肠外营养（$15 \sim 20\text{kcal} \cdot \text{kg}^{-1} \cdot \text{d}^{-1}$）开始使用，然后逐渐增加，最终达到预期的目标。第二个措施是应避免过量碳水化合物的摄入，以低于 $4\text{g} \cdot \text{kg}^{-1} \cdot \text{d}^{-1}$ 为宜。而早期启动肠内营养同样十分重要，肠内营养开始得越早，发生 PNALD 的可能性就越小。

2. 西医治疗

由于 AIE 临床上较少见，目前尚无较多临床治疗数据，目前大多学者认为类固醇皮质激素仍是治疗的首选。有患者对激素不敏感或出现激素抵抗时，可考虑免疫抑制剂治疗。

3. 其他疗法

造血干细胞移植治疗：根据某些类型 AIE 的免疫学特性，早期造血干细胞移植是首选的治疗方法。

（二）手术治疗

内科治疗病情控制不佳时，则需考虑小肠移植手术干预。

五、预防调护

1）消除减少或避免发病因素，改善生活环境空间，养成良好的生活习惯，防止感染，注意饮食卫生，合理膳食调配。

2）坚持锻炼身体，增加机体抗病能力，不要过度疲劳消耗。

第十三节　感染性肠炎

一、病毒性肠炎

病毒性肠炎是一组由多种病毒引起的急性肠道传染病。临床特点为起病急、恶心、呕吐、腹痛、腹泻，排水样便或稀便，也可有发热及全身不适等症状，病程短，病死率低。各种病毒所致胃肠炎的临床表现基本类似。与胃肠炎有关的病毒种类较多。儿童病毒性肠炎多是由轮状病毒引起；青少年及成年患者多因感染诺沃克类病毒、肠腺病毒等。除了上述这些病毒感染外，还有免疫功能低下者合并的机会性感染，主要包括巨细胞病毒，EB 病毒、疱疹病毒感染等。这些病毒感染具有肠道侵袭性，可能造成原有疾病的迁延和加重，甚至导致严重的并发症。

病理上，多数病毒性肠炎的病理改变缺乏特异性，仅表现为肠上皮细胞变性、坏死及再生，吸收细胞及成熟杯状细胞减少，绒毛变短，伴有不同程度的淋巴细胞浸润或糜烂、溃疡等非特异性改变。病毒性质的确定主要依赖于血清学检查、病毒分离或电镜观察、肠黏膜活检以及相关病毒的免疫组织化学染色等。

中医辨证属于"泄泻""痢疾"的范畴。中医认为多由外感寒、热、暑、湿，内由饮食生冷、损伤脾胃与大肠形成。

（一）轮状病毒肠炎

临床症状主要表现为呕吐，大便次数增多和大便性状改变，甚至水样便，多伴有发热、流涕等上呼吸道感染症状。轮状病毒可将其分为 A、B、C、D、E 等属，引起婴幼儿秋冬季腹泻的为 A 属，其发病高峰为 6 月至 2 岁。引起成年人腹泻的为 B 属。

轮状病毒主要侵犯十二指肠及空肠近端黏膜上皮细胞，使绒毛顶端上皮脱落，绒毛变短，脱落上皮被隐窝新生的上皮取代，固有层可见淋巴细胞浸润。腹泻发生机制与绒毛破坏影响吸收、双糖酶缺乏、上皮细胞损伤、进入肠腔的分泌物增加有关。其确诊主要依据大便轮状病毒抗原检测。

（二）腺病毒肠炎

腺病毒肠炎主要见于儿童，临床表现主要为急性腹泻，少数情况可因回肠组织淋巴增生造成肠套叠而需外科介入，免疫缺陷患者（艾滋病和接受器官移植的患者），及炎症性肠病的患者亦可发生腺病毒感染。且后者往往合并巨细胞病毒感染。

其在显微镜下表现为非特异性炎症，可伴上皮的损伤。仔细观察可发现，受感染的上皮细胞内出现暗紫色污迹样或核内包涵体，这些包涵体呈新月形、镰刀形，周围有不显眼的透明空晕。其可依据免疫组化及原位杂交检测确诊。

（三）巨细胞病毒肠炎

巨细胞病毒肠炎是最常见的病毒性肠炎之一，巨细胞病毒肠炎不仅可见于免疫功能低下的患者，还可发生于免疫功能正常的人群，后者以老年人多见。不同人群感染巨细胞病毒肠炎的临床症状相似，表现为非特异性腹泻、腹痛、便血、黑便或发热等，严重时可因溃疡导致大量出血或穿孔，而出现全身症状。病变可累及胃肠道任何部分，其中最常累及结肠。

免疫功能正常的巨细胞病毒肠炎患者内镜检查往往显示黏膜水肿、出血、孤立性或多发表浅溃疡。CT 扫描可显示肠壁增厚，不太常见的肠腔扩张或狭窄。这些患者预后较好，大多病程呈自限性。应用巨细胞病毒抗体进行免疫组化，不仅可确定包涵体内的巨细胞病毒，而且在没有包涵体的细胞中亦可证实巨细胞病毒的存在，是一种既具有特异性又对该病毒十分敏感的检测方法。

（四）EB 病毒（EBV）

正常人群感染 EBV 表现为传染性单核细胞增多症，其中一部分患者可出现 EBV 相关性胃炎和结肠炎的并发症。炎症性肠病的患者如有腹泻，同时出现发热、咽炎和颈部淋巴结肿大等症状，则临床需排除 EBV 感染的可能性。如患者患有炎症性肠病，EBV 感染可导致炎症性肠病的加重。这时需要减少免疫抑制剂的使用，同时需行抗病毒治疗。因此区别 EBV 感染累及肠道还是炎症性肠病本身的病情加重，意义重大。

内镜可见肠黏膜多发糜烂或溃疡，镜下肠黏膜、黏膜下层或肌层有一些核轻度异型、中到小淋巴细胞浸润，同时伴有一些组织细胞、中性粒细胞和浆细胞混杂浸润。这些改变并不特异性，容易被误诊为炎症性疾病。因此还必须要结合临床特征、免疫表型和 EBV 感染情况综合分析，才能做出正确诊断。重要的是，在考虑 EBV 感染性肠病时，一定要排除肠道相关的淋巴瘤。

（五）单纯疱疹病毒肠炎（HSV）

不管是免疫缺陷患者还是免疫功能正常者，胃肠道的单纯疱疹病毒感染最常引起 HSV 食管炎。广泛的 HSV 肠炎在成年人中较为罕见，仅有数例 HSV 肠炎的文献报告，其均与内源性或外源性免疫抑制剂的使用相关。HSV 感染的临床表现是非特异性的，目前较可靠的诊断方法为组织学和 HSV-DNA PCR 技术及免疫组化法。

（六）治疗

病毒性腹泻是自限性疾病，只要做好液体疗法，即可自然痊愈。

1. 一般治疗

应遵循《中国腹泻病诊断治疗方案》提出的治疗原则：预防脱水、纠正脱水、继续饮食、合理用药。

（1）预防脱水

腹泻开始应给予更多的液体预防脱水，建议给予以下液体：

1）米汤加盐溶液：500mL 米汤 +1.75g 细盐（半啤酒瓶盖）随时口服。

2）口服补液盐（ORS 溶液）：葡萄糖 20g（或白糖 40g），氯化钠 3.5g，枸橼酸钠 2.9g，氯化钾 1.5g，加水 1000mL。每腹泻一次给服 50~100mL。

（2）纠正脱水

轻、中度脱水，采用 ORS 口服补液效果很好。剂量：75mL× 体重（kg）=ORS 液量。4~6 小时内服完。只有重度脱水患者才需要静脉输液。

（3）继续饮食

腹泻患儿不应禁食，应继续原来饮食，以预防营养不良。

（4）合理用药

不可滥用抗生素。抗生素对病毒性腹泻不仅无效，还会杀死体内共生菌群，破坏微生态平衡，削弱患者抵抗力，使腹泻迁延不愈。

2. 辨证论治

（1）外感寒湿证

证候：泄泻清稀，甚如水样，腹痛肠鸣，并见恶寒发热，头痛，肢体酸痛，鼻塞，苔白腻，脉濡缓。

治法：解表散寒，芳香化浊。

方药：藿香正气散加减。

药物：藿香、半夏、陈皮、厚朴、大腹皮、苏叶、白芷、白术、茯苓。加减：脘闷纳呆者，加砂仁、神曲；寒湿内阻者加干姜、苍术、或选用胃苓汤；若表证已解，大便仍稀薄如水泻，小便短少，可在方中加车前子、通草、六一散之类。

（2）湿热下注证

证候：腹痛即泄，泻下急迫或不爽，粪色褐黄而臭，肛门灼热，苔黄腻，脉濡数。

治法：清热化湿，和中止泻。

方药：葛根芩连汤合黄芩汤加减。

药物：葛根、黄芩、黄连、芍药、甘草。加减：湿重者，加苍术、厚朴、车前子、六一散；热重者加苦参、黄檗、马齿苋；挟食加神曲、麦芽、山楂；挟暑加藿香、香薷、扁豆衣、荷叶。

（3）食滞肠胃证

证候：腹痛肠鸣，泻下粪便臭如败卵，泻后痛减，伴有不消化食物，脘腹痞满，嗳腐酸臭，苔垢浊或厚腻，脉滑。

治法：消食导滞。

方药：保和丸合枳术丸加减。

药物：山楂、六神曲、半夏、茯苓、陈皮、连翘、枳实、白术。加减：热甚者加胡黄连；寒甚者加干姜、苍术；若积滞重者，加枳实导滞丸。

（4）脾胃虚弱证

证候：大便时溏时稀，水谷不化，稍进油腻之物，则大便次数增多，脘腹胀闷，面色萎黄，舌质淡，脉细弱。

治法：健脾益胃，补气化湿。

方药：参苓白术散加减。

药物：人参、山药、白扁豆、白术、莲肉、茯苓、薏苡仁、砂仁、桔梗。加减：脾虚湿盛者，选用升阳益胃汤加减；若脾肾阳虚者，可用附子理中丸或四神丸加减；食滞者加山楂、鸡内金。

3. 中成药

我国中药治疗有较好效果。对于急性水样便腹泻，传统治疗是采用"葛根黄芩黄连汤"。市售制剂有：葛根芩连微丸、苍苓止泻口服液、双苓止泻口服液等。

4. 肠黏膜保护剂

最早从法国引进的"思密达"已在临床应用多年，主要成分为八面体蒙脱石微粒，可缩短腹泻病程，效果良好，无副作用。现在已有国产蒙脱石粉也可试用。

5. 微生态制剂

目的在于恢复肠道正常菌群，重建肠道天然生物屏障保护作用。常用的有双歧杆菌、乳酸杆菌、粪链球菌、蜡样芽孢杆菌等。有效品种有：双歧三联活菌、丽珠肠乐、金双歧、促菌生、整肠生、乳酶生等。微生态制剂的及时止泻效果并不好，不作为常规应用，可适用于迁延性腹泻伴有明显肠道菌群紊乱的患者。

（七）预防调护

1）保持良好的饮食习惯，避免吃油腻、生冷、高敏的食物，有利于保持肠道消化吸收的平衡，避免肠道功能紊乱。

2）应注意日常护理，规律作息，保证充足的睡眠时间，增加体育锻炼，强身健体，提高免疫力。

3）流行季节，少去人多的公共场所，以减少感染机会。

二、细菌性肠炎

大多数细菌感染引起的腹泻表现为急性起病，水样或血性腹泻，可有发热等全身症状，多数呈自限性。部分迁延时间较长，在临床表现、影像学检查和内镜下均可以类似于活动性炎症性肠病，因此临床诊断时应加以鉴别。多种细菌可以引起肠炎，本章以弯曲菌、志贺菌为例进行介绍。

（一）弯曲菌

1. 病因病理

弯曲菌肠炎主要是由空肠弯曲菌引起的小肠结肠炎。在夏秋季节，是儿童非常多见的肠道传染病。主要通过粪—口途径传播。

在显微镜下，病变可以表现为急性肠炎模式和局灶性活动性肠炎模式，包括黏膜水肿、炎症细胞密度增加。炎症细胞浸润往往呈带状，首先累及黏膜上层和中层。浸润的炎症细胞包括中性粒细胞和淋巴浆细胞，以中性粒细胞为主。

本病中医证属"腹痛""泄泻""霍乱"等范畴。中医认为本病的病因病机是感受外邪、饮食所伤，导致脾胃功能失常，运化失职，升降失调，从而发生泄泻。其病机关键为脾胃功能障碍。

2. 临床表现

临床表现轻重不一，常见症状为腹泻、腹痛、发热。轻症者仅大便次数增多，重者大便次数可多达每天 10 次以上，大便性状初期为水样稀便，继而呈黏液或肉眼血便，可伴有里急后重。腹痛有时为患者的主要症状，表现为整个腹部或右下腹痉挛性疼痛。90%以上患者出现发热。部分较重患者伴有乏力、恶心呕吐、食欲减退、全身不适等症状。

3. 诊断与鉴别诊断

（1）诊断依据

1）临床表现：发病前有可疑的不洁饮食史或喝生水，出现腹泻、腹痛、发热症状，大便呈稀便或水样便、黏液便、黏液血便。

2）辅助检查：①血常规：可见白细胞轻度升高，中性粒细胞比例增加。②大便常规：大便常规镜检可见少量白细胞、红细胞、吞噬细胞。③大便培养：病原菌阳性。

（2）鉴别诊断

与志贺菌、沙门菌引起的肠道感染难以鉴别，怀疑时应依靠病原学来确诊。

4. 治疗

（1）一般治疗

卧床休息。腹部应保暖，进食易消化清淡食物。注意观察大小便情况；口服补液：

食盐 3/4 茶匙，葡萄糖 5 茶匙或蔗糖 10 茶匙，碳酸氢钠或苏打粉 1/2 茶匙，氯化钾 1/4 茶匙或水果汁适量，加开水 1000mL，代茶饮（每茶匙约 5mL）。对中、重度病人，因能引起脱水，需静脉补液及维持电解质平衡。

（2）辨证论治

1）寒湿侵袭证

证候：泄泻清稀，甚至如水样，腹痛肠鸣，脘闷食少，或伴有恶寒发热，鼻塞头痛，肢体疼痛。舌苔薄白或白腻，脉濡缓。

治法：解表散寒，芳香化湿。

方药：藿香正气散加减。

药物：藿香、白芷、大腹皮、紫苏、桔梗、陈皮、茯苓、白术、厚朴、半夏曲、生姜、大枣。加减：表证明显著，加荆芥、防风；湿邪偏重者，可用胃苓汤。成药可用藿香正气水。

2）湿热内阻证

证候：泄泻腹痛，泻下急迫，或泻而不爽，粪色黄褐，气味臭秽，肛门灼热，口渴，小便短黄，苔黄腻，脉濡数。

治法：清热利湿。

方药：葛根芩连汤加减。

药物：葛根、黄芩、黄连、厚朴、薏苡仁、甘草。加减：发热、头痛、脉浮者，加银花、连翘、薄荷。

3）食滞胃肠证

证候：腹痛肠鸣，大便臭如败卵，泻后痛减，脘腹胀满，嗳腐吐酸，不思饮食，苔厚腻，脉滑。

治法：消食导滞。

方药：保和丸加减。

药物：神曲、山楂、炒莱菔子、法半夏、陈皮、茯苓、连翘、枳壳。加减：若食滞较重化热者，可用枳实导滞丸。

（3）西医治疗

抗菌治疗：首选红霉素口服，成人每天 0.8~1.2g，小儿每天 40~50mg/kg。或多西环素、四环素、喹诺酮类、氯霉素等。有败血症时可用氨基糖苷类抗生素。

5. 预防与调护

1）注意环境卫生，加强厕所及粪便管理。

2）加强饮食卫生及水源管理。

3）加强卫生教育，饭前便后洗手，不饮生水，不吃变质食物；注意加强免疫力。

（二）志贺菌

1. 病因病理

细菌性痢疾是由志贺菌属（痢疾杆菌）引起的肠道传染病。本病常年散发，夏秋多见。人群普遍易感。

在显微镜下，病变可以表现为急性肠炎模式和局灶性活动性肠炎模式，包括黏膜水肿、炎症细胞密度增加。炎症细胞浸润往往呈带状，首先累及黏膜上层和中层。浸润的炎症细胞包括中性粒细胞和淋巴浆细胞，以中性粒细胞为主。

中医辨证属于"痢疾"的范畴。中医认为多由外感湿邪、疫毒、内由饮食生冷、损伤脾胃与大肠形成。

2. 临床表现

1）急性普通型（典型）：起病急，畏寒、发热，可伴乏力、头痛、纳差等毒血症症状，腹泻、腹痛、里急后重，脓血便或黏液便，左下腹部压痛。

2）急性轻型（非典型）：症状轻，可仅有腹泻、稀便。

3）急性中毒型：①休克型（周围循环衰竭型）：感染性休克表现，如面色苍白、皮肤花斑、四肢厥冷、发绀、脉细促、血压下降等，可伴有急性呼吸窘迫综合征（ARDS），常伴有腹痛、腹泻。②脑型（呼吸衰竭型）：脑水肿甚至脑疝的表现，如烦躁不安、惊厥、嗜睡或昏迷、瞳孔改变，呼吸衰竭，可有 ARDS，或不同程度的腹痛、腹泻。③混合型：具有以上两型的临床表现。

4）慢性：急性细菌性痢疾反复发作或迁延不愈，病程超过 2 个月以上。

3. 诊断与鉴别诊断

（1）诊断依据

根据 2008 年颁布的《中华人民共和国卫生行业标准·法定传染病诊断标准》中的细菌性痢疾诊断标准：

1）临床表现：腹痛、里急后重，便次增多。大便常有脓血黏冻。急性痢疾发病骤急，可伴有恶寒发热，慢性痢疾则反复发作迁延不愈。常见于夏秋季节，多有饮食不洁史。

2）辅助检查：①血常规：急性菌痢可见血白细胞总数及中性粒细胞增高。②大便常规检查：可见白细胞、红细胞并有巨噬细胞，白细胞或脓细胞 ≥ 15 个 /HPF。③便培养：可有痢疾杆菌生长。④结肠镜检查：可见急性期肠黏膜充血、水肿、大量渗出，有浅表溃疡，有时有假膜形成。慢性期肠黏膜呈颗粒状，可见溃疡或息肉形成。

（2）鉴别诊断

主要与阿米巴痢疾进行鉴别。阿米巴痢疾起病一般缓慢，少有毒血症症状，里急后重感较轻，腹痛多在右侧。典型者粪便呈果酱样，有腐臭。镜检仅见少许白细胞、红细胞凝集成团，常有夏科－雷登氏结晶体，可找到阿米巴滋养体。

4. 治疗

（1）一般治疗

卧床休息，肠道隔离，饮食以半流质饮食为主。高热、脱水或不能进食者，可静脉补液，亦可口服补液糖盐。

（2）辨证论治

1）湿热蕴结证

证候：腹痛，里急后重，大便赤白脓血，每天数次到数十次，肛门灼热，可伴发热。舌红，苔黄腻，脉滑数。

治法：清热利湿，调气行血。

方药：芍药汤加减。

药物：芍药、黄芩、黄连、当归、木香、槟榔、大黄、肉桂。加减：如血热瘀阻，腹痛较甚者，加用地榆、桃仁。

2）寒湿困脾证

证候：腹痛，大便赤白黏冻，伴有头身困重，脘痞纳少，口黏不渴。舌苔白腻，脉濡缓。

治法：温化寒湿，调气行血。

方药：平胃散加减。

药物：苍术、厚朴、陈皮、半夏、桂枝、茯苓、枳实、当归、炮姜。

3）脾阳亏虚证

证候：病久迁延不已，大便呈白黏冻状，排便不畅，腹部冷痛时作，畏寒肢冷。舌淡，苔白滑，脉弱。

治法：温补脾阳，收涩固肠。

方药：真人养脏汤加减。

药物：党参、白术、肉豆蔻、诃子、罂粟壳、当归、赤芍、木香。

4）热毒炽盛证

证候：腹痛，里急后重，大便赤白脓血，每天数次到数十次，肛门灼热，可伴发热。舌红，苔黄腻，脉滑数。

治法：清热凉血解毒。

方药：白头翁汤合犀角地黄汤加减。

药物：水牛角、白头翁、秦皮、黄连、生地、赤芍、丹皮。加减：神昏痉厥者，加钩藤、石菖蒲、郁金或成药安宫牛黄丸，1/2 丸，鼻饲。

5）正虚邪恋证

证候：腹泻时发时止，发时大便赤白黏冻或果酱样，腹痛后重，不发时疲劳乏力，食少，腹胀或隐痛。舌质淡，苔薄白，脉细。

治法：温中清肠，佐以调气化滞。

方药：连理汤加减。

药物：党参、白术、干姜、炙甘草、黄连、木香、枳实、连翘。

（3）西医治疗

抗菌治疗：首选抗菌药物是吡哌酸 0.5g，3~4 次 /d，呋喃唑酮（痢特灵）0.1g，4 次 /d，甲氧苄氨嘧啶（TMP）0.1g，3 次 /d，疗程 5~7 天。如无效可改用卡那霉素，成人 1~1.5g/d，小儿每天 20~30mg/kg，分 2~3 次注射，庆大霉素，成人 16~24 万 U/d，小儿为每天 3000~5000U/kg，分 2~3 次肌注。

5. 预防与调护

1）注意环境卫生，加强厕所及粪便管理。

2）加强饮食卫生及水源管理。

3）加强卫生教育，饭前便后洗手，不饮生水，不吃变质食物；注意加强免疫力。

三、真菌性肠炎

真菌性肠炎属深部真菌感染，易迁延及反复发作，既往认为临床较少发生，近年来，随着激素、免疫抑制剂、广谱抗生素的广泛应用，微生态平衡受到干扰，菌群失调。以致深部真菌感染的发病率日趋上升。常见的致病真菌有组织胞浆菌、隐球菌、念珠菌、毛霉菌和曲霉菌等。其中念珠菌引起的肠炎最为常见。在诊断真菌性肠炎时，需高度怀疑其是否与细菌性结肠炎重叠。

（一）病因病理

真菌广泛分布于自然界中，在人体的皮肤，上呼吸道和胃肠道中均有一定的真菌存在。真菌被认为是非致病菌或条件致病菌，几年来发病率攀升主要与以下几点因素有关。

1. 病因

（1）抵抗力下降

本病多发生于老年人，儿童以及体弱或有慢性消耗性疾病的患者。其中消化道真菌感染多见于严重急腹症患者，施行大手术饮食受限，机体抵抗力下降而诱发本病。

（2）抗生素等药物应用

主要见于长期或大量应用抗生素、免疫抑制剂或激素类药物，以致肠道菌群失调，从而诱发该病。

2. 病理

在显微镜下，组织胞浆菌病呈大量致密的淋巴组织细胞浸润或结节形成，病原体位于细胞内，呈圆形或椭圆形酵母型，HE染色荚膜组织胞浆菌中心轻微嗜碱性，周围细胞壁不染呈空晕，大小较一致，直径为$2\sim5\mu m$，PAS染色、六胺银染色等糖蛋白染色均呈阳性。隐球菌病组织学表现与组织胞浆菌病类似。其病原体大小不一致，直径为$4\sim7\mu m$。念珠菌病组织学多呈中性粒细胞浸润，罕见肉芽肿形成，肠黏膜可见充血、坏死以及假膜形成。念珠菌假丝酵母型的假菌丝直径为$3\sim4\mu m$，常见空泡样。毛霉菌病原体呈有隔菌丝，可见锐角分支。曲霉菌肠炎的病理变化主要是急性渗出性炎症、脓肿、坏死、溃疡和肉芽肿等。镜下可见黏膜下小脓肿形成，大量中性粒细胞浸润，可侵犯血管，出现组织坏死、溃疡。

中医认为本病为久病体虚或素体虚弱，内生湿热或外感湿邪，壅阻肠道所致。

（二）临床表现

1. 症状

患者多有不同程度的腹泻、腹胀、腹痛及发热、大便次数增加。其中组织胞浆菌病多伴有淋巴结肿大；念珠菌感染多见于婴幼儿，患者腹泻时大便呈泡沫水样便或有黏液及发酵味，并多伴有鹅口疮；由毛霉菌感染所致的严重患者，因病变累及肠道血管，易致血栓形成，甚至溃疡穿孔，引起肠道出血及腹膜炎症状；霉菌毒素及坏死组织分解产物可损害肝脏，可出现肝脏肿大、黄疸及肝功能异常。

2. 体征

可有肠鸣音亢进、脐周压痛、肛门皮肤潮红、糜烂等。

（三）诊断与鉴别诊断

1. 诊断依据

当患者出现上述表现，考虑为真菌感染时，应及时进行粪便检查、组织学以及结肠镜检查进行诊断。

（1）临床表现

患者多有不同程度的腹泻、腹胀、腹痛及发热、大便次数增加。

（2）辅助检查

1）粪便检查：镜检可见大量菌丝和孢子有诊断意义。

2）肠镜检查及活检：肠镜下，轻症者无明显异常或仅有肠黏膜水肿，重症者可见大肠黏膜上散在或密布的伪膜，呈圆形或融合成片，不易剥脱，剥离伪膜后，可见肠壁有糜烂及散在不规则溃疡，有渗血。取伪膜镜检可见大量真菌菌丝及孢子，可帮助确诊。

2. 鉴别诊断

主要与伪膜性肠炎进行鉴别。二者临床表现均为腹泻稀便或水样便，伴腹痛或腹胀，两者症状较难区分。但真菌性肠炎常缺乏海水样蓝色水便和漂浮伪膜，伪膜性肠炎也缺乏发酵味的稀便。二者肠镜下均可见伪膜，依靠粪便涂片查真菌或在直肠取粪便作难辨梭状芽孢杆菌培养及细胞毒检测，即可鉴别。

（四）治疗

本病的治疗原则为抑制真菌生长，扶植正常肠道菌群，恢复菌群平衡。同时积极治疗原发病，加强营养，提高免疫力。

1. 非手术治疗

（1）一般治疗

若有抗生素等药物的应用史，应立即停用。加强护理，同时给予易消化、高热量、高维生素、低脂饮食。

（2）辨证论治

1）热毒炽盛证

证候：倾泻暴注，下利稀水样便，肛门灼热，里急后重，腹痛肠鸣，发热身重，或高热烦渴，尿赤短少。舌红苔黄腻，脉弦或细数。

治法：清热解毒，分清利浊。

方药：葛根芩连汤加味。

药物：葛根、黄芩、黄连、滑石、茯苓、炙甘草。加减：如热闭于内，耗津灼液，症见四肢逆冷，神志昏迷者，即用清热解毒、芳香开窍之法。急服或鼻饲紫雪丹或安宫牛黄丸。

2）热盛阴耗证

证候：大泻之后，糊便频繁而量少，高热不退或日晡潮热，口干欲饮或不思饮，额红，五心烦热，尿短赤。舌红少津，脉细数。

治法：清热养阴，益气升清。

方药：青蒿鳖甲汤加味。

药物：青蒿、生地、牡丹皮、鳖甲、知母、西洋参、葛根、连翘、金银花、栀子、败酱草、黄芩、生甘草。加减：腹痛者加赤芍；有汗者，去连翘，加麦门冬、五味子。

3）脾虚湿盛证

证候：面色㿠白，神疲懒言，食少纳呆，口渴不欲饮或见畏寒怕冷，面浮肢肿，腹胀便稀，频发入圊。舌淡胖，苔白，脉沉细。

治法：健脾利湿，分清降浊。

方药：参苓白术散加味。

药物：党参、茯苓、白术、薏苡仁、白扁豆、莲子肉、淮山药、桔梗、砂仁、葛根、车前子、甘草。加减：湿重、舌苔厚腻者，去莲子肉，加厚朴、藿香、法半夏；大便稀溏者，加肉桂、肉豆蔻。

4）脾肾阳虚证

证候：形体消瘦，四肢厥逆，畏寒蜷卧，腹胀肢肿，大便清稀，完谷不化，滑脱不禁，舌淡苔白，脉沉细。

治法：温补脾肾，涩肠止泻。

方药：真人养脏汤加减。

药物：红参、白术、肉豆蔻、肉桂、白芍、木香、诃子、罂粟壳、吴茱萸。加减：若见舌卷囊缩者，加附子、炮姜；腹胀如鼓者，去罂粟壳加陈皮。

（3）外治法

苦参 300g，加水 200mL，煎至 60~70mL，保留灌肠，每天 1 次。10 次为 1 个疗程。

（4）西医治疗

1）抗真菌治疗：①制霉菌素：婴儿 10 万~20 万 U/ 次，儿童 20 万~50 万 U/ 次，成人 50 万~100 万 U/ 次，每天 3~4 次，疗程 7~10 天，症状控制后继续服用 2~3 天。②两性霉素 B（AmB）：先按 0.05~0.1mg·kg^{-1}·d^{-1} 静滴。2 周后增至 0.5mg·kg^{-1}·d^{-1}，以后改为隔天静滴，疗程 6~12 周。对皮肤黏膜、食道、尿路等念珠菌感染，宜小剂量、短疗程，AmB 总量为 100~200mg，疗程 7~10 天。③球红霉素：初为 0.2mg/kg，每次增加 0.2~0.4mg/kg，至每天量 2~4mg/kg 慢速静滴。④ 5- 氟胞嘧啶：50~150mg·kg^{-1}·d^{-1} 口服，每 6 小时一次，疗程 1~3 个月，最好与 AmB 联合使用。⑤米康唑：20~40mg·kg^{-1}·d^{-1}，分 3 次稀释后静注，疗程 3~12 周。鞘内注射每次 10~20mg，连用 3~7 天。⑥大蒜素：40~100mg/d，小儿酌减，静滴，疗程 2 周至 4 个月。也可服鲜蒜汁加糖。

2. 手术治疗

局限性皮肤或肺部感染者，可以手术切除，在手术前应给予上述的系统抗真菌药物治疗。术后系统治疗至少应用 6 周。

（五）预防与调护

1）应该加强疾病的传染源的控制，避免和其发生直接的接触，以免造成致病菌的传播，做好个人防护，避免感染相应的致病菌。

2）要注意切断传播途径，如果有相应环境接触时，佩戴口罩，避免直接的通过皮肤黏膜或者胃肠道接触致病菌。

3）要注意保护易感人群，人群对于组织胞浆菌普遍易感，但是身体免疫力低下，尤其是有一些免疫缺陷疾病的人群，婴幼儿和老年人，是最常见的发病人群，所以应该重视特殊人群的保护工作。

四、寄生虫性肠炎

寄生虫肠炎是指由寄生虫侵犯肠道引起的感染性疾病。临床表现为急性和慢性腹泻。病原体主要为原生动物类（如阿米巴、蓝氏贾第鞭毛虫、隐孢子虫等）、吸虫类（如血吸虫）、线虫类（如粪类圆线虫）等。

（一）阿米巴

1.病因病理

阿米巴痢疾是溶组织阿米巴侵犯结肠而引起的以痢疾为主的肠道传染病，病变多在回盲部。

组织学诊断的关键是发现典型的阿米巴滋养体。阿米巴滋养体形似巨噬细胞，泡沫样胞浆，含有单个圆形的偏心性核，胞浆内红细胞（PAS，PAS-D 染色或 Masson 三色染色）阳性。但阿米巴滋养体在高达 2/3 的病例活检中可缺乏，因此确诊可能需要多次活检。并注意在活检时检取坏死组织。

本病属中医"肠风""脏毒"范畴，中医认为本病乃因大肠本虚于内、加之外有邪毒入侵，湿热熏蒸肠道，损伤肠络所致。

2.临床表现

急性阿米巴痢疾分为普通型和暴发型。

（1）普通型

以肠炎症状首发，表现为腹痛、腹泻，大便为果酱样，粪质较多、腥臭，若病变未累及直肠，可无里急后重，且以右下腹压痛为主。全身症状少见，体温正常或低热。

（2）暴发型

急起高热，体温可达 40℃以上，头痛、乏力、恶心、呕吐，毒血症症状明显。腹痛、腹泻、便次增多，排血水样便。可出现休克，常见肠出血、肠穿孔。

（3）慢性阿米巴痢疾

由急性病例迁延而来，只表现为腹痛、腹泻，腹泻 <5 次 /d，排腐臭稀便。间断发作，时轻时重。病程长者，可有营养不良、贫血、肝大，易并发肝脓肿、阑尾炎。

3.诊断与鉴别诊断

（1）诊断依据

1）临床表现：患者腹泻，大便呈果酱色，有恶臭味，且伴里急后重。腹泻经一般抗生素治疗无效者，应考虑本病的可能，需作进一步检查。

2）辅助检查：①粪便检查：采集新鲜粪便直接涂片检查，寻找溶组织阿米巴滋养体，仍为目前主要确诊方法。②结肠镜检查：是很有价值的检查方法之一，特别适合于粪检阴性，直肠和乙状结肠镜检查可见大小不等的散在溃疡，其特点为边缘整齐，周围有时可见一圈红晕，溃疡间黏膜大多正常，溃疡处刮取物找阿米巴滋养体可提高阳性率。③间接荧光抗体试验：是比较敏感的血清学方法，简单易行。ELISA 亦有较高的敏感性和特异性，重复性好。

（2）鉴别诊断

主要与细菌性痢疾进行鉴别。细菌性痢疾（简称菌痢）和阿米巴痢疾均表现为腹痛、腹泻和黏液血便，菌痢的致病源为痢疾杆菌，阿米巴痢疾的致病源为溶组织内阿米巴，菌痢便培养痢疾杆菌可呈阳性结果，阿米巴痢疾可见滋养体和夏－雷晶体。

4. 治疗

（1）一般治疗

本病需卧床休息、流质或半流质饮食，肠道隔离至症状消失，大便连续 3 次找不到滋养体及包囊。暴发型给予输液、输血等支持疗法。慢性型加强营养、增强体质。

（2）辨证论治

该病多辨证为湿热毒盛证。认为邪毒乘虚入侵大肠，以致湿热蕴积，灼伤血络所致。

证候：便血鲜红，粪便呈暗红色或果酱色。粪便特殊臭味，里急后重，可见局部因肉芽肿使肠腔狭窄。伴口苦，舌苔黄腻，脉濡数。

治法：清热解毒除湿，和营止血。

方药：赤小豆当归散合地榆散加减。

药物：黄芩、黄连、栀子、茯苓、赤小豆、地榆、茜草、当归。加减：若血出如溅，舌红，脉数，可用槐花散合地榆散；若血下污浊，可加用苍术、黄檗，兼配脏连丸吞服为助；如便血过多，营阴已亏，湿热未清，可用驻车丸。

（3）西医治疗

1）硝基咪唑类：甲硝唑，对阿米巴滋养体有较强的杀灭作用，适用于肠内、外各型的阿米巴病，疗效佳，为首选。剂量为 400～800mg，一天 3 次口服，小儿每天 50mg/kg，分 3 次服，连用 5～7 天。

2）喹碘方：又名药特灵、安痢生，适用于慢性阿米巴病及排包囊者。成人 0.5g，一天 3 次口服，连服 10 天。对碘过敏和有甲状腺病者忌服。

3）二氯散糠酸酯：又名糠脂酰胺，对轻型及带包囊者疗效佳，成人 500mg，一天 3 次口服，连服 10 天。

5. 预防调护

1）饮水须煮沸，不吃生菜，防止饮食被污染。检查和治疗从事饮食业的排包囊者及慢性患者，治疗期间应调换工作。平时注意个人卫生。

2）预防肠道阿米巴病有一个九字真经：吃熟食、喝开水、勤洗手。

（二）蓝氏贾第鞭毛虫

蓝氏贾第鞭毛虫（Giardia lamblia，简称贾第虫），贾第虫主要寄生在宿主的小肠、胆囊，可引起腹痛、腹泻和吸收不良等症状，为人体肠道感染的常见寄生虫之一。成人主要发生以腹泻为主的急性感染，儿童主要发生慢性感染，严重时可致死亡。由贾第虫引起的腹泻也被称为"旅游者腹泻"。

1. 病因病理

带虫者是重要传染源。贾第虫病的传播途径类型包括水源性、食源性、接触性等。人群对贾第虫普遍易感，尤其是儿童和免疫功能缺陷者。

组织学上，贾第鞭毛虫病的肠黏膜异常改变不明显，一些病例改变类似于乳糜泻的基础病变，一般没有或只有轻微的炎症浸润。黏膜腔面可见贾第鞭毛虫滋养体，数量有少有多。滋养体通常见于免疫功能低下的患者。根据标本切片切面的方向，寄生虫呈镰刀形、新月形或梨形。

2. 临床表现

急性期典型症状是暴发性水样泻，恶臭，多伴有腹胀、嗳气、恶心、厌食、呕吐、疲劳及中上腹绞痛等。慢性期表现为间接性稀便，呈黄色泡沫状，具恶臭；可伴有胸骨下烧灼感或上腹部不适、体重减轻、乏力等症状。儿童病人可有生长迟缓、营养不良和贫血。

3. 诊断与鉴别诊断

（1）诊断依据

1）临床表现：患者有腹泻，腹胀，上腹部疼痛或不适感，粪便恶臭。

2）辅助检查：①病原体检查：新鲜腹泻便中可发现滋养体，糊状便和成形便中多为包囊，粪便直接生理盐水涂片即可找到滋养体。粪便检查应三送三检，三检阳性率可提高到97%。②免疫学检查：可采用ELISA、间接荧光抗体试验（IFA）检测患者血清中特异性贾第虫抗体，具有较好的敏感性和特异性。③十二指肠引流物，小肠黏液或活检组织均可查到虫体。

（2）鉴别诊断

1）急性阿米巴肠病：急性阿米巴肠病潜伏期长短不一，自1~2周至数月以上不等，当宿主抵抗力减弱以及肠道内感染时临床上才出现症状。可有腹痛、腹泻等临床表现。主要通过粪便检查相鉴别。

2）细菌性痢疾：急性细菌性痢疾起病较急，可有腹痛、腹泻、高热等表现，慢性细菌性痢疾病程较长，有痢疾病史，可有典型或不典型腹泻。粪便检查可发现痢疾杆菌，可以凭此将二者鉴别。

4. 治疗

（1）一般治疗

患者应按肠道传染病隔离，控制饮食。合并细菌感染时应给予抗生素。对确诊患者和高度怀疑本病者应给予抗病原体药物治疗。

（2）西医治疗

1）甲硝唑：成人每次 0.4g，每天 3 次，疗程 5～10 天。小儿每天按体重 15～25mg/kg，分 3 次口服，连服 10 天。一般服药 3 天粪中原虫即可转阴，症状逐渐消失。

2）替硝唑：成人单剂量 2 g 顿服，小儿 50mg/kg 顿服，间隔 3～5 天可重复 1 次。

5. 预防调护

1）加强水源卫生管理，注意饮食卫生，消灭蟑螂，苍蝇等传播媒介，做好粪便无害化处理。

2）彻底治疗患者和无症状包囊携带者。

3）加强身体锻炼，提高免疫力等，都是预防本病发生或流行的重要措施。

（三）隐孢子虫

隐孢子虫病是导致人类腹泻的第二大病因，免疫力正常的人群感染隐孢子虫病后虽可引起腹泻，通常为自限性；当免疫力低下或缺陷的患者和儿童感染隐孢子虫病，可引起严重腹泻。

1. 病因病理

小球隐孢子虫是感染人类的最常见的隐孢子虫，常见于空肠。其在免疫功能正常的患者中可致轻度腹泻，但在免疫力低下人群中可致严重肠炎。组织学诊断需病理医生在高倍镜下仔细查找肠标本切片。HE 染色见细胞表面小蓝点，为成簇的子孢子，呈小圆形或椭圆形，嗜碱性。虽然病原体看上去在肠上皮腔面，但经电镜证实它们实际上是在细胞内，由一层细胞膜包裹。偶尔也可由上皮细胞胞浆形成的膜包绕，而表现为表面"空泡"。在大肠，病原体主要见于隐窝，黏膜呈轻度黏液减少，固有层单核细胞增多。部分病例可见固有层中性粒细胞浸润，隐窝脓肿形成。

2. 临床表现

人隐孢子虫病的病情与宿主免疫功能有关。

（1）免疫功能正常时，主要表现为急性胃肠道症状，排带黏液的水样便，可伴有明显腹痛，此外，尚有恶心、呕吐、低热及厌食。水泻 1 周即可恢复。

（2）当免疫功能抑制时，则表现为慢性腹泻，水泻难以控制，病程可长达数月，并伴有呕吐、上腹痉挛、体重减轻等。儿童患者还表现为生长迟缓和发育不良，部分患者可表现为胆囊炎，出现上腹部疼痛、恶心、呕吐，同时伴有严重肠炎。

3.诊断与鉴别诊断

（1）诊断依据

询问患者腹泻等症状出现的时间、病情的变化，同时了解患者是否有污染的水和食物、感染者或是动物的接触史。观察患者的临床表现，结合病原学检查、免疫学检查的辅助检查结果做出诊断，在粪便或组织中用改良的抗酸染色法发现卵囊（大小在 $4.5 \sim 5.5 \mu m$）即可确诊。

（2）鉴别诊断

1）霍乱

霍乱典型患者急性发病，无痛性剧烈腹泻，无里急后重，排出米泔水样便或水洗肉样的血性便，无粪质。二者粪便培养可确诊。

2）病毒性肠炎

其常见病原为轮状病毒，好发于秋冬季，有呼吸道症状及发热，腹泻次数不多，粪便稀软或水样，粪便做 ELISA 法检测抗原阳性可确诊。

4.治疗

（1）一般治疗

隐孢子虫病至今尚无特效治疗药。对免疫功能正常患者，应用对症和支持疗法，纠正水、电解质紊乱可取得良好的效果，对免疫功能受损者，恢复其免疫功能、及时停用免疫抑制剂药物则是主要措施。在不治疗的情况下，大多数免疫功能正常的患者在 2 周内康复。对于免疫缺陷患者，治疗目的在于减轻症状和免疫系统重建。

（2）西医治疗

1）抗虫化学药物：硝唑尼特可用于免疫功能正常的人群；阿奇霉素可作为免疫缺陷患者的辅助治疗药物。

2）洛哌丁胺及其衍生物：这一类减少肠蠕动药物能够通过降低肠蠕动，促进小肠吸收从而减轻腹泻。

5.预防调护

1）为防止患者、病畜及带虫者的粪便污染食物和饮水，应注意粪便管理和个人卫生。

2）同时保护免疫功能缺陷或低下的人，增强其免疫力，避免与患者病畜接触，凡接触者，应及时洗手消毒。

3）增强体育锻炼，提高机体免疫力。

（四）血吸虫

血吸虫病是由血吸虫寄生于人体所引起的一种地方性寄生虫病。

1. 病因病理

人体一般通过皮肤接触含尾蚴的疫水而感染，主要病变为在肝脏与结肠内由虫卵囤积而引起的肉芽肿。

内镜下可见黏膜发红，质脆，呈颗粒状，点状溃疡，出血、炎性息肉形成。成熟血吸虫不会引起炎症反应，但血吸虫卵会导致明显炎症反应，包括嗜酸性粒细胞和（或）中性粒细胞浸润，形成脓肿及肉芽肿性炎。虫卵多沉积在黏膜下，在慢性病例中可见血吸虫卵钙化，黏膜萎缩和纤维化。

中医证属"蛊毒""蛊胀"范畴。病机为邪入肠腑，侵及皮肤，内入营血，阻于肠络，腑气闭塞不通所致。

2. 临床表现

血吸虫肠病的临床表现可分为急性和慢性两种：

（1）急性表现

虫卵在肠道大量沉积可引起急性的大肠炎症，腹泻每天 2~5 次，粪便稀薄，带有血和黏液，重病例可有腹绞痛、里急后重。感染侵及结肠浆膜层和肠系膜内时，还可引起腹膜炎，出现腹部饱胀、有柔韧感和压痛。绝大多数伴有肝脾肿大，半数以上可出现因尾蚴通过肺组织而引起的咳嗽、胸痛、血痰等症状。

（2）慢性表现

以腹泻、大便带血、左下腹压痛时发时愈，持续数月或数年之久为主要症状。患者大多有不同程度的贫血、消瘦、营养不良和劳动力减退。肝脾均有肿大，可出现巨脾症、腹水。患者常有面部黑色素沉着、贫血、营养不良性水肿，面容苍老消瘦，呈未老先衰状态。

3. 诊断与鉴别诊断

（1）诊断依据

1）临床表现：主要症状是不规则的发热、下痢、荨麻疹、肝肿、脾肿、贫血、腹水等，如患者发生以上的症状，同时有过流行地区河水或其他可疑水源接触史，应该怀疑是否感染血吸虫病。

2）辅助检查：①粪便检查：从粪便中检出虫卵或孵出毛蚴可诊断疗效。但轻度感染者，晚期患者及治疗未愈者，粪中卵数很少，检出率低，故粪检阴性不能排除血吸虫病。②肠黏膜活体组织检查：急性期以充血水肿为主，慢性期则黏膜苍白、肥厚及瘢痕形成，各期均可见典型的小结、小斑。对未经治疗的患者，检出的虫卵不论死活，均有确诊价值；对有治疗史患者，只有查见活卵或近期变性卵才有诊断意义。③虫卵抗原间接血凝试验：间接血凝阳性反应粪便检查阳性为早，且敏感性高。间接血凝试验操作简便，识别结果迅速，是大规模现场普查的敏感性查病方法之一。④血吸虫循环抗原（CAg）：最早为日本血吸虫患者普查的敏感性查病方法。⑤环卵沉淀反应试验：是以血吸虫整卵为抗原的特异免疫血清学试验。对新感染病例本试验早期诊断价值较大，阳性率极高。

（2）鉴别诊断

主要与肠结核进行鉴别。肠结核主要好发于回盲部，低热、乏力、消瘦、腹泻与便秘交替，肠壁溃疡、糜烂及干酪样肉芽肿形成，与回盲部结节样或肉芽肿性慢性血吸虫肠病易混淆，结肠镜下活检行压片检查或病理切片检查是诊断血吸虫肠病的金标准，肠黏膜内发现血吸虫虫卵沉积即可确诊，补充询问患者是否有血吸虫疫水接触史，可疑病变处多点活检以进行鉴别。

4. 治疗

（1）辨证治疗

该病多辨证为湿热蕴肠证。由邪结肠腑，阻滞肠络，闭而不通，邪毒化热，热伤肠络所致。

证候：腹痛腹泻，黏液脓血便，里急后重，便条细，排便不畅，腹胀、消瘦、肝脾肿大，苔黄垢腻，脉濡数。

治法：导滞通下，清热化湿，祛邪解毒

方药：枳实导滞汤加味。

药物：枳实、大黄、山楂、槟榔、厚朴、黄连、六神曲、连翘、紫草、木通、鱼腥草、蒲公英、白花蛇舌草。亦可服成药犀黄丸。

（2）西医治疗

1）吡喹酮：10mg/（kg·次），每天三次口服，连服 4 天，总量 120mg/kg。小儿总量为 60mg/kg。

2）恩波副品红：50～60mg·kg^{-1}·d^{-1}，分 3 次服，20～28 天为 1 疗程。

5. 预防调护

1）消灭传染源：治疗患者，加强粪便管理，避免新鲜粪便污染水源。

2）消灭中间宿主钉螺。

3）个体防护：尽量避免与疫水接触，如必须在疫水中作业时则须采取防护措施，皮肤涂抹防护药物或穿防水胶鞋、塑料防护裤等。

（五）线虫

线虫主要寄生于动植物、土壤、淡水和海水环境中，只有极少部分寄生于人体并导致疾病。流行的线虫有蛔虫、鞭虫、蛲虫、钩虫、旋毛虫和粪类圆线虫。本文以粪类圆线虫为例进行介绍。

1. 病因病理

粪类圆线虫的致病性与其感染程度、侵袭部位及人体免疫功能状态密切相关。人感染后可有 3 种类型：第一类轻度感染，机体能通过有效的免疫应答加以清除，不产生临床症状；第二类由于慢性持续的自身感染，可间歇出现胃肠道症状；第三类在长期使用免疫抑制剂、细胞毒素药物、激素或艾滋病患者中可引发播散性重度感染。

结肠镜下可见黏膜较脆，有溃疡，伴黄白色结节性病变，镜下有时可在大肠隐窝内见成虫或幼虫，有时可在黏膜、固有肌层或浆膜见围绕厚角质层幼虫的肉芽肿，也可见嗜酸性微脓肿。

2. 临床表现

该病可主要累及皮肤、肺部以及消化道，接下来最主要介绍消化道症状。

由于成虫及幼虫不断在肠壁黏膜进出，故可引起腹痛、腹胀、恶心、呕吐、胃纳不佳、腹泻或便秘等症状。若寄生于胆道或肝内，则可引起肝大、右上腹痛、发热等类似胆道感染表现。

3. 诊断与鉴别诊断

（1）诊断依据

诊断粪类圆线虫病由于缺乏特有的临床表现，故常导致临床误诊。

1）首先应询问患者有无与泥土的接触史。一般而言，凡同时出现有消化道和呼吸系统症状的病例，应考虑本病的可能，并作进一步的有关检查，以明确诊断。

2）病原诊断：在新鲜粪便或痰液中查见杆状蚴或丝状蚴即可诊断本病。

3）免疫诊断：由于间断性及无规律的排卵，往往使病原学检查相当困难，日本学者常应用酶联免疫吸附试验（ELISA）检查患者血清抗体。

（2）鉴别诊断

主要与嗜酸性粒细胞胃肠炎进行鉴别，均可出现恶心、呕吐、腹痛、腹泻等胃肠道症状。可通过病原学检查，对二者进行鉴别。

4. 治疗

1）一般治疗：对于确诊病例，应立即驱虫治疗，并保持大便通畅，注意肛门周围洁净，防止自身感染。

2）咪唑类药物：用于治疗轻度感染粪类圆线虫或虫体对该药敏感者，但对于长期用此类药的患者，如首次治疗剂量与疗程不足，则极易产生抗药。

3）依维菌素（IVM）：可治愈耐药的粪类圆线虫感染，先给予单剂量（200μg/kg）减少幼虫的繁殖，但不能达到寄生虫学的治愈，第二个过程是连续给药2天，可达到寄生虫学的治愈，粪涂片检查阴性。

5. 预防调护

1）要注意个人卫生，餐前便后洗手，防止手上沾有粪类圆线虫病的幼虫，预防寄生虫通过口腔发生感染。

2）要避免和有污染的水进行直接接触，粪类圆线虫病的尾蚴可以通过皮肤导致患者发生感染，减少和污染源接触，能够减少感染风险。

3）对于可疑的水源和食物要加强管理，进行严格的消毒，从源头上杜绝寄生虫的感染。对于发生寄生虫病的患者也要进行严格管理，大便要严格消毒。

第十四节　缺血性肠炎与血管炎

一、缺血性肠炎

缺血结肠炎（Ischemic colitis，IC）是由于结肠供血不足和回流受阻导致肠壁缺血性损伤所引起的急性或慢性炎症性病变。缺血性结肠炎的发生率占所有消化道缺血性病变50%～60%，其发生率女性略多于男性。可发生于任何年龄，以老年人多发。

（一）病因病理

1. 病因

IC 被认为是发生于胃肠道的最常见的缺血性损伤或再灌注性损伤，引起缺血性肠炎的病因很多。一般来说，任何因素导致结肠的血流量降低，均有可能导致 IC 的发生。

1）血管因素：高血压、糖尿病、高脂血症等导致的动脉粥样硬化是引起肠缺血的最常见病因。

2）正常血流量降低：如充血性心力衰竭、心肌梗死或肝病等，心排血量减少或低血容量性休克可引起的结肠血管灌注损伤。

3）肠管因素：如肠腔细菌感染性缺血，肠梗阻、便秘导致肠腔内压力增高，肠壁血流量降低，亦可发生 IC。

4）其他危险因素：研究报道与 IC 相关危险因素为结肠镜有创检查、药物、手术、基础疾病、高凝状态等。

2. 病理

缺血性结肠炎的病理分期为：缺血期表现为上皮细胞坏死，黏膜固有层水肿、出血、中性粒细胞浸润，黏膜下毛细血管扩张，可见小静脉血栓；恢复期表现为坏死残留的腺体出现增生，溃疡基底见丰富的毛细血管，浆细胞和淋巴细胞浸润；狭窄期表现为黏膜腺体结构不完整，大量的纤维增生。

本病中医证属"久泻"范畴。中医认为本病多因年老体弱，脏腑气血亏虚，以致血脉不畅，肠脉痹阻失荣；或脾虚失健，痰浊内生，湿热郁于肠道，以致不容或不通则痛，气机不畅则可见里急后重，湿热郁久化热灼伤血络可致出血。

（二）临床表现

IC 经典症状包括腹痛、便血、腹泻，但实际上症状较多，腹痛程度轻重不一，多为一过性，少为持续性疼痛，部位不确定，缺乏特异性。多半以上患者有腹痛症状，在疼痛发作之前，肠壁通常发生短暂的低灌注。因病变多累及左半结肠，腹痛多位于左下腹，为突发性绞痛，进食后加重。24 小时内排出红色血便。

（三）诊断与鉴别诊断

1. 诊断依据

（1）临床表现

腹痛、便血、腹泻。腹痛多位于左下腹，为突发性绞痛，进食后加重。24 小时内排出红色血便。患者可有一过性低血压、长期用药史（避孕药），或主动脉手术史及慢性疾病如糖尿病、多发性动脉炎等。

（2）辅助检查

1）结肠镜检查：结肠镜检查是评估黏膜缺血程度的首选检查方法，内镜下表现如水肿、黏膜脆，节段性红斑、点状出血、糜烂、纵向溃疡则高度提示诊断 IC，如黏膜颜色变紫或发黑，病情较重，考虑坏疽可能。

2）钡灌肠：肠壁水肿、指压征，见脾曲、横结肠远端和降结肠的肠管狭窄。

3）血管造影：血管造影亦是诊断缺血性肠病较为有效的手段。

2. 鉴别诊断

（1）溃疡性结肠炎

溃疡性结肠炎多见反复发作的黏液脓血便，腹部隐痛，缺血性结肠炎患者多有基础疾病，腹痛较剧烈，进食后加重。结肠镜下溃疡性结肠炎可见连续性病变，主要累及直肠和乙状结肠，而缺血性结肠炎镜下可见阶段性病变，钡灌肠检查亦可鉴别。

（2）结肠癌

结肠癌腹部隐痛，好发于左半结肠，起病较缓，钡灌肠可见充盈缺损或溃疡，缺血性肠炎可见指压痕，加之 IC 血管造影有变化，且患者有基础病变，可资鉴别。

（3）结肠 Crohn 病

该病常伴有脓血便，好发于右半结肠和末端回肠，钡灌肠可显示铺路石样变，血管造影无特殊变化，可资鉴别。

（四）治疗

一般采取保守疗法，并积极治疗原发疾病。外科手术仅用于出现腹膜炎和肠梗阻症状和体征时。

1. 非手术治疗

（1）一般治疗

急性缺血者应禁食，以输液维持水、电解质平衡及热量；慢性缺血者宜少食多餐，进食易消化的饮食。

（2）辨证论治

1）肠道湿热证

证候：便血色红，腹泻，腹痛，口苦，舌质红，苔黄腻，脉濡数。

治法：清化湿热，凉血止血。

方药：地榆散或槐角丸加减。

药物：槐花、槐角、地榆、黄芩、大黄、当归、地黄、防风、红花、枳壳。

2）气虚不摄证

证候：便血色红或紫暗，腹泻，腹痛，食少体倦，面色萎黄，心悸，少寐，舌质淡，脉细。

治法：益气摄血。

方药：归脾汤加减。

药物：人参、白术、当归、白茯苓、炒黄芪、龙眼肉、远志、炒酸枣仁、木香、炙甘草、生姜、大枣。

3）脾胃虚寒证

证候：大便下血，少食便溏，腹隐痛，喜温喜按，舌质淡红，脉沉细。

治法：健脾温中，养血止血。

方药：黄土汤加减。

药物：甘草、干地黄、白术、附子、阿胶、黄芩、灶心黄土。

（3）西医治疗

1）血管扩张剂：可用硝酸酯类及钙通道阻滞剂，但效果不够理想。急性患者可试用罂粟碱，加入 0.9% 氯化钠注射液中，以 1.0mg/mL，缓慢滴入，最大量可用至 30 ～ 60mg/h。

2）抗菌药物：可减少肠道细菌，减轻内毒素血症，有利于缺血性肠病病变恢复。一般选用对厌氧菌有效者，如氧氟沙星及甲硝唑（灭滴灵）等口服。

3）禁用皮质激素、血管收缩剂，慎用洋地黄类药物。

2. 手术治疗

早期行肠系膜上动脉切开，取出栓子是最理想的方法。如肠坏死穿孔，则应行肠切除术。

（五）预防调护

1）无论是内科、外科治疗均应掌握时机，密切观察，及时调整药物，首先去除诱因，例如便秘、感染、心律失常、不合理使用降压药、休克等。

2）保持良好的饮食习惯，作息规律，保证充足的睡眠时间，同时应积极配合治疗，增加体育锻炼。

3）建议患有冠心病、高血压、动脉硬化及糖尿病的患者应坚持治疗，适当运动，促进血液回流，若出现不明原因突发腹痛及便血应警惕此病发生。

二、血管炎累及肠道

血管炎（Vasculitides）是一组以血管壁炎症为主要表现的异质性疾病。可累及大、中、小各种血管，当累及消化道不同类型的血管时，其临床表现各异，包括腹痛、恶心、呕吐、腹泻、出血及穿孔等。目前常见血管炎分类主要根据其累及血管的内径形态进行分类，主要分为累及大 / 中血管、中 / 小血管以及小血管血管炎。

（一）累及大血管的血管炎

1. 巨细胞动脉炎

巨细胞动脉炎（Giant cell arteritis，GCA）又被称为颞动脉炎、Hortons 动脉炎，是一种以侵犯颞浅动脉、眼动脉和椎动脉等主动脉颅外分支为主的肉芽肿性血管炎，同时全身其他大动脉、中动脉也可受累。患者以 50 岁以上女性居多。该病在亚洲国家较为少见。其血管壁炎性细胞浸润以单核细胞为主，常伴多核巨细胞浸润。

GCA 典型的临床表现为血管受累所致的缺血性表现，如颞部头痛、头皮压痛、失明、下颌间歇性跛行和肢体间歇跛行等。其胃肠道受累可见局部缺血、溃疡或穿孔等，但其消化道症状较为少见。在临床工作中 GCA 患者很多情况下早期仅表现为全身非特性症状，包括乏力、发热、厌食和体重下降等。故早期诊断较为困难。

其诊断标准为：

1）发病年龄 ≥ 50 岁。

2）新近出现的头痛。

3）颞动脉病变：颞动脉压痛或触痛、搏动减弱，除外颈动脉硬化所致。

4）红细胞沉降率（ESR）≥ 50mm/h。

5）动脉活检异常：活检标本示血管炎，其特点为单核细胞为主的炎性浸润或肉芽肿性炎症，常有多核巨细胞。颞动脉活检是诊断 GCA 的金标准。

GCA 的治疗目标是防止缺血性损伤在身体的其他器官进行。全身使用糖皮质激素是主要的治疗方法，目前还没有一个给予糖皮质激素的正确剂量或给药途径的共识。应用抗血小板药物治疗，如阿司匹林，可以减少缺血事件。

2. 大细胞动脉炎

（1）病因病机

大动脉炎（Aorto-arteritis）为临床少见病，是指大动脉和中等动脉的慢性进行性非特异性全层动脉炎，常引起管腔狭窄和阻塞，亦可有扩张和动脉瘤形成，临床常出现局部组织缺血的症状和体征。本病又称高安动脉炎（Takayasu arteritis）、大动脉炎综合征（Aortitis syndrome）。常见于年轻女性。

其病理早期表现为动脉壁全层的非特异性炎症，可见淋巴细胞、浆细胞浸润，偶见多形核中性粒细胞和多核巨细胞。随着病程的进展，可形成肉芽组织并局部增生，可伴有血栓形成，动脉壁发生弹力纤维降解和纤维化瘢痕，结果导致管腔的狭窄或闭塞。

（2）临床表现

该病临床表现可分为头臂动脉型、主肾动脉型、广泛型、肺动脉型和其他动脉受累等。其中以肾主动脉型可累及腹腔动脉，引起腹痛、腹胀、上腹不适、恶心、呕吐现象。肠系膜上动脉开口处狭窄，有肠缺血综合征表现，如腹胀、腹痛、恶心、呕吐和腹泻。腹痛常发生在餐后 10~30 分钟，逐渐加重，历经 1~3 小时缓解，可伴畏惧进食、体重减轻。腹泻可为糊状便、水样便，表面飘一油脂层，腹泻轻重不一，由数次到数十次，重者可有低蛋白血症和浮肿。

（3）诊断

诊断多采取 1990 年 ACR 制定的 TAK 分类诊断标准：

1）发病年龄小于等于 40 岁。

2）肢体跛行。

3）单侧或双侧肱动脉搏动减弱。

4）双上肢收缩压相差至少 10mmHg（1mmHg=0.133kPa）。

5）单侧或双侧锁骨下动脉或腹主动脉处闻及杂音。

6）主动脉全程、一级分支或上下肢近端大动脉的动脉造影示动脉狭窄或闭塞，且不能用动脉硬化、纤维肌发育不良或其他原因解释。

若具有上述 6 项分类标准中至少 3 项，则患者可被认为有大动脉炎；40 岁以上患者需要注意除外动脉粥样硬化所致血管狭窄。

（4）治疗

1）非手术治疗：①一般治疗：患者需禁食。通过胃肠外营养加强支持疗法，进行补液、纠正水、电解质平衡紊乱，改善微循环。②西医治疗：a.糖皮质激素：是本病活动期首选的主要治疗药物，标准剂量是 $1mg \cdot kg^{-1} \cdot d^{-1}$，但该剂量副作用也较大。一般泼尼松 30mg/d，早晨顿服，维持 3~4 周后逐渐减量。通常以血沉和 C 反应蛋白下降至正常为减量的指标，每天减 5mg，减量后 1 周再查血沉和 C 反应蛋白，如能维持在正常范围，表明减量有效，如又明显上升，则需恢复至减量前水平。剂量减至每天约 10mg 时，应维持 3~6 个月，甚至几年，如病变无活动证据，方可尝试停药。b. 免疫抑制剂：最常用的免疫抑制剂为环磷酰胺、硫唑嘌呤和氨甲蝶呤等。在免疫抑制剂使用过程中应注意查血、尿常规和肝肾功能，以防止不良反应。

2）手术治疗：①介入治疗：慢性期如血管阻塞危及脏器血运则需要选择血管重建治疗。经皮腔内血管成形术为大动脉炎的血管重建治疗开辟了一条新的途径，主要包括经皮球囊扩张成形术和血管内支架置入术，一般主张先行经皮球囊扩张成形术，如失败才考虑行血管内支架置入术。②手术治疗：冠状动脉旁路移植术是治疗大动脉炎累及冠状动脉的有效方法。

（二）累及中等血管的血管炎

结节性多动脉炎（Polyarteritis nodosa，PAN）是一种罕见的、主要累及中、小动脉的坏死性血管炎（Necrotizing vasculitis），呈节段性分布，易发生于血管分叉处，病因尚不明确。PAN 可以是特发性的，亦可以是由特定病毒或药物引发的，尤其是乙型肝炎病毒。

PAN 可累及全身多个系统，亦可局限于单一器官或系统。PAN 有多种临床表现，包括非特异性临床表现，如发热、体质量减轻、关节痛、肌肉痛及由靶器官功能障碍或损伤引起的症状。PAN 可累及多个系统，但几乎不影响肺。其胃肠道受累可见：胃肠道血管受累：80% 结节性多动脉炎病例可累及肠系膜动脉，肠道缺血损伤程度与血管病变部位、范围及性质有关。较大的肠系膜分支受累可引起大片肠坏死，坏死脱落形成溃疡，溃疡愈合，纤维组织增生可引起肠狭窄；重者可发生肠穿孔。而较小的末端动脉受累可继发肠管壁小片状坏死：黏膜下动脉炎，黏膜可出现充血、水肿、糜烂、溃疡。多有餐后上腹部或脐周钝痛。随着动脉病变进展，症状亦渐加重，少量进餐即可发作腹痛，甚至绞痛，害怕进食，久之则渐消瘦。部分病例伴有腹泻、水样泻或脂肪泻，可伴营养不良、贫血和低蛋白血症。严重者可出现剧烈腹痛、呕血和便血。合并胃肠道溃疡时，表现为嗳气，腹部隐痛、食欲缺乏。如动脉瘤破裂或坏死的动脉壁破裂可发生大出血，出现腹腔内出血症状、体征。

2006 年日本厚生劳动省 PAN 诊断标准：

1）发烧（≥ 38℃且持续 ≥ 2 周），及体质量减轻（≥ 6 个月内体质量减轻 ≤ 6kg）。

2）高血压。

3）快速进行性肾功能衰竭、肾动脉栓塞。

4）脑出血、脑梗死。

5）心肌梗死、缺血性心脏病、心包炎、心力衰竭。

6）胸膜炎。

7）胃肠道出血、肠梗阻。

8）多发性单神经炎。

9）皮下结节、皮肤溃疡、坏疽、紫癜。

10）多关节痛、肌痛、肌无力等。组织学上可存在中、小动脉纤维蛋白样坏死。血管造影表现为腹主动脉分支多发性微动脉瘤、狭窄及闭塞。

以上依据中 2 个主要的临床表现及组织学表现者，即可确诊。

PAN 主要治疗药物为糖皮质激素及环磷酰胺：

1）糖皮质激素：是治疗结节性多动脉炎的首选药物，仅有皮肤损害或病情较轻者可单用泼尼松治疗，初始剂量每天 1mg/kg，分次或顿服，病情好转后逐渐减量，并用维持剂量。重症者给予甲泼尼龙，短时间冲击治疗后再改为泼尼松口服，疗效较好。

2）单用激素治疗效果不佳者，暴发起病，病情迅速恶化者或合并重要脏器功能障碍者，应联合应用免疫抑制剂治疗。免疫抑制剂中以环磷酰胺疗效好，可用每天 2mg/kg 剂量口服或静脉冲击治疗。

（三）累及小血管的血管炎

过敏性紫癜（Henoch-Schonlein purpura，HSP）是儿童时期最常见的自身免疫性小血管炎症，累及全身多个器官系统，临床表现主要为对称性可触性皮疹、关节炎、消化道症状、肾脏损害等。

1. 病因病理

目前过敏性紫癜确切的发病机制尚不明确。主要认为与感染、某些药物、肿瘤、过敏及遗传等密切相关。目前免疫机制的紊乱是过敏性紫癜损害各脏器的公认机制。受累小血管表现为白细胞碎裂性血管炎伴 IgA 沉积。1gA 沉积被证实对诊断很有帮助。胃肠道小静脉受累，血管壁有混合中性粒细胞、淋巴细胞及浆细胞的炎症细胞浸润，并有细胞核碎片，即"白细胞碎裂性血管炎"。

2. 临床表现

过敏性紫癜所致的血管炎性破坏呈全身性，累及皮肤最为常见，当累及消化系统时，最易发生在十二指肠和末段回肠，消化道症状多与皮肤紫癜同时出现，也可早于皮肤紫癜。腹痛是最常见症状，常为阵发性绞痛，多位于脐周、下腹或全腹，发作时可因腹肌紧张及明显压痛、肠鸣音亢进而误诊为外科急腹症。半数恶心，半数以上病例有呕吐；可有消化道出血，便血较常见，大便为血性或柏油样。便血占本病的 25%～50%，但便潜血阳性者见于大多数患者。

3. 诊断与鉴别诊断

（1）诊断依据

美国风湿协会关于 HSP 的诊断标准：

1）皮肤紫癜：非血小板减少性紫癜，稍高出皮面，累及 1 个或多个皮肤区域。

2）腹痛：餐后加重的弥漫性腹痛，或肠缺血（包括腹泻带血）。

3）消化道出血：包括黑便、血便或大便潜血试验阳性。

4）血尿：肉眼血尿或镜下血尿。

5）发病年龄：首发症状时年龄 ≤ 20 岁。

6）发病时未服用任何可能诱发本病的药物。

符合 6 项标准中的 3 项或以上可诊断 HSP。

（2）鉴别诊断

腹型紫癜主要与外科急腹症进行鉴别。本病患者可有过敏体质或有变应原诱发史。腹部压痛广泛，腹痛以脐周和上腹部为主，常无腹肌紧张，有压痛、无反跳痛，可伴有关节痛等症状，而急腹症除腹痛外，尚有肌紧张及反跳痛等。

4. 治疗

过敏性紫癜是一种自限性疾病，但复发率高。在治疗方面尚无特效疗法，提倡早期诊断、积极寻找病因及去除致病因素，及时预防及治疗并发症。当出现胃肠道症状时给予对症治疗。

对症治疗：腹痛较重者可予阿托品或山莨菪碱口服或皮下注射；关节痛可酌用止痛药；呕吐严重者可用止吐药。

5. 预防调护

1）注意避免与致病源接触，如花粉、化学物品、油漆、汽油、尘螨等。

2）注意饮食卫生，勤洗手，不吃不洁瓜果及水生植物，以杜绝肠道寄生虫感染的机会。

3）加强锻炼，增强体质，提高机体对各种感染的免疫力，避免过敏性紫癜的发生诱因。

二、非血管因素导致的肠黏膜缺血性病变

主要是由于药物或机械损伤所致，其中药物对肠黏膜的损伤主要参见前章药物性肠炎。机械损伤多可由于粘连、肠扭转、肠套叠以及疝等。

1）粘连可见于有腹部手术史患者或肿瘤患者。

2）肠扭转是肠管的某一段肠袢沿一个固定点旋转而引起，常常是因为肠袢及其系膜过长，肠扭转后肠腔受压而变窄，引起梗阻、扭转与压迫影响肠管的血液供应，因此，肠扭转所引起的肠梗阻多为绞窄性。饱餐后体力劳动或剧烈运动常是肠扭转的诱发因素，为一种闭袢型梗阻。扭转肠袢极易因血循环中断而坏死。早期可先采用胃肠减压或手法复

位，当非手术方法无效时可考虑进行手术治疗。

3）肠套叠是指一段肠管套入与其相连的肠腔内，并导致肠内容物通过障碍。被套入的肠段进入鞘部后，其顶点可继续沿肠管推进，肠系膜也被牵入，肠系膜血管受压迫，造成局部循环障碍，逐渐发生肠管水肿，肠腔阻塞，套入的肠段被绞窄而坏死，鞘部则扩张呈缺血性坏死，甚至穿孔而导致腹膜炎，空气灌肠复位为首选治疗方法，当非手术方法无效时考虑进行手术治疗。

4）疝即人体内某个脏器或组织离开其正常解剖位置，通过先天或后天形成的薄弱点、缺损或孔隙进入另一部位。常见有腹股沟疝、股疝、脐疝及切口疝等，当内容物过多，疝环狭小时，可能造成嵌顿坏死。可保守疗法使用疝带或行手术治疗。

第四章 结直肠炎性疾病的中医调理与养护

第一节 结直肠炎性疾病的日常护理

一、饮食指导

胃肠道是人体消化、吸收与维持机体良好营养状态的中枢性器官。因此，胃肠道病变，尤其是呈慢性病变过程如 IBD、结直肠息肉、肠结核等患者，极易发生营养障碍。营养障碍包括营养不良和营养风险。营养不良是指机体结构和功能发生改变，从而导致营养供给、消化、吸收和需求不平衡的病理状态，对机体功能乃至临床结局都可能产生不良影响，是当前存在的异常。营养风险是指现存的或潜在的营养因素导致患者出现不良临床结局（包括增加手术后感染等并发症增加、延迟术后恢复及延长住院日等）的风险。临床研究发现，70% 以上的 IBD 患者、80% 以上的 CD 患者、90% 以上的住院 CD 患者及 95% 以上需要手术治疗的 CD 患者均存在营养不良或者营养风险。

由于饮食在肠道疾病中的复杂作用和饮食模式金标准的缺乏，饮食干预对肠道疾病的影响是不确定的，但关于饮食中宏观营养元素、微量营养元素、膳食补充剂等和肠道生理环境的关系有很多研究，都表明科学的饮食指导和饮食管理能够影响肠道疾病的病情进展，降低复发风险。结直肠炎性疾病饮食管理的研究还处于初始阶段，相互冲突的科学文献和知识的空白造成饮食建议的限制，也是导致患者饮食知识缺乏的重要原因。迄今为止，还没有一种单一饮食或固定的饮食计划能对所有的炎性肠病患者奏效，合理有效的饮食调理一定是多样且变化的，良好的饮食能够促进肠道自身愈合，辅助性地治疗结直肠炎性疾病，降低疾病活动指数，提高疾病缓解率，减少药物治疗和住院天数。

饮食指导原则如下：

（1）病变情况及个人体质是有差异的，因此饮食建议必须个体化。

（2）饮食模式要随着病情变化而进行调整，必要时应结合专业的营养评估。

（3）丰富、均衡、健康的饮食是关键。

（4）患者及其家属应注意观察患者对各类食物的耐受性，哪些食物对患者有治疗效果，哪些食物让患者感到不适或有过敏反应。应及时总结经验，摸索适合自己的饮食模式。

（5）饮食上总体应把握食物质软、易消化吸收、高营养的原则，少食多餐、定时定量。具体有下面几方面：

1）每餐以正常食量 2/3 为宜，每天用餐 4～5 次。

2）宏量营养素（糖、脂肪、蛋白质等能量营养素）调整：

①避免含有多种防腐剂的高糖加工类食品及饮料，非活动期或排便困难患者可适当提高新鲜蔬菜及水果的摄入量，低糖高纤维素饮食。

②减少摄入饱和脂肪，避免反式脂肪，减少摄入乳制品脂肪和富含麦芽糊精和乳化剂的加工乳制品，避免未经巴氏消毒的乳制品。

③减少摄入红肉和加工肉类，更多的使用瘦鸡肉（如鸡胸肉）和鸡蛋作为蛋白质来源，活动期炎症性肠病患者可适量增加蛋白质摄入。

3）微量营养素（维生素和微量元素）调整：

①保持膳食钙摄入，积极补充维生素 C、D 促进钙的吸收，保持正常骨密度。

②适当补充铁、叶酸、维生素 B_{12} 等，避免缺铁性贫血。

③长期腹泻者要补充镁、锌等微量元素。

4）在急性发作期：

严重者宜禁食，可用静脉高营养治疗，症状好转后可逐步过渡到流质、无渣或少渣半流质饮食等。

5）需注意问题：

①慎食海鲜：海产品中的蛋白质不同于普通食物中的蛋白质，某些异种蛋白质易引起过敏，加重炎症反应。

②少食粗纤维食物：应尽量限制食物纤维，如韭菜、芹菜、白薯、萝卜、粗杂粮等。

③避免油腻食物：UC 的腹泻常伴有脂肪吸收不良，严重者伴有脂肪泻，因此膳食脂肪量要限制，应采用少油的食物和少油的烹调方法，经常采用蒸、煮、焖、氽、炖、水滑等方法烹饪食物。对伴有脂肪泻者，可采用中链脂肪酸油脂，如椰子油。

④忌刺激性食物：辛辣刺激性食物会对胃肠道造成不良刺激，应禁忌辣椒、芥末、酒等辛辣刺激食物，少吃大蒜、生姜、生葱。不要食用过冷、过热的食物。夏日尤其要避免食用和刚从冰箱里拿出来的食物。不宜饮用冷饮、咖啡及浓茶。

⑤综合评价营养状况：不能仅靠体重指数评估患者的营养状况，患儿应关注其身高增长速度、生长参数等。

⑥食物不耐受试验：食物不耐受又叫慢性食物过敏，是一种由 IgG 抗体引起的复杂的食物不良反应性疾病。人的免疫系统把进入人体内的某种或多种食物当成有害物质，针对这些物质人体产生过度的保护性免疫反应，产生食物特异性 IgG 抗体，这些抗体与食物颗粒形成免疫复合物（Ⅱ型变态反应），引起人体组织（包括血管）发生炎症反应，并表

现为全身各系统的症状与疾病。

进行食物过敏原特异性 IgG 监测后，可根据食物不耐受试验结果，剔除饮食中患者所不耐受的食物或化学成分，进行饮食护理干预。根据患者的不耐受情况，对于重度和中度敏感的食物，应严格禁食或忌食。当禁食或忌食 6 个月后，可循序渐进，重新纳入，遵循每次只纳入一种禁食的食物，每两种食物纳入之间间隔至少 1 周的原则。

二、起居指导

（一）心理疏导

慢性、反复发作的结直肠炎性疾病患者，如 IBD、肠结核、肠息肉及慢性结直肠炎患者可能因治疗过程长、症状影响工作和生活、反复进行结肠镜等检查较为痛苦而表现出精神心理疾病的风险增加，例如焦虑和抑郁。有研究显示，焦虑及抑郁与 IBD 有较高共病率（近 30%），二者互为发病的危险因素，且 IBD 活动期患者尤其容易患上焦虑及抑郁。不良情绪的产生以及长期存在会改变肠道蠕动频率和肠道微环境组成结构，从而影响肠道消化吸收功能，加重病情，最终形成恶性循环。

因此，家属及医护人员应及时对患者进行心理疏导，鼓励患者积极与病魔做斗争，细心、耐心的解释肠炎的相关治疗方式，让患者能够正确地看待肠炎，减轻患者的心理压力。同时还要及时与患者沟通交流，了解患者的心理需求，让患者维持日常角色，如工作、家务、社会交往等，保持乐观心境。部分急性结直肠炎症患者发病期间也存在情绪波动，在院期间添加心理护理，能有效地消除患者的陌生感；告知患者疾病的相关知识和需要注意的事项，能减少患者的负面思想，提高患者的配合度。

（二）生活习惯指导

1. 运动

疲乏是结直肠炎性疾病患者的常见症状，运动锻炼能够增加心脏输出量，降低心率，同时可加快血液循环，使一些细胞毒性物质减少，从而减轻疲乏。对于体质瘦弱、易患骨质疏松症的患者适度的体育锻炼更为重要。结直肠炎性疾病患者应避免剧烈运动，急性期需注意休息，缓解期可以进行强度相对较低的体育锻炼，如散步、骑自行车、做韵律操等，每周坚持 3~5 次，每次 30~60 分钟，对胃肠道功能有保护作用。

近年来，运动处方在临床应用逐渐增多，由医护人员或体育工作者按其健康状况、锻炼经历和心肺功能水平，结合运动爱好和生活环境等特点为训练者制定的运动处方，规定适当的运动方式、强度、时间及频率和运动周期在内的内容，以便有计划地进行运动训练。合理的运动处方有助增强患者体质，防止疾病反复发作。

2. 作息

睡眠紊乱是困扰结直肠炎性疾病患者的重要问题。患者病情迁延反复导致的紧张、焦虑和恐惧及肠道症状反复发作如腹泻、便血、腹痛等都会影响睡眠。规律的睡眠有助于维持良好的生物节律，减轻患者体力疲劳及脑力疲劳。因此，需保持固定的入睡及起床时间，设置舒适安静的睡眠环境，避免熬夜。如出现自身难以纠正的睡眠障碍要及时借助医护人员的帮助，对睡眠状态进行专业评估，找出影响睡眠的主要原因，协助患者进行症状的管理和控制。如需催眠药物，需在医务人员指导下服用，不可自行服用。

3. 吸烟

吸烟会诱发或加重 CD 病情，即使是间接吸烟也是如此，且对 CD 预后影响很大。因此，CD 患者必须戒烟，而且也要远离吸烟人群。相对而言，吸烟人群 UC 发病率明显低于不吸烟人群，提示吸烟可能对 UC 有保护作用。但是，吸烟对人体具有多方面影响，总体来看是有害的，即使对于 UC 患者，吸烟也是弊大于利。

4. 其他

根据患者症状进行局部护理，腹胀可用温热毛巾热敷；排便困难可进行腹部顺时针按摩；肛门不适可便后清水冲洗。谨遵医嘱，定期复查。应与医护人员建立联系，接受个体化健康教育，当症状出现变化时不可自行调整药量或治法，应及时向医护人员反馈。

第二节　结直肠炎性疾病的中医调护

一、中医食疗

龚信于《古今医鉴·泄泻》中曾言："夫泄泻者，注下之症也，盖大肠为传送之官，脾胃为水谷之海，或为饮食生冷之所伤，或为暑湿风寒之所感，脾胃停滞，以致阑门清浊不分，发注于下，而为泄泻也。"张景岳《景岳全书·泄泻》亦言："若饮食失节，起居不时，以致脾胃受伤，则水反为湿，谷反为滞，精华之气不能输化，乃致合污下降而泻痢作矣。"古代中医就认识到饮食是肠道疾病的重要影响因素，三分治、七分养，调整饮食成为治疗过程及预后护理的重要部分。

几千年前孔子提出"八不食"理论，与现代结直肠炎性疾病的饮食调控理念不谋而合。子曰："食钮而蚀，鱼馁而肉败，不食；色恶，不食；臭恶，不食；失饪，不食；不时，不食；割不正，不食；不得其酱，不食；沽酒市脯，不食。"大意为，避免进食不新鲜或未经烹饪的粮食、鱼、肉、菜，非时令的蔬果，以及从市场买来的酒肉等加工制品。

《内经》中认为："毒药攻邪，五谷为养，五果为助，五畜为益，五菜为充，气味合而服之。"药物攻祛病邪，以谷物、果蔬、畜类作为辅助，便是治疗疾病的最佳模式—药食结合。一些药食两用的食材可以添加进饮食作为食疗，如粳米，用于脾虚烦闷，泄泻，消瘦；薏苡仁：健脾止泻，利水渗湿，用于泄泻，食欲不振之症；莲子：健脾止泻，用于脾虚久泻，食欲不振；荞麦：消积下气，健脾除湿，用于胃肠积滞，腹胀满，及脾虚而有湿热的腹泻、痢疾；山药：健脾益气养阴，用于脾虚气弱，食少便溏或泄泻；大枣：益气养血，补脾健胃，强神壮力，适用于脾胃虚弱，纳食不香，大便稀溏，气血不足。近年来，个性化中医药膳作为辅助治疗逐渐进入大众视野，其使用主要依据五大原则：辨病施膳、辨证施膳、因人施膳、因时施膳、因地施膳。韩现红等根据溃疡性结肠炎的常见证型拟定出 5 种粥品，健脾愈疡粥、温阳止泻粥、银花百合羹、银花苡仁粥、山药莲子羹，在患者进行中医辨证后，给予相应饮食，并根据症状改善情况调整药膳方，疗效作用明显。

水果需结合病情谨慎食用，中医认为苹果具有收敛作用，对腹泻具有治疗作用，甚至能够引起便秘。如果患者有肠道狭窄或者穿透性病变，则宜少吃或者不吃苹果；梨属于寒性水果，性质滑利，会加重腹泻腹痛，宜少食或不食。

二、中医导引

导引一词最早见于《庄子·刻意篇》："吹呴呼吸，吐故纳新，熊经鸟伸，为寿而已矣，此道引之士，养形之人，彭祖寿考者之所好也。"《说文解字》有言："导者引也，引者开弓也"。可见导引原本的含义为"伸展""开导"，若将导引应用于人体，可理解为通过身体的拉伸来导气令和、引体令柔，主要表现形式以全身舒展、动作变化为主，后世医家将其与"按摩""行气"等概念紧密联系。

（一）《诸病源候论》导引法

《诸病源候论》在导引法的发展史上起到了承上启下的作用，其根据病因、病机、症状确定可以缓解该疾病的导引法，并进行了系统性的归纳整理，对后世的使用有重要指导意义。与结直肠炎性疾病相关的导引法众多，选介如下。

1. 腹痛候

（1）引阳归中法

操作方法：伸腰挺腹仰卧于床，口微闭，舌顶上腭，心静神宁。双下肢内旋，手心向上并仰起双脚脚趾，意念守于脚趾。用鼻吸气，每次吸气尽量吸满达到最大深度，后徐徐呼出，反复做7次。

（2）温运中阳法

操作方法：身体端正，平直仰卧，轻轻闭合双目，安心宁神。然后以口慢慢吸气，鼻缓缓呼出。后小口吞咽数十次，增强温中散寒效果。如果是因寒邪为患，出现气逆干呕腹痛的情况，那么以口再吸入清气70次。还可以小口吞咽数十次并将两手掌摩擦到极热状态敷于肚脐部，以掌跟带动按揉腹部。

（3）补泻相合法

操作方法：端正身体，取正身仰卧姿势，伸腰挺腹，双目轻闭舌顶上腭，安心宁神调和气息。两手两足自然舒展，然后手掌脚掌背屈，指趾尖朝上，以意守之。以鼻纳气，保持一定深度，同时以鼻呼气，呼吸均匀。反复做7次，可以除去腹中弦急切痛。

2. 大便难候、大便不通候

（1）理气散寒法

操作方法：仰卧位，两臂置于身体两侧。肘关节弯曲，两手推按两胁肋部位，从上到下，再从下到上。动作过程中配合口吸鼻呼的呼吸方法。

（2）补益虚羸法

操作方法：平坐姿势，两臂自然置于身体两侧。两手在身后十指交叉，按于腰部。由腰部向上推按，再向下推按，重复9次。

（3）调气通便法

操作方法：仰卧位。用被子或衣服盖住全身，如同乌龟。缓缓用鼻呼气，一呼一吸之间停顿闭气。

3. 癖候

理气消食，行水散痛

操作方法：站立姿势。身体下蹲，膝关节弯曲，臀部靠近两足跟。两臂向前伸出，身体斜前方，低头，两膝关节夹住两面颊。保持此姿势数秒。抬头，两臂抬起，放松一次。然后再重复该动作。

以上导引法皆需三调合一，即"调身、调息、调心"，这三者对应了人体的形体、呼吸和精神。调身的要求是行正体松，形正，是指导引的姿势要正确；体松，指的是各种动作不要用拙力、蛮力，而是刚柔相济。调息的要求是匀、细、柔、长深。调心又称为存想，即精神意识、思维活动的调节，是尤为重要的一点。《太清调气经》云："心能使气，气意相从，使气如神，病无不除"。导引吐纳之法，其实就是对人体形气神的锻炼和调控，尤其是以神为主导。在导引吐纳中，意识的运用贯穿始终，积极主动的内向性运用意识能改变、增强人们的身心健康素质。

（二）脏腑导引养生功

林儒焘等整理选取《遵生八笺》《灵剑子》《黄庭内景五脏六腑补泻图》《寿人经》等古籍文献，依据中医养生理论，针对五脏不同的生理特点，整理编制出一套以五脏为核心、简便廉验的脏腑导引养生功。选介如下。

1. 脾脏第一式（掣手虎视强后天）

操作方法：两手环抱于体前，提左膝，左脚尖上翘，向左前方高抬腿蹬出成弓步，同时翻掌向后交叉，右腿向后伸直；双手十指交叉背于身后，稍用力左右拉，右拉时头颈缓缓向左上方画圆弧拧转，回正。左拉时向头向右上方圆弧拧转，且双目随头虎视正前方，左右各三次后收回左腿；提右膝重复一次以上动作，收腿。

2. 脾脏第二式（左右拉弓去诸邪）

操作方法：身体重心下移，右脚开步，双手自然下垂，双目垂帘，舌抵上腭，两手握空心拳；身体向左转，呈左弓步状，再向右转，双手提起如弯弓射雕状，然后双手向右作斜拉弓状展臂，右臂展直，左手从右肘前、右胸前拉至左胸前，目视右上方；而后重心右移，两手变自然掌，左手向左划弧与肩同高，左脚回收成并步站立，同时两臂向下划弧收回腹前；往右方向重复一次以上动作。收腿。

3. 脾脏第三式（培元叩齿呼吐息）

操作方法：手指微微合拢，置于两肋下与肘尖平行处，以肩为轴心向前、向下、向后画圆。重复6次；再反方向向后、向下、向前画圆，次数同上。叩齿6次，又想象吸入坤宫黄色之气，和着津液徐徐吞下，又以"呼"字口型无声吐息。

导引术具有疏通经脉、行气活血、培护元气、扶正祛邪、舒筋通络及调整阴阳的作用，能够增强身体对外界环境的适应能力、对疾病的抵抗能力和对病损部位的修复能力。练习导引术时，深长的呼吸可增加膈肌运动幅度，对腹内的器官起到按摩作用，调节胃肠蠕动。中国传统导引功法众多，五禽戏、八段锦、六字诀、延年九转法等近年也逐渐受到重视，相信随着人们对导引认识的逐渐加深，更多导引术将被逐步推广。

参考文献

[1] 黄乃健．中国肛肠病学 [M]．济南：山东科学技术出版社，1996：203，729．

[2] 田仲义．肛肠病中西医综合诊治策略 [M]．北京：中国纺织出版社，2018：1．

[3] 田振国．大肠炎性疾病的诊断与治疗 [M]．沈阳：辽宁科学技术出版社，1991：69-72，78-80，84-100，162，163，119-122，170-187．

[4] 陈杰．李甘地．病理学 [M]．北京：人民卫生出版社，2010：978-7-117-13102-5．

[5] 郑洪新．中医基础理论 [M]．北京：中国中医药出版社，2016：978-7-5132-3435-1．

[6] 何永恒，凌光烈．中医肛肠科学 [M]．第二版．北京：清华大学出版社，2012：72-73，228-229，292-296，302-307，304-405，319-321，383-387．

[7] 曹吉勋．新编中国痔瘘学 [M]．成都：四川科学技术出版社，2015：38-40，139-144．

[8] 符仲华．浮针医学纲要 [M]．北京：人民卫生出版社，2016：249-250．

[9] 顾同进．炎症性肠病 [M]．北京：中国医药科技出版社，2009：76-80，174-184．

[10] 李乾构．周学文．单兆伟．中医消化病诊疗指南 [M]．北京：中国中医药出版社．2006.88-89．

[11] 夏冰．炎症性肠病学 [M]．北京：人民卫生出版社，2015.208-209．

[12] 陈志伟．外阴肛周皮肤病中西医特色治疗 [M]．杭州：浙江科学技术出版社，2013：166-173．

[13] 张泰昌．消化系统少见疾病 [M]．济南：山东科学技术出版社，2005：156-158．

[14] 葛均波，徐永健，王辰．内科学 [M]．第九版．北京：人民卫生出版社，2018：445-447．

[15] 曾莉，凌立君．外科疾病处方快捷通 [M]．南京：东南大学出版社，2012：171-174．

[16] 张增杰，刘志敏，孙瑞玲，等．现代中医诊疗学 [M]．天津：天津科学技术出版社，2008：255-256．

[17] 周凌，马莉，张莉．常见病非药物治疗手册 [M]．赤峰：内蒙古科学技术出版社，2001：221-223．

[18] 刘钦．外科学 [M]．第二版．北京：人民卫生出版社，1989：339．

[19] 中华中医药学会．中医肛肠科常见病诊疗指南 [M]．北京：中国中医药出版社，2012：18-19．

[20] 张庆荣．临床肛门大肠外科学 [M]．天津：天津科技翻译出版公司，1992：289-290．

[21]《北京市老中医经验选编》编委会编．北京市老中医经验选编 [M]．北京：北京出版社，1980：7．

[22] 肖书渊．炎症性肠病病理鉴别诊断 [M]．杭州：浙江大学出版社，2018：87-116，122，133-134，147-155，159-164，166-170．

[23] 郭志雄．癌瘤与大霸微补 [M]．成都：四川科学技术出版社，2015：112-121．

[24] 江学良，崔慧斐．溃疡性结肠炎 [M]．北京：中国医药科技出版社，2005：333-339．

[25] 陈纪藩．疑难病证治验精华 [M]．广州：广东科技出版社，2001：82．

[26] 刁玉巧，邵勤．常见病临床诊疗丛书 小儿腹泻诊疗手册 [M]．北京：人民军医出版社，2013：69-71，239．

[27] 张天明，聂广．病毒性疾病的良方妙法 [M]．北京：中国医药科技出版社，1997：453-454

[28] 武星户．肠炎 [M]．北京：农村读物出版社，2000：94．

[29] 张书文．传染病中西医诊疗学 [M]．北京：中国医药科技出版社，1997：292-601．

[30] 陈世平．真菌感染学 [M]．沈阳：辽宁科学技术出版社，2000：180．

[31] 王业皇 . 肛肠科疾病中医治疗全书 [M]. 广州：广东科技出版社，2000：408–415.

[32] 汤福广 . 新编简明临床实用大全 [M]. 北京：中医古籍出版社，1998：107, 120–130.

[33] 陈子达 . 血吸虫病的诊断 [M]. 上海：科技卫生出版社，1958：3.

[34] 史兆岐，胡伯虎 . 大肠肛门疾病问答 [M]. 北京：科学技术文献出版社，1982：109–111.

[35] 萧荣炜 . 血吸虫病 [M]. 北京：人民卫生出版社，1957：104.

[36] 唐丕斌 . 实用消化疾病诊疗学 [M]. 北京：中国医药科技出版社，2008：145.

[37] 漆德芳，张泰昌 . 消化系统血管疾病 [M]. 济南：山东科学技术出版社，2004：496–499.